Echocardiography in the CCU

超声心动图在心脏监护病房的应用

原　著　Eyal Herzog
　　　　Edgar Argulian
主　译　朱　丹
主　审　冯新恒　朱天刚

北京大学医学出版社

CHAOSHENG XINDONGTU ZAI XINZANG JIANHU BINGFANG DE YINGYONG

图书在版编目（CIP）数据

超声心动图在心脏监护病房的应用 /（美）埃亚尔·赫尔佐格（Eyal Herzog）等原著；朱丹主译．—北京：北京大学医学出版社，2021.5

书名原文：Echocardiography in the CCU

ISBN 978-7-5659-2379-1

Ⅰ. ①超…　Ⅱ. ①埃… ②朱…　Ⅲ. ①超声心动图－应用－心脏病－治疗　Ⅳ. ① R541

中国版本图书馆 CIP 数据核字（2021）第 044484 号

北京市版权局著作权合同登记号：图字：01-2021-1297

超声心动图在心脏监护病房的应用

主　　译： 朱　丹
出版发行： 北京大学医学出版社
地　　址：（100191）北京市海淀区学院路 38 号　北京大学医学部院内
电　　话： 发行部 010-82802230；图书邮购 010-82802495
网　　址： http://www.pumpress.com.cn
E-mail： booksale@bjmu.edu.cn
印　　刷： 北京金康利印刷有限公司
经　　销： 新华书店
责任编辑： 王智敏　**责任校对：** 靳新强　**责任印制：** 李　啸
开　　本： 787 mm×1092 mm　1/16　**印张：** 15.25　**字数：** 382 千字
版　　次： 2021 年 5 月第 1 版　2021 年 5 月第 1 次印刷
书　　号： ISBN 978-7-5659-2379-1
定　　价： 155.00 元

译者名单

主　译　朱　丹

副主译　山　缨　靳文英　陈少敏

主　审　冯新恒　朱天刚

译　者（按姓氏笔画排序）

于　超　北京大学人民医院
山　缨　复旦大学华山医院
邓湘宁　北京大学第三医院
朱　丹　北京大学第三医院
刘志鹏　北京大学第三医院
李　丹　北京大学第三医院
李娅姣　四川大学华西医院
杨　涛　复旦大学华山医院
张　锋　北京大学人民医院
陈少敏　北京大学第三医院
姜晓斐　复旦大学华山医院
梁思颖　北京大学人民医院
靳文英　北京大学人民医院

主译简介

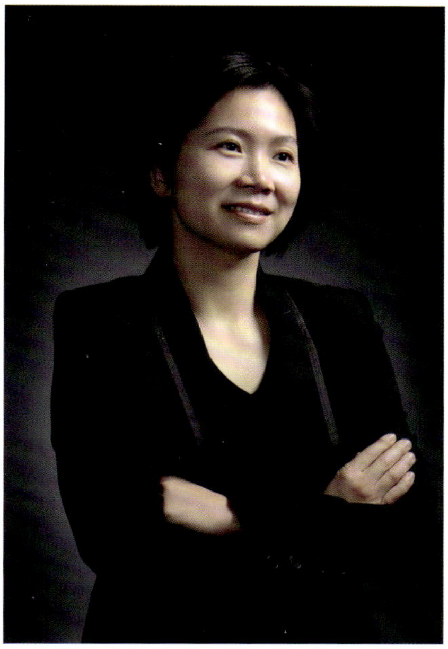

朱丹，北京大学医学博士，北京大学第三医院副教授，副主任医师，硕士研究生导师。

美国超声心动协会专家成员，亚太基层卫生协会超声分会委员，中国医师协会肿瘤心脏病学组委员，中国健康促进基金会血压防控与研究专业委员会委员，《健康世界》编委，北京医学会医政准入现场审核专家库成员，北京市科委专家库成员，*European Heart Journal* 审稿人，2018—2019 年国家公派美国梅奥诊所访问学者。

专业方向为心血管代谢医学、肿瘤心脏病学以及心脏影像方面的基础与临床研究。主持和参与国家自然科学基金 3 项，主持教育部基金 1 项，参与科技部基金 1 项，主持北京大学第三医院院重点基金 1 项、中国心血管疾病药物治疗研究基金 1 项、中国健康促进基金会基金 1 项。以第一作者身份发表本领域相关论文 30 余篇，其中被 SCI 收录 11 篇。参编教材 2 部，主译著作 1 部，参译 2 部。

主审简介

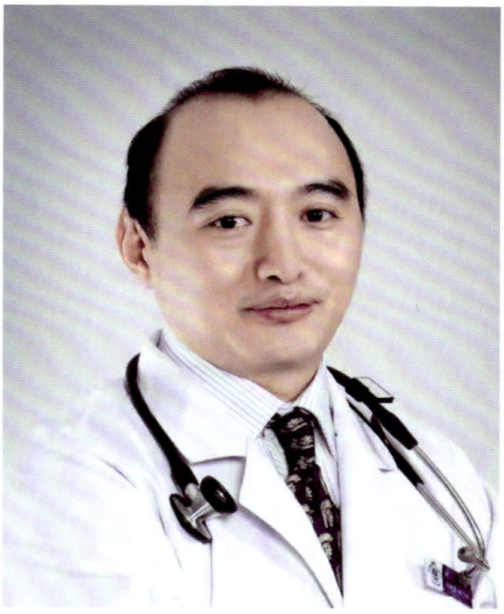

冯新恒，北京大学第三医院心内科主任医师，硕士研究生导师，超声心动图室主任。在心血管系统疾病诊断、治疗及超声心动图的应用方面积累了丰富的经验。擅长顽固性高血压、心力衰竭、心肌病及心血管病合并焦虑抑郁障碍的诊治，在超声心动图临床应用方面有丰富的临床经验和深入研究。在国内外核心学术期刊发表文章 30 余篇。主要社会兼职：中国医师协会心血管内科医师分会超声心动工作委员会委员，中国超声医学工程学会超声心动图分会常委，中华医学会北京医学会心血管病学分会超声心动图学组委员，海峡两岸医药卫生交流协会超声医学专家委员会委员。

主审简介

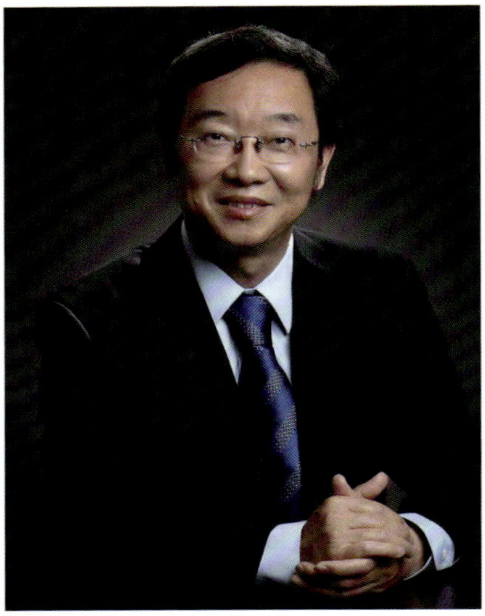

朱天刚，主任医师，教授，博士后，北京大学人民医院超声心动图室主任。长期从事心血管疾病的临床、科研和教学工作，擅长先天性心脏病、心肌病、风心病和冠心病的诊断和治疗。

曾任亚太心脏协会委员、亚太心脏协会心衰学组成员、中国医师协会心血管内科医师分会委员、中华医学会心血管病学分会影像学组成员。

现任美国超声心动图学会终身荣誉会员，亚太超声心动图协会执行理事，中国医疗保健国际交流促进会常务理事，中国医师协会超声心动图工作委员会副主任委员，中国医疗保健国际交流促进会医疗健康大数据和数字化医疗分会副主任委员、超声分会副主任委员，中国抗癌协会整合肿瘤心脏病分会常务委员，中华医学会心血管病学分会肿瘤心脏病学组成员，北京超声医学学会副会长，中国超声医学工程学会超声心动图分会委员、常委，国家自然科学基金评审专家，*Case of American Society Echocardiography* 和 *Chinese Medicine Journal* 编委，《中华全科医师杂志》《临床心血管病杂志》《中国循环杂志》等杂志编委及《中华心血管病杂志》等杂志审稿人。主编专著 4 部，主译著作 1 部，合著和参编心血管病专著 20 余部，在国内外杂志发表论文 150 余篇。

承担国家"973 计划"子项目及国家"十一五"攻关子课题，国家自然科学基金面上基金和国家体育总局科研基金各一项，参与国家自然科学基金重点项目和面上项目各一项。获省部级科技进步奖三项。

中文版序一

我很高兴为《超声心动图在心脏监护病房的应用》作序。

时代在发展，心脏监护病房（CCU）也从最初的20世纪70年代的冠心病监护病房逐渐转型到现在的心血管病重症监护病房，关注点从单纯冠心病到多系统疾病、严重的血流动力学障碍、复杂致命性心律失常及多器官功能衰竭的管理和治疗。

超声心动图操作方便快捷，可以床旁检查，几乎无应用禁忌。其观察内容丰富，涵盖心脏结构和功能、瓣膜评价、肺动脉压及血流动力学评估，对心内科危急重症的病因诊断、鉴别诊断及病情严重程度预后判断和治疗决策的选择具有举足轻重的作用。

本书区别于其他超声心动图出版物的突出特点是：第一部分主要按照症状体征或者某一特殊临床表现来阐述超声心动图在其中的表现和作用，如急性胸痛、急性呼吸困难、晕厥、心搏骤停、心脏杂音及心源性脑血管急症。其贯穿的横向思维模式完全符合临床医生和超声心动图医生的工作模式，实用性强，有利于系统理解某种症状体征相关的可能超声心动图情形，并就每一种超声所见进行详细描述——如何观察，背后的机制，判断的标准及最后如何和临床实际相联系——足见作者有极强的心内科和超声心动图功底。这部分内容可以帮助更多的CCU医生快速准确掌握临床患者的主要问题，有效结合超声心动图与临床所见进行综合判断和决策。

本书第二部分介绍了超声评估血流动力学包括左心室充盈压、左心房压、肺动脉压、肺循环阻力及容量负荷状态，对临床工作非常实用；手持超声可以快速了解临床某种症状或体征的临床背景，对危急重症判断及处理很有意义；全身超声包括肺超声、胸腔超声、腹部超声、血管超声对危重患者综合全面判定极其重要，尽管此项技术对很多超声医生还有不小的挑战；对心腔声学造影也进行了详述，对准确判断心功能、心腔内占位、心脏内部分流都有重要诊断及指导治疗的意义；近年结构性心脏病的微创治疗已经发展迅猛，在TAVR、Mitralclip等介入治疗中，超声心动图在术前、术中、术后的作用日渐突出，作者也进行了介绍和分享。

朱丹医生留学回国后组织一批年轻才俊在数月时间内完成此书的翻译，难能可贵。仔细读来令人受益匪浅，个人认为虽然书名是《超声心动图在心脏监护病房的应用》，但其临床涉及范围已经涵盖心内科主要重大疾病，实用性强，所介绍的内容既接地气，又代表了当代心血管学科前沿发展趋势，是心内科医生、急诊医生、重症监护医生及超声心动图医生不可多得的一本参考书。

鉴于此，我毫无保留地推荐此书。

北京大学第三医院心内科　冯新恒

2020年12月于北京

中文版序二

2019 年，朱丹博士师从美国梅奥诊所（Mayo Clinic）著名心血管病专家 Jae K. Oh 学成归来，她拿着专著 *Echocardiography in the CCU* 让我看看是否有翻译的价值。我初阅后，眼前一亮，觉得此书不仅内容新颖，而且注重实操，国内目前没有同类的专著，值得翻译出来推荐给大家学习。

心脏监护病房（CCU）或心脏重症监护病房（CICU）及时应用床旁超声心动图可以指导心脏重症的治疗，也经常会因此改变治疗决策。优秀的心内科医师一旦掌握了超声心动图相关技术，在 CCU 管理患者就会得心应手，游刃有余。我国近二十多年来，CCU 的床旁超声得以重视和广泛应用，尽管国内同行做了大量的工作，但是很少有专家对超声在 CCU 中的应用进行系统总结。原著作者通过对自己多年的经验总结，强调超声心动图在最常见的临床场景中的应用，讨论了各种超声心动图模式在现代急性心血管病管理中的重要作用；梳理出超声心动图在 CCU 应用的重点和特色。作者将全书归纳为“寻症”和“实用”超声心动图两部分：第一部分根据患者在 CCU 的症状选择急诊超声心动图检查，比如胸痛、晕厥、呼吸困难、心律失常、心脏停搏等；第二部分突出了超声心动图技术在 CCU 管理患者和治疗决策中的作用。尤其是心脏外的肺超声、超声增强剂和左心室辅助装置的监测等内容都会使读者有茅塞顿开之感。

本书的译者均是有丰富心内科临床经验的中青年才俊，对超声心动图在 CCU 的应用有深刻的理解，同时也有多年超声心动图实际工作经验。他们对原著理解精准，翻译文字流畅，译稿读后令人赏心悦目。

本书不仅适用于心内科医生，也同样适用于重症监护医生和急诊室医生，与原著者一样，我们希望它能成为一个教学工具，帮助拯救心血管危重急症患者的生命。

朱天刚

2020 年 12 月 6 日于北京

原著前言

在过去的几十年里，重症监护心脏病学领域有了长足的发展。在 20 世纪 70 到 80 年代，心脏监护病房实际上是冠心病监护病房，主要收治急性心肌梗死（通常无并发症）和不稳定型心绞痛患者。而现代心脏监护病房（cardiac care units，CCU）则是心脏重症监护病房（cardiac intensive care units，CICU），主要致力于对合并多系统疾病、血流动力学紊乱、复杂心律失常或多器官衰竭患者的综合管理。

超声心动图随着急性心血管监护的进展得以发展。超声心动图最初主要用于检测心包积液和心脏肿瘤，然而现今超声心动图的运用已经拓展到揭示病理机制和指导治疗，成为急性心血管疾病患者管理必备的检查手段。大多数急性心血管疾病患者在及时完善超声心动图检查后，治疗会作出相应的改变。

在本书中，我们通过分析超声心动图在常见临床场景中的应用，来体现超声心动图在现代急性心血管监护领域的重要地位。

例如，本书超声心动图在急性胸痛综合征中的应用部分，我们分别列举了超声心动图在急性冠脉综合征、心肌梗死机械并发症和急性主动脉综合征中的应用，为急性胸痛患者提供了一种新颖的超声使用方式。针对超声心动图在呼吸困难中的应用部分，我们对心脏重症监护室中可疑急性或亚急性心源性呼吸困难患者的超声心动图使用做了深入浅出的分析。

我们希望本书能成为有力的教学工具，帮助拯救 CCU 里心脏病患者的生命。

New York，NY，USA

Eyal Herzog
Edgar Argulian

致　谢

我们由衷地感谢来自纽约西奈山圣卢克医院的 Candice Francis 的卓越贡献，她不但在医院给培训对象和患者带来极大帮助，而且也是本书的编写协调员。我们由衷地感谢超声实验室主任 Danny Pudpud 为我们提供了丰富的超声影像资料。

目　录

第一部分　超声心动图在心脏监护病房不同症状评估中的应用……………………………1

第 1 章　超声心动图在心脏监护病房急性胸痛评估中的应用……………………………3

第 2 章　超声心动图在心脏监护病房急性呼吸困难评估中的应用………………………23

第 3 章　超声心动图在心脏监护病房心律失常患者中的应用……………………………37

第 4 章　超声心动图在晕厥患者中的应用…………………………………………………57

第 5 章　超声心动图在心搏骤停和复苏中的应用…………………………………………67

第 6 章　超声心动图在新发心脏杂音患者中的应用………………………………………81

第 7 章　超声心动图在急性神经综合征中的应用…………………………………………99

第二部分　超声心动图在心脏监护病房的应用……………………………………………117

第 8 章　心脏监护病房中超声心动图对血流动力学的评价………………………………119

第 9 章　心脏监护病房心脏床旁即时超声的应用…………………………………………131

第 10 章　心脏监护病房非心脏床旁即时超声的应用………………………………………145

第 11 章　超声心动图声学造影在心脏监护病房的应用……………………………………187

第 12 章　超声心动图在心内装置患者中的应用……………………………………………197

第 13 章　超声心动图在结构性心脏病介入治疗中的应用…………………………………213

第一部分

超声心动图在心脏监护病房不同症状评估中的应用

第 1 章
超声心动图在心脏监护病房急性胸痛评估中的应用

Eyal Herzog，Jagat Narula，Edgar Argulian
梁思颖　译　张锋　校

摘　要　在过去几十年中，重症监护心脏病学领域取得了长足的发展。在 20 世纪 70 年代与 80 年代，心内科病房实际上是冠心病监护病房，其中收治的大多数患者常为一般的心肌梗死或不稳定型心绞痛患者。心律失常的诊断与快速处理是治疗的基本目标。当前，心脏监护病房（cardiac care units，CCU）已经转变为心脏重症监护病房（cardiac intensive care units，CICU），其诊疗重点也因而转变为对患有多系统疾病、进行性血流动力学障碍、复杂性室性心律失常，以及初发或合并多器官衰竭患者的管理。在 CCU 患者中，导致急性胸痛症状的两种最常见的临床情况分别为急性冠脉综合征与急性主动脉综合征。

关键词　胸痛，主动脉夹层，急性冠脉综合征，心肌梗死

引言

在过去几十年中，重症监护心脏病学领域取得了长足的发展。在 20 世纪 70 年代与 80 年代，心内科病房实际上是冠心病监护病房，其中收治的大多数患者常为一般的心肌梗死或不稳定型心绞痛患者。心律失常的诊断与快速处理是治疗的基本目标。当前，心脏监护病房（cardiac care units，CCU）已经转变为心脏重症监护病房（cardiac intensive care units，CICU），其诊疗重点也因而转变为对患有多系统疾病、进行性血流动力学障碍、复杂性室性心律失常，以及初发或合并多器官衰竭患者的管理。此外，在许多医院，CCU 管理着越来越多进行了先进治疗的患者，如低温治疗、经导管瓣膜治疗或心室辅助装置治疗后的患者。

超声心动图领域的进展与重症监护心脏病学取得的进展并行。最初，超声心动图仅用于心包积液与心脏肿瘤的检查。然而，当前对于多种超声心动图技术的应用包括

了越来越多的病理学检查与治疗指征的评估。目前，超声心动图是管理急性心血管疾病患者的基础。有研究表明，及时进行超声心动图检查能够改变 80% 急性心血管疾病患者的治疗方案[1]。

不同的超声模式，从基本的即时超声到先进的超声心动图成像，都能应用于急性心血管疾病患者的评估（表 1.1）。经胸超声心动图（transthoracic echocardiography，TTE）常作为一线成像方式。经食管超声心动图（transesophageal echocardiography，TEE）常在 TTE 无法诊断时进行。然而，在特定的临床情况下，如急性主动脉综合征、重度瓣膜反流、急性人工瓣膜功能障碍、心房颤动（房颤）或心房扑动（房扑）以及卒中时，可先进行 TEE 检查。超声心动图声学造影能够提高心内膜的识别，在现代重症监护病房中已成为完整超声心动图检查中的一部分。袖珍成像设备偶尔应用于紧急状况下的快速筛查，以及重症监护病房中体格检查的延伸[1]。

导致急性胸痛症状的两种最常见的临床情况分别为急性冠脉综合征（acute coronary syndrome，ACS）与急性主动脉综合征（acute aortic syndrome）。

表 1.1　对怀疑有心源性急性心血管症状的患者进行评估时应用的超声影像方式

即时心脏超声（point-of-care cardiac ultrasound）
全面的经胸超声心动图
局部 / 聚焦经胸超声心动图（心内装置定位等）
经食管超声心动图
超声心动图声学造影
负荷超声心动图包括多巴酚丁胺负荷超声心动图
斑点追踪超声心动图以评估心肌功能
三维超声心动图
肺部超声
用于静脉入路操作的血管超声

超声心动图在急性冠脉综合征中的应用

在过去的几十年中，人们对 ACS 病理生理学的认识有了显著的进步。ACS 包括一系列临床疾病，有不稳定型心绞痛、非 ST 段抬高型 ACS 以及 ST 段抬高型心肌梗死。超声心动图领域的发展与 ACS 中取得的进展并行。

急性冠脉综合征中对局部收缩功能的评估

ACS 发生时，心外膜的冠状动脉闭塞，导致由该血管供血的心肌节段收缩功能减低。室壁运动异常的程度与时间取决于冠脉闭塞的程度、范围与时间。

在不稳定型心绞痛或非 ST 段抬高型 ACS 中，左心室与右心室的室壁运动可能是正常的，除非在胸痛发生的同时进行 TTE 检查。

ST 段抬高型心肌梗死（ST-elevation myocardial infarction，STEMI）常由主要冠状动脉血管的急性闭塞导致。如果冠状动脉血流中断时间超过 3 ～ 6 小时，则会发生心肌坏死，同时受累节段心肌将在之后的几周内由纤维组织取代[2]。

ACS 患者的局部收缩功能减低程度通常以半定量方式评估。在临床上通常从以下几个方面进行说明[2]：

1. 对室壁运动异常的说明（表 1.2）。
2. 受累节段的定位与范围。
3. 可疑的冠状动脉分布（左前降支动脉、右冠状动脉或左回旋支动脉）。

表 1.2　左心室室壁运动积分

	评分
正常或运动增强	1
运动减低（心肌增厚程度减低）	2
运动消失（心肌无增厚或轻微增厚）	3
运动异常（收缩期变薄或伸长，室壁瘤）	4
室壁运动积分指数＝各节段积分之和 / 参与评估的节段数	

急性冠脉综合征中整体收缩功能的评估

ACS 中，左心室整体收缩功能需通过室壁运动积分与左心室射血分数共同进行评估。

室壁运动积分

室壁运动积分分析在各节段以不同数值表示不同程度的收缩功能不全。美国超声心动图学会（American Society of Echocardiography，ASE）推荐的评分标准见表 1.2。

在对所有节段分别进行评分后，将各节段评分相加计算得到总分。之后，室壁运动积分指数（wall motion score index，WMSI）可通过计算总分与所评估心肌节段数的比值得到。通常在超声心动图以及其他成像方式中应用 17 节段模型，以便于标准化的交流[3]。对于可完整显示的正常心室，总分为 17（所有节段收缩力正常）。然而，ASE 不推荐在 17 节段中对真实的心尖节段进行评分。在完成所有 17 节段评估后，正常心脏的室壁运动积分指数为 17/17 ＝ 1。对于异常的心室，WMSI 越高，室壁运动异常越显著。

图 1.1 和图 1.2 描述了左心室的超声心动图切面，说明了各左心室节段及其相应的冠状动脉分布[4]。成像增强剂（超声心动图造影剂微泡）的应用提高了室壁运动异常

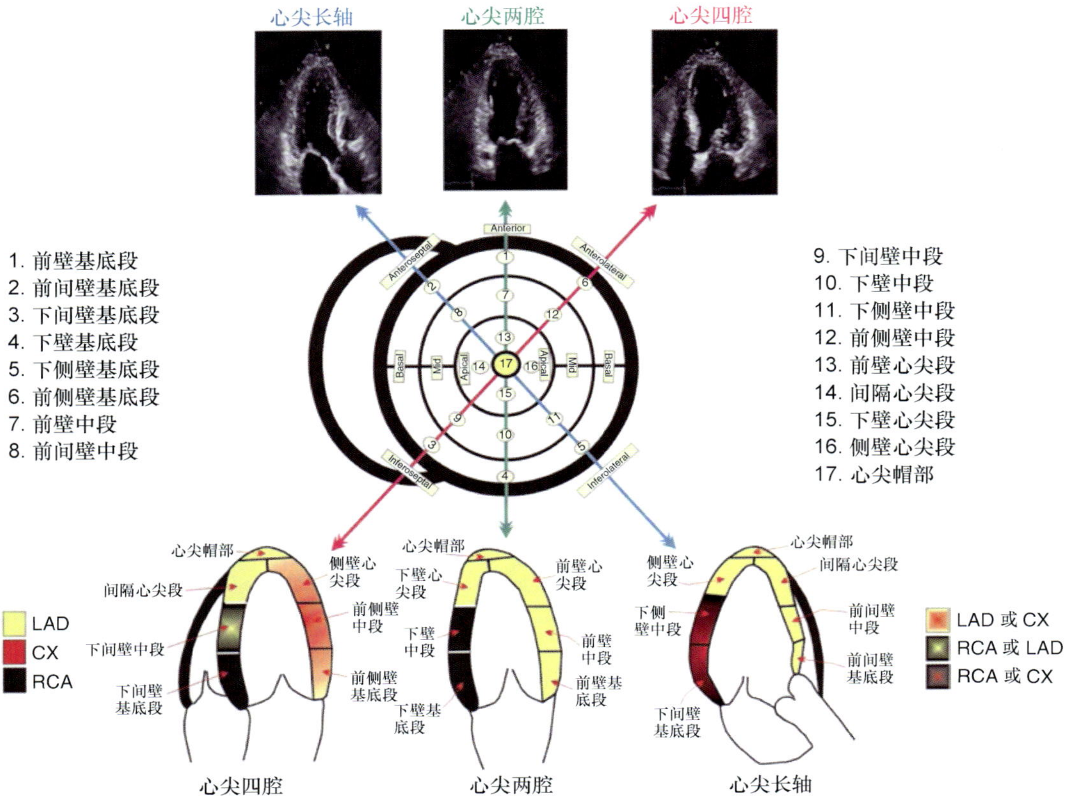

图 1.1　心尖四腔（A4C）、心尖两腔（A2C）以及心尖长轴（ALX）切面与左心室节段牛眼图之间的对应关系。上面为超声心动图图像，底部的图像解释了各切面显示的不同左心室节段。LAD，左前降支；CX，回旋支；RCA，右冠状动脉

的检测，因而增强了对受累节段描述的可信度。

左心室射血分数的评估

一直以来，左心室射血分数（left ventricular ejection fraction，LVEF）被认为是对心脏病患者发病率与死亡率最强有力的预测指标之一[5]。LVEF 是心肌梗死后患者最强有力的独立预测因子，能够预测患者死亡以及发展为威胁生命的室性心动过速的风险[6]。此外，当 ACS 缓解后，LVEF 对治疗方式的选择十分重要，根据不同 LVEF 临界值范围，推荐进行药物或植入式装置治疗。LVEF 定义为：每搏输出量占舒张末期容积的百分比。因此计算 LVEF 时需要评估左心室收缩末期与舒张末期容积。

缺血级联反应

缺血级联反应是指心肌缺血后发生的一系列事件[7]。心肌灌注取决于冠状动脉血

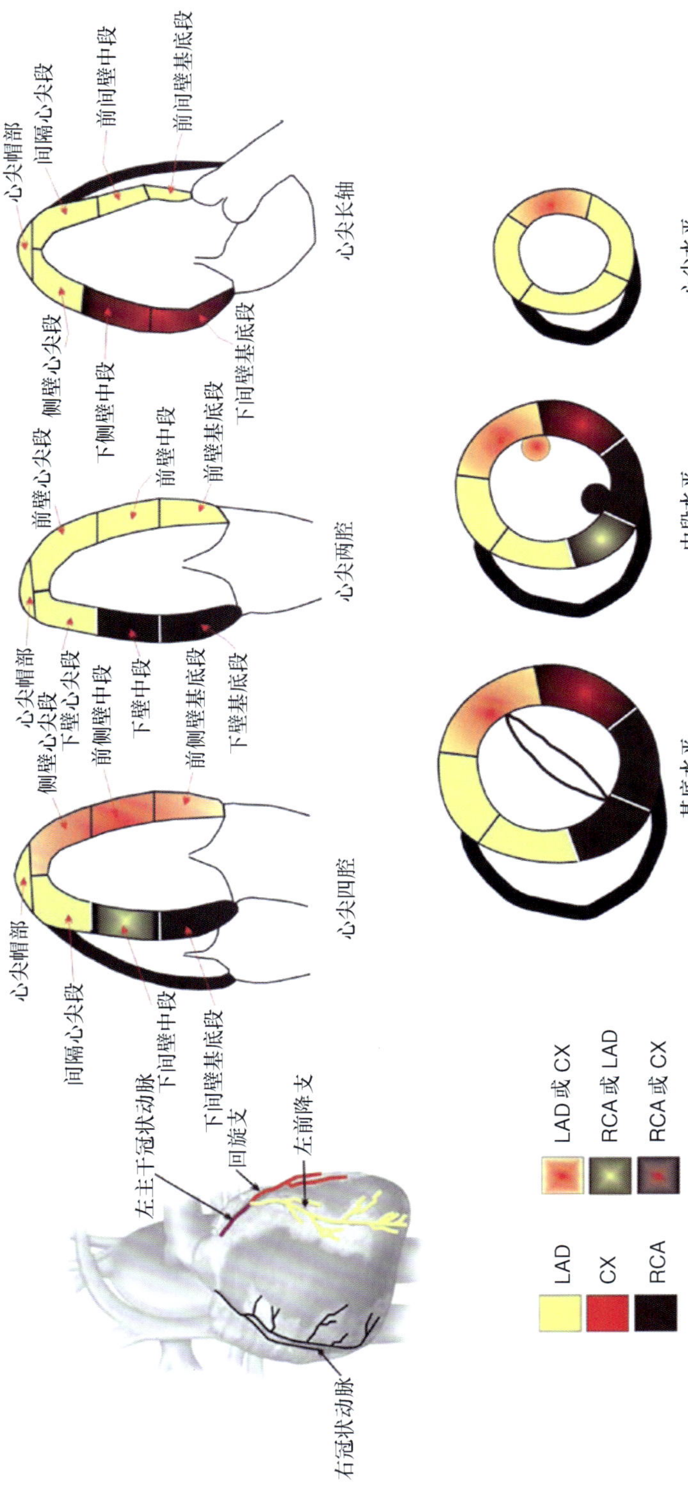

图 1.2　右冠状动脉（right coronary artery，RCA）、左前降支（left anterior descending artery，LAD）以及回旋支冠状动脉（circumflex coronary artery，CX）的分布

流与心肌耗氧量。这种供需关系失衡将导致心肌缺血。1985 年，Hauser 等学者正式描述了心肌缺血发展过程中的力学变化、ECG 变化与临床事件，并在之后将其命名为“缺血级联反应”[9]。在经典理论中，可观察到的变化按以下顺序依次发生（图 1.3）：首先，灌注异常导致室壁运动异常；之后，ECG 出现缺血性改变，最后发生心绞痛。超声心动图能够在早期探查到这些心肌病理生理学改变，因而在鉴别心肌缺血时，较病史、体格检查以及 ECG 检查更为敏感。

超声心动图在临床高度疑似但没有 ECG 证据的可疑急性心肌缺血患者中有更高的诊断价值，因为它可以对心肌功能进行实时评估。

值得注意的是，肌钙蛋白升高伴随胸痛可能与 ACS 无关，而更可能继发于其他心血管疾病，如瓣膜病（例如：重度主动脉瓣狭窄或反流）能够通过增加左心室壁应力导致缺血；或急性肺动脉栓塞合并右心室高压。超声心动图在这些疾病的探查与定量中有很大价值，无论患者是否合并 ACS。

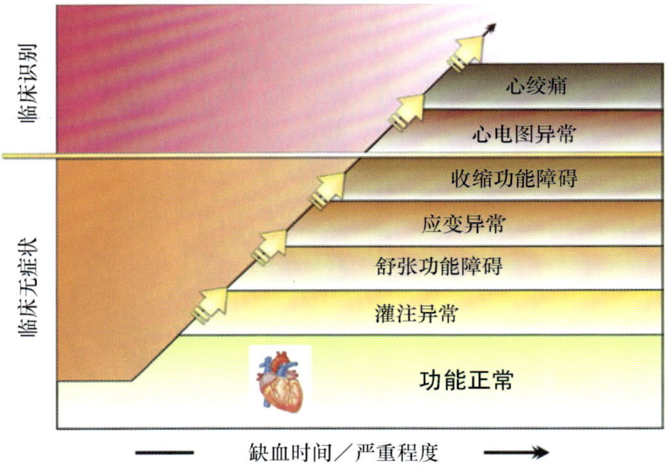

图 1.3　缺血级联反应。在临床症状出现之前就可检测出，并可以预测其顺序发展

心源性胸痛患者中超声心动图的使用路径（图 1.4）

在美国，每年约有 80 万患者因主诉急性胸痛收治于急诊室。如果肯定胸痛是非心源性的，这些患者应根据相应诊断进行治疗而很少需要用到 TTE。如果胸痛可能是心血管疾病引起的，那么对患者的初步评估应包括病史、体格检查、12 导联 ECG、胸部 X 线片以及实验室检查包括心脏生物标志物（肌酸激酶与肌钙蛋白）。

如前所述，ACS 包括一系列临床疾病，有不稳定型心绞痛、非 ST 段抬高型 ACS 以及 STEMI。

在 2014 年 AHA/ACC 指南中，将不稳定型心绞痛与非 ST 段抬高型心肌梗死合

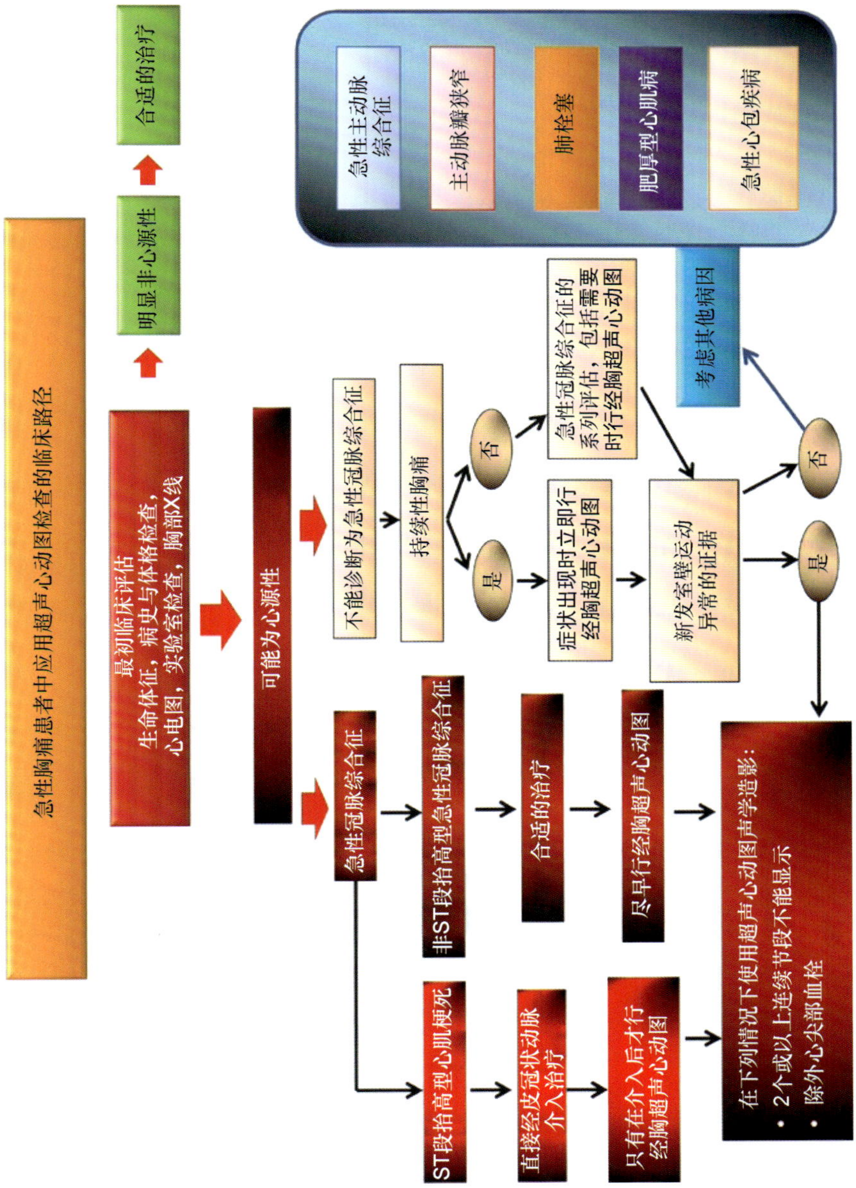

图 1.4　急性胸痛患者中应用超声心动图检查的临床路径

称为非 ST 段抬高型 ACS。2015 年欧洲心脏病学会（European Society of Cardiology，ESC）指南仍推荐分别描述这两种疾病[11]。在出现胸痛的患者中，只有少数患者确实患有 ACS。而在 ACS 患者中，大多数患者为非 ST 段抬高型 ACS。

如图 1.4 所示，TTE 是 ACS 患者管理的重要组成部分。

当前普遍认为，对于 STEMI 患者，最好能将患者送入能够进行直接经皮冠状动脉介入治疗（percutaneous coronary intervention，PCI）的医疗机构。对于这类患者，不应立即进行 TTE 检查，因为这可能延长将患者送入心导管检查室进行 PCI 的时间，而应该**在介入治疗完成后**进行 TTE 检查。

非 ST 段抬高型 ACS 患者应按照当前指南进行治疗，并且**应尽早**完成 TTE 检查以排除结构性心脏病。

当前，在有两个及以上连续左心室节段显示不清的患者中，或需要排除心尖部血栓时，应以声学造影检查为诊断标准。

对于非 ACS 但是考虑心血管疾病导致胸痛的患者，如果症状持续存在且患者伴有持续性胸痛，则应**立即**进行 TTE 检查。

如果胸痛症状缓解，则建议继续针对 ACS 的系列评估[10-11]并**在必要时**进行 TTE 检查。

如果 TTE 显示有新的室壁运动异常的证据，则可能诊断为冠状动脉疾病。同样，当心内膜显示不清时，需要进行超声心动图声学造影检查。

对于排除了 ACS 诊断的患者，如果没有新发室壁运动异常的证据，应考虑为其他心脏疾病。其中包括急性主动脉综合征、急性心包疾病、肺栓塞、主动脉狭窄或肥厚型心肌病。

超声心动图对心肌梗死机械并发症的诊断与管理

急性心肌梗死（acute myocardial infarction，AMI）的机械并发症会导致一些致死性心血管结局。对这些并发症真正发生风险的评估十分困难，因为不同病例之间的临床情况与尸检结果均有很大差异。要知道这些悲剧能够在心肌梗死后的几分钟至几小时内发生，也可能在几天或几周后发生。AMI 的机械并发症能被分为两大类：急性期并发症与慢性期并发症。表 1.3 概括了 AMI 的急性期并发症与慢性期并发症。

超声心动图是评估这些并发症的关键成像方式。

表 1.3　急性心肌梗死急性期与慢性期并发症对比

急性期	慢性期
左心室游离壁破裂	真性室壁瘤
室间隔破裂	假性室壁瘤
右心室梗死	左心室血栓
急性二尖瓣反流	

左心室游离壁破裂

左心室游离壁破裂（left ventricular free wall rupture，LVFWR）是一种几乎具有普遍致死性的 AMI 并发症。尽管在降低 AMI 发病率与死亡率方面已经有了很大进步，但与 LVFWR 相关的死亡率仍很高。

心肌破裂更常发生于左心室而不是右心室，且很少发生于心房[12]。梗死常发生在左心室前壁与侧壁，在邻近正常心肌与梗死心肌交界处发生破裂。

图 1.5 展示了下侧游离壁破裂患者的 TTE。

图 1.6 展示了左心室游离壁破裂导致心脏压塞伴随心包腔内血栓形成的病例。

室间隔破裂

室间隔破裂是另一种致死性 AMI 并发症。快速的诊断、积极的药物治疗与及时的手术干预是提高患者生存机会的必要条件。

在再灌注之前的时代，室间隔破裂可能发生于 1% ～ 2% 的 AMI 患者，并占 AMI 死亡的 5%。这一并发症常发生于心肌梗死后 1 周内，平均时间约为症状出现后的 3 ～ 5

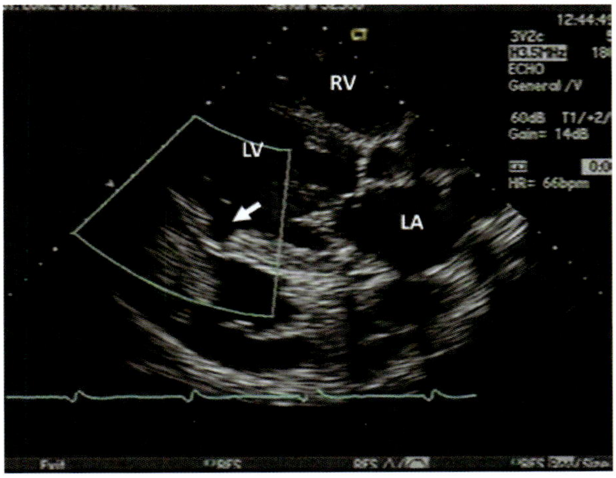

图 1.5　经胸超声心动图胸骨旁长轴切面显示的下侧游离壁破裂（箭头）。RV，右心室；LV，左心室；LA，左心房

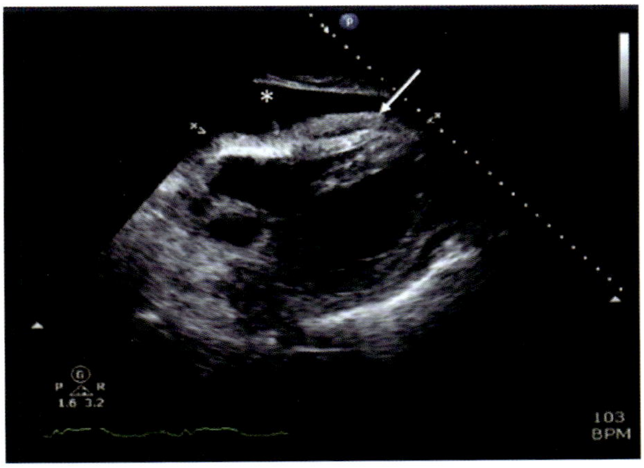

图 1.6　剑突下切面显示积液（星号）合并心包腔内血栓（箭头）。这是急性心肌梗死后心室游离壁破裂导致的，患者同时出现心脏压塞的生理表现

天。在再灌注之前的时代，发生室间隔破裂的经典危险因素包括高血压、高龄、女性以及无心肌梗死或心绞痛病史[13]。再灌注之前的时代，室间隔破裂的预后很差。随着溶栓与经皮介入治疗技术的出现，室间隔破裂的发生率与预后有所改善。

当前，早期再灌注治疗可能防止广泛心肌坏死导致的心室破裂。患者一般从心肌梗死发展为室间隔破裂的平均时间为 1 天。

室间隔是有丰富血管分布的结构。室间隔具有双重血供，因而室间隔破裂较罕见，且此处梗死部位变异性大。室间隔前 2/3 由左前降支冠状动脉及其分支供血。而后 1/3 由右冠状动脉或左回旋支动脉发出的后降支动脉分支供血，这取决于冠状动脉分布的分型[14]。与游离壁室壁破裂相似，室间隔破裂常发生于初次心肌梗死患者，因为这些患者中很少有侧支血流存在。在这一条件下，梗死相关动脉突然发生血流中断时，梗死区域没有侧支血流供应，因而使室间隔更易发生破裂。

图 1.7 展示了 TTE 心尖四腔切面上显示的室间隔破裂，位于室间隔远端（箭头所示）。

图 1.8 展示了急性前降支区域心肌梗死患者出现心尖部室间隔破裂的病例。

右心室梗死

近一半左心室下壁梗死患者合并有右心室梗死[15]。

收缩期与舒张期均有供应右心室的冠状动脉血流通过，这一点很特别。在大多数患者中，右冠状动脉（right coronary artery，RCA）通过锐缘支供应右心室，在冠状动脉呈右优势型患者中，通过后降支供应下壁与后室间隔。RCA 近端至锐缘支闭塞时可发生典型的右心室梗死。在冠状动脉呈左优势型患者中，也可在左回旋支闭塞患者中发生右心室梗死。左前降支动脉闭塞可能导致右心室前壁梗死，但这一情况很少见[15]。

右心室游离壁与邻近室间隔急性灌注减低导致右心室收缩与顺应性减低。右心室收缩力减低导致左心室前负荷重度减低，因而出现心排血量降低，最终引起体循环低血压。

急性右心室扩张导致室间隔偏向左心室侧，使左心室舒张末压增高，导致左心室顺应性与心排血量减低（图 1.9）。

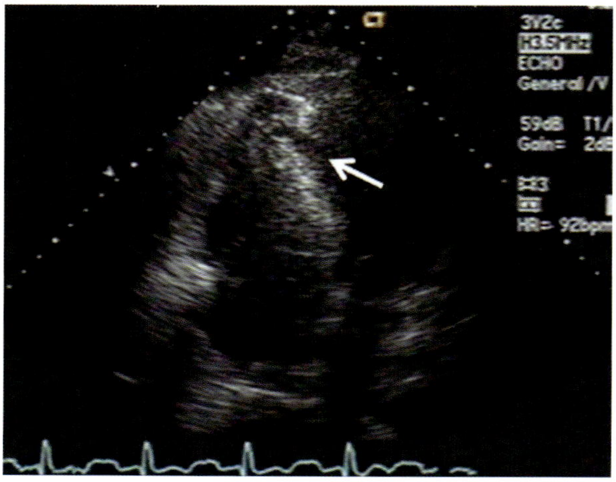

图 1.7　经胸超声心动图心尖四腔切面显示的室间隔破裂位于室间隔远端（箭头）

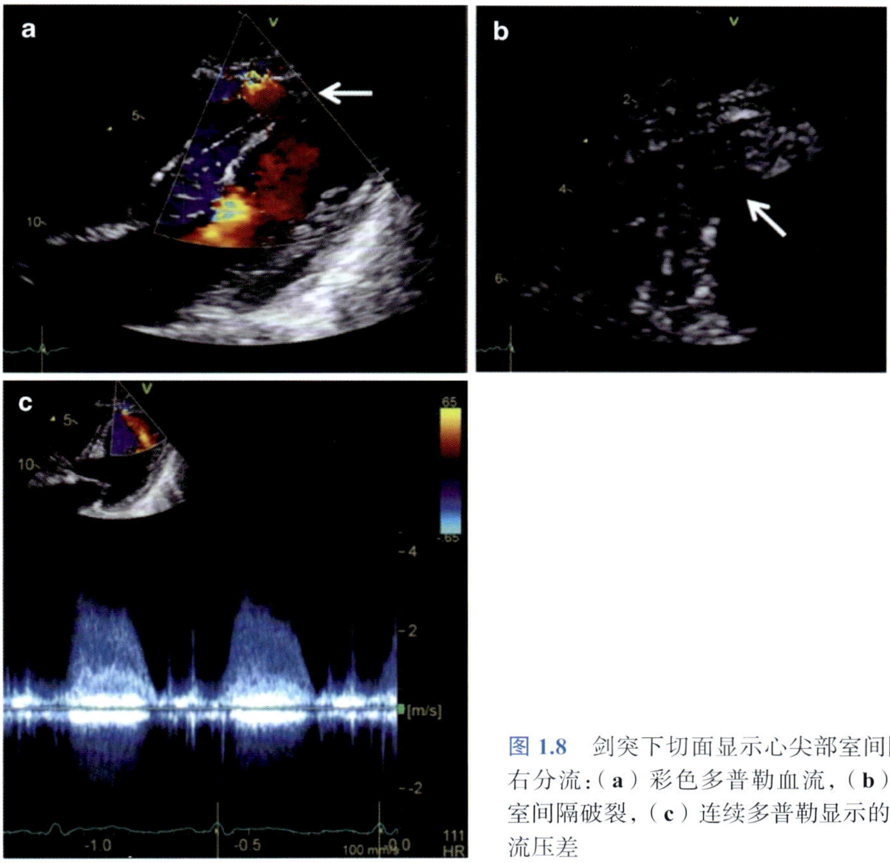

图 1.8　剑突下切面显示心尖部室间隔破裂伴有左向右分流：（**a**）彩色多普勒血流，（**b**）2D 成像显示的室间隔破裂，（**c**）连续多普勒显示的室间隔破裂处血流压差

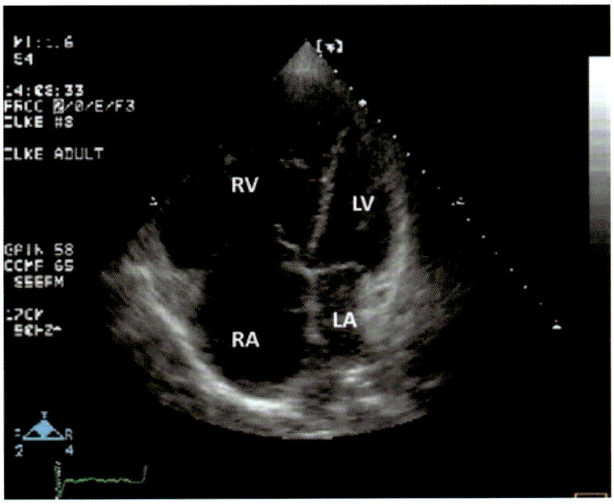

图 1.9　经胸超声心动图心尖四腔切面显示的右心室扩大合并重度运动减低造成左心室受压。RV，右心室；RA，右心房；LV，左心室；LA，左心房

急性二尖瓣反流

急性二尖瓣反流（mitral regurgitation，MR）是 AMI 的另一种主要致死性机械并发症。AMI 患者出现 MR 的三个主要原因包括：缺血性乳头肌功能不全、乳头肌或腱索

断裂以及左心室扩张[16]。

图 1.10 展示了 TTE 心尖四腔切面上左心室下壁心肌梗死导致的二尖瓣反流。

图 1.11 展示了乳头肌断裂导致的重度二尖瓣反流，需立即进行手术干预。

真性室壁瘤

与心肌梗死急性并发症相反，AMI 的慢性并发症不会立即威胁生命。二者具有不同的表现，需要进行不同的治疗。真性左心室室壁瘤（left ventricular aneurysm，LVA）是 AMI 的一种常见慢性并发症，对其作出诊断十分重要。

大约 70% ～ 85% LVA 位于前壁或心尖部，在大多数病例中，LVA 发生于 LAD 冠状动脉完全闭塞且无侧支循环的患者。然而，在 10% ～ 15% 的病例中，LVA 累及下壁基底段，是由右冠状动脉闭塞所致。侧壁 LVA 很少见，是由左回旋支动脉闭塞所致。

LVA 是与周围组织界限（连接点）清晰的膨出部分，在收缩期与舒张期的左心室几何学形态与轮廓上均能出现。可根据心室腔与瘤腔连通的特征性宽开口进行诊断（图 1.12 和图 1.13）。

尽管室壁瘤的大小有很大差异，但大多数瘤体内径在 1 ～ 8 cm 之间。瘤壁常由坏死心肌与白色瘢痕纤维组织混合构成。瘤壁十分纤薄且可能在一段时间后钙化。应注意 LVA 与假性室壁瘤的鉴别，假性室壁瘤的特征是窄颈，且有明显“搁架状”裂口。

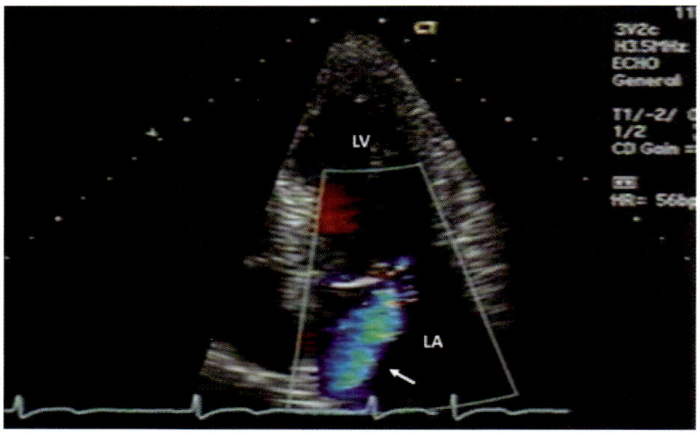

图 1.10　经胸超声心动图心尖四腔切面显示下壁心肌梗死所致的二尖瓣反流（箭头）

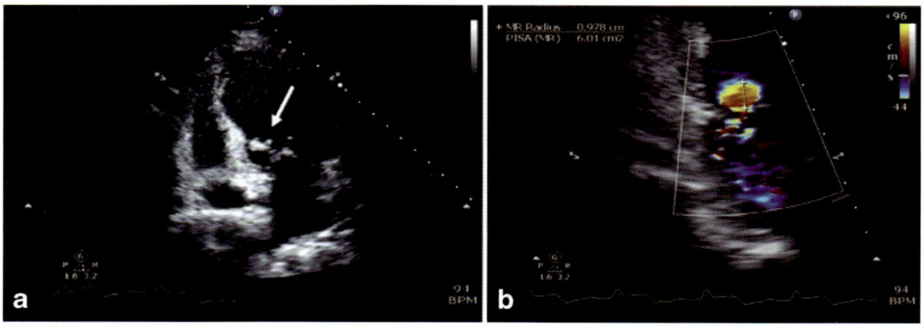

图 1.11　乳头肌断裂。(**a**) 心尖四腔切面显示乳头肌断端（箭头）。(**b**) 心尖三腔切面彩色多普勒显示重度二尖瓣反流伴有较大 PISA 内径。PISA，近端等速表面积

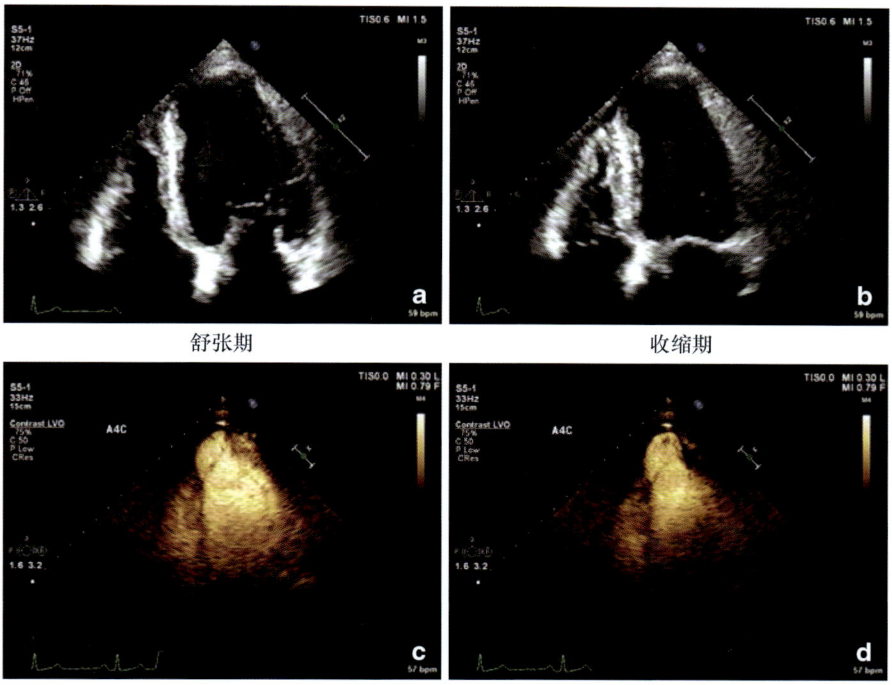

图 1.12 （**a** ～ **d**）分别是舒张期（**a**）与收缩期（**b**）心尖四腔切面，以及相应的声学造影图像（**c**，**d**），显示了大范围心尖部 AMI 伴较大心尖部室壁瘤，无血栓形成

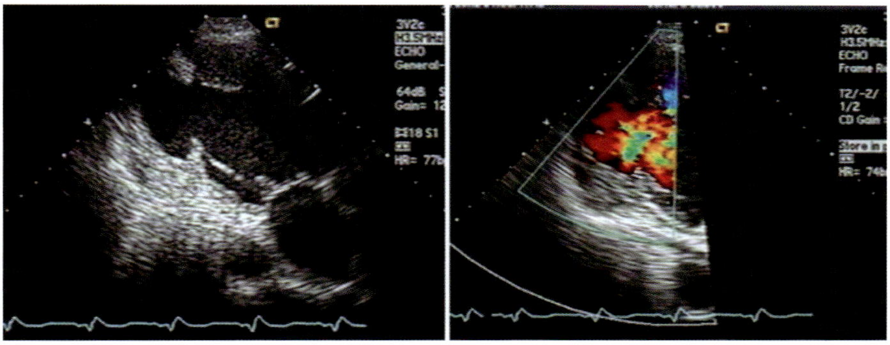

图 1.13　经胸超声心动图心尖三腔切面（左图）显示较大的左心室室壁瘤，彩色血流多普勒（右图）增强后发现正常左心室与室壁瘤间形成交通区域

左心室假性室壁瘤

左心室假性室壁瘤（left ventricular pseudoaneurysm，LVPA）是一种较为少见的室壁瘤，出现在＜ 1% 的心肌梗死后患者中。

当心脏破裂处由邻近或瘢痕组织包裹时，可形成 LVPA。与真性室壁瘤不同，LVPA 处无心内膜或心肌组织，因而这种室壁瘤更易破裂，快速准确的诊断至关重要。不同于真性 LVA 因瘤壁由致密的纤维组织构成而具有很好的张力，LVPA 瘤壁由血栓与心外膜及壁层的各种成分组成。这是由于 AMI（常为下壁或下侧壁 AMI）后心肌破裂出血进入心包腔内，并逐渐压迫心脏所致。心脏压迫的发生能够阻止血液继续流入。久而久之，血栓形成的同时整体结构完整性差，因而更易发生致死性心脏破裂[17]。

超声心动图通常能够通过瘤体与心室腔内血流交通的表现区别假性与真性室壁瘤。LVPA 瘤颈窄，通常小于瘤体最大内径的 40%，因而出现心室壁轮廓突然中断（图 1.14 和图 1.15）。相反地，真性室壁瘤瘤颈宽度与瘤体心尖部内径相似。

左心室血栓

左心室附壁血栓是 AMI 的常见并发症，常出现在大面积心肌梗死后患者中。血栓更易发生于无运动区域，心尖部血栓最常被发现，但也可能出现在侧壁与下壁室壁瘤中。血栓的特征为不均匀强度回声，且与其下方室壁间存在明显界限，无活动性或活动性较差（图 1.16 和图 1.17）。与右冠状动脉或回旋支动脉供血区域相比（< 1%），血栓更常发生于 LAD 分布区域（高达 33%）心肌 AMI 后。

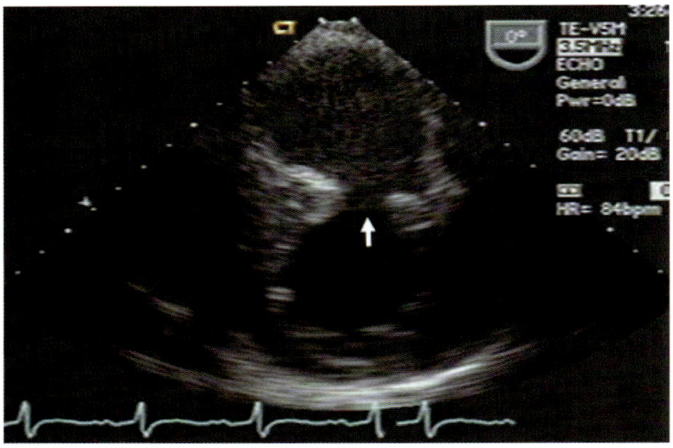

图 1.14　经食管超声心动图左心室短轴切面（下侧为室腔）。可见较大假性室壁瘤（上侧腔隙）。注意狭窄的“瓶颈状”开口（箭头）

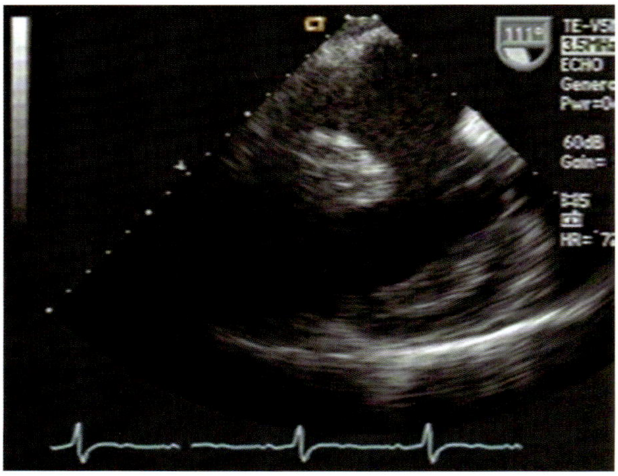

图 1.15　经食管超声心动图短轴切面显示较大的假性室壁瘤（上侧腔隙）。注意通向瘤腔的狭窄“架状”开口

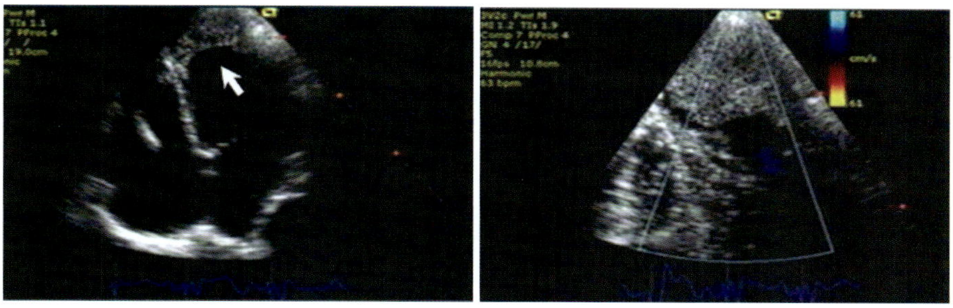

图 1.16　一位 74 岁患者 AMI 3 个月后的经胸超声心动图心尖四腔切面（上部）。注意突出的心尖部巨大血栓（箭头）。彩色血流成像能够用于证实异常的血流模式

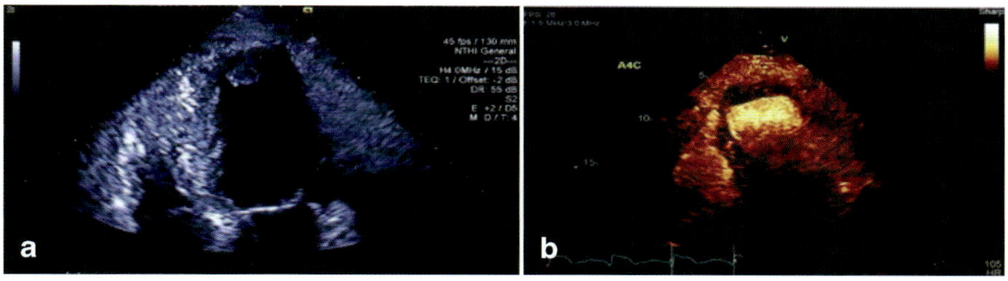

图 1.17　经胸超声心动图心尖四腔切面显示左心室心尖部巨大血栓（**a**）。注射声学造影剂后能勾画出这一巨大血栓的轮廓（**b**）

急性主动脉综合征的超声心动图评估

急性主动脉综合征（acute aortic syndrome，AAS）是一组具有相似临床表现且需要快速处理的危及生命的疾病。其中包括典型急性主动脉夹层（classic acute aortic dissection，CAAD）、主动脉壁内血肿（intramural hematoma，IMH）以及主动脉穿透性溃疡（penetrating aortic ulcer，PAU）[18-19]。

AAS 以主动脉管壁中层断裂为特征，常伴有急性胸痛。

尽管 AAS 发病率较 ACS 更低，但其致死率更高，因此是 CCU 中胸痛鉴别诊断的重要组成部分。国际急性主动脉夹层注册中心（the International Registry of Acute Aortic Dissection，IRAD）创立于 1996 年，其目的在于综合来自欧洲、北美洲与亚洲的多中心临床数据[19]。2010 年对于胸主动脉疾病诊断与管理指南提出了 AAS 诊断与治疗的标准化方式[20]。

尽管临床病史与体格检查很重要，但影像学检查在 AAS 的诊断中必不可少。推荐的成像方式包括 TEE、计算机断层扫描（computed tomography，CT）以及磁共振成像（magnetic resonance imaging，MRI），而血管造影很少用到。

根据主动脉受累的位置与程度对 AAS 进行分型。两种常用的分型方式包括 DeBakey 分型与 Stanford 分型。DeBakey 分型根据解剖位置将主动脉夹层分为三型。

Ⅰ型源于升主动脉并向主动脉弓延伸；Ⅱ型仅局限于升主动脉；而Ⅲ型局限于降主动脉[21]。Stanford 分型将主动脉夹层分为两型。A 型包括任意累及升主动脉的夹层，而 B 型夹层局限于降主动脉胸段[22]。Stanford 分型的接受度更广，现用于 CAAD、IMH 和 PAU 这 3 种 AAS 的分型。

主动脉壁内血肿

IMH 表现为主动脉管壁中层的新月形或环状增厚。其形成原因可能是动脉滋养血管破裂导致血管壁内出血，但无可探及的内膜撕裂。

根据 IRAD 得到的临床经验，IMH 的典型症状与 CAAD 相似，为剧烈的胸痛与背痛。然而 IMH 很少导致重度主动脉瓣反流或脉短绌。IMH 通常为不稳定性疾病，可能发展为 CAAD 或自行恢复，因此连续的影像学检查至关重要。与发生在升主动脉的 A 型损伤相比，发生于降主动脉的 Stanford B 型损伤更为常见（在全部 IMH 中占比分别为 35% 和 65%）[19]。

在 TEE 中，主动脉管壁出现＞ 5 mm 的局部新月状或环状增厚而不伴有内膜片飘动或撕裂，则可诊断为 IMH（图 1.18a ～ c）。TEE 诊断 IMH 的局限性在于其无法显示完整的主动脉，包括头臂干起始段与除近端外的全部腹主动脉。TEE 在诊断 IMH 的并发症中有重要作用，如积液或主动脉瓣反流。

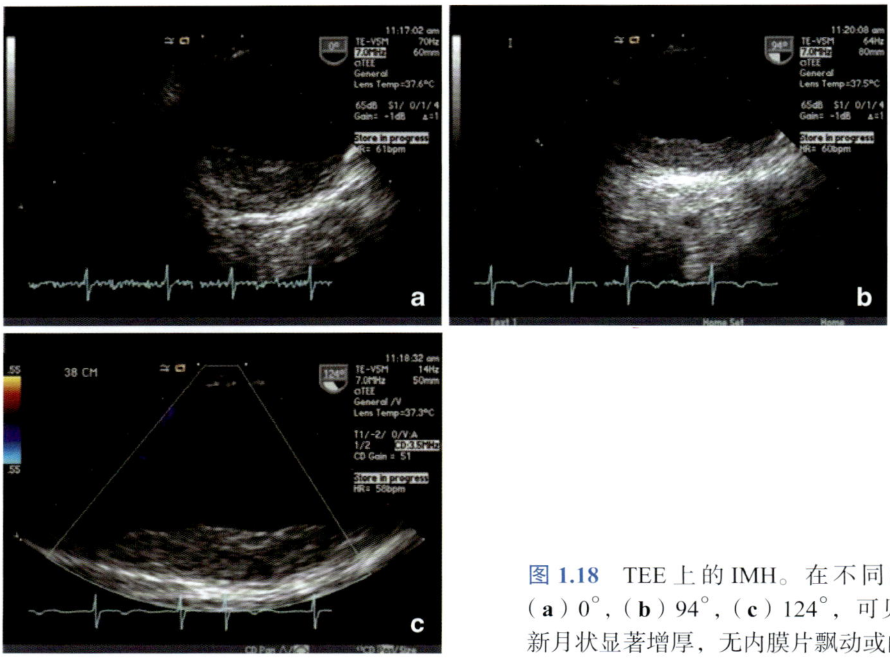

图 1.18　TEE 上的 IMH。在不同的 TEE 角度上：（**a**）0°，（**b**）94°，（**c**）124°，可见主动脉管壁呈新月状显著增厚，无内膜片飘动或内膜撕裂

典型急性主动脉夹层

CAAD 是 AAS 中最常见的一种疾病[20]。其发生率占全部 AAS 的约 66% ～ 75%。CAAD 的总体发病率较低，每年约有（0.5 ～ 4）例 /10 万人，且男性患者多于女性，比例为 2：1。

CAAD 以主动脉壁内膜撕裂为特征，产生主动脉管腔至管壁中层的异常血流。血流将管壁中层纵向分离，将内膜片与残余主动脉壁撕裂。此处内膜片将异常假腔与主动脉真腔分离。内膜撕裂一般发生在剪切应力最高处的主动脉。其中包括升主动脉右侧右冠状动脉开口远端（A 型夹层）（图 1.19），以及锁骨下动脉开口远端近动脉韧带连接处（B 型夹层）。

并发症包括主动脉瓣反流与心脏压塞，慢性改变如假腔内血栓与动脉瘤较为常见。

急性主动脉夹层的典型症状与其他 AAS 疾病相似，为“主动脉性疼痛”。急性剧烈的撕裂样疼痛是 CAAD 的典型症状。局限于胸部的疼痛常见于 A 型 CAAD，而背痛则为 B 型 CAAD 的常见症状。

TEE 在 CAAD 的诊断中有重要作用，特别在不能进行增强 CT 检查时，如血流动力学不稳定的患者或含碘静脉造影剂不耐受如肾功能不全或严重过敏患者。根据既往研究，TEE 诊断的敏感度为 98%，特异度为 63% ～ 93%。在 TEE 上可见有剥离的内膜片分隔真腔与假腔，同时内膜撕裂处在彩色多普勒上可见血流由真腔进入假腔（图 1.20a、b）。频谱多普勒能够通过显示血流方向找到血流进入与流出假腔的破口，进而证实诊断。

真腔在收缩期扩张，舒张期收缩，据此可对其进行鉴别。与假腔相比，真腔一

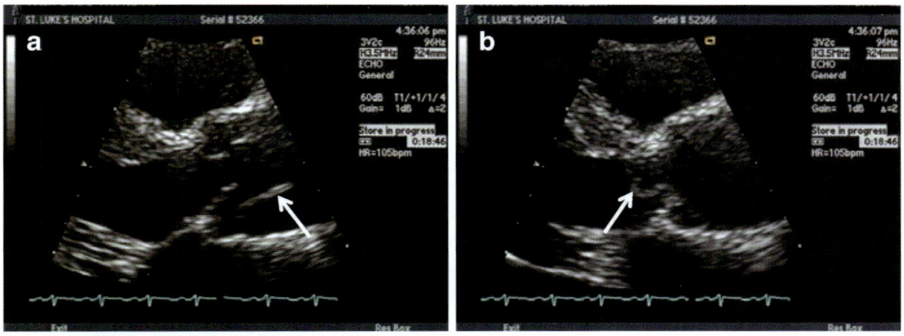

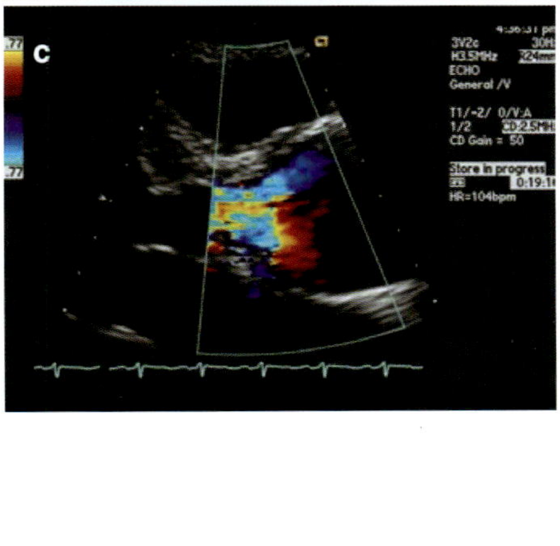

图 1.19　A 型升主动脉夹层，升主动脉内有明显的内膜片飘动（**a** 图上箭头所示），并脱入主动脉瓣区域（**b** 图上箭头所示），且有重度主动脉瓣反流的证据（**c**）

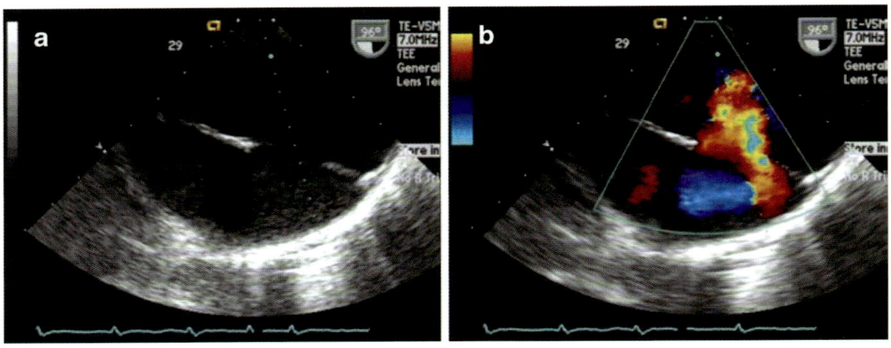

图 1.20　降主动脉内可见内膜片分隔真腔与假腔；彩色多普勒上，内膜撕裂处可见血流由真腔进入假腔

般较小。在发病早期，假腔可因其内血流停滞而出现回声失落或出现自发性回声增强（也称“云雾影”）。在之后的慢性期，假腔可因其内血栓形成而出现部分或完全性闭塞（图 1.21 a ～ d）。

CAAD 的并发症也可在超声心动图上显示，如主动脉瓣反流、积液或心脏压塞以及当冠状动脉开口受累时因缺血出现的室壁运动异常。

CAAD 的内膜片与伪像或周围血管结构的鉴别十分重要。不应将升主动脉内线性反射产生的伪像误认为 A 型主动脉夹层。典型的反射伪像位于距离主动脉前壁两倍深度处。此外，邻近降主动脉的奇静脉扩张时，图像可能与 B 型主动脉夹层相似。在这

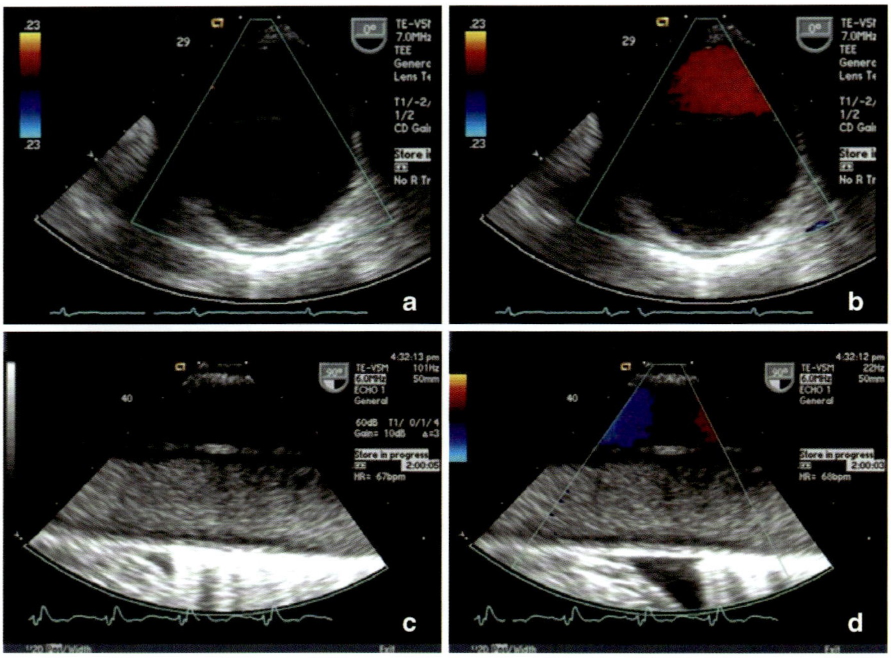

图 1.21　B 型降主动脉夹层可在降主动脉内见到明显的内膜片飘动（图 **a**）。与假腔相比，真腔通常较小。早期，假腔内可能由于血流停滞，出现回声失落或自发性回声增强（也称“云雾影”）。在之后的慢性期，血栓形成可能部分或完全闭塞假腔（图 **c**，**d**）

两种情况下，彩色或频谱多普勒成像能够辅助鉴别出真正的主动脉夹层。

主动脉穿透性溃疡

主动脉穿透性溃疡（penetrating aortic ulcer，PAU）是动脉粥样斑块侵蚀并穿透弹力内膜进入主动脉管壁中层形成的溃疡（图 1.22 a、b）。PAU 能够进一步侵蚀动脉外膜，导致局部（假性动脉瘤）或完全性主动脉破裂。偶尔会有 PAU 内血栓形成。此外，PAU 可能导致 IMH 或主动脉夹层，这也是 PAU 具有 AAS 特征的原因。

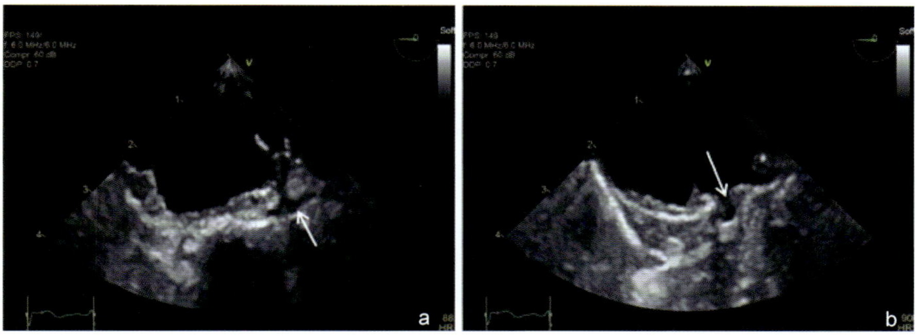

图 1.22 （a、b）主动脉穿透性溃疡（PAU）为动脉粥样硬化斑块侵蚀并穿透弹力内膜进入主动脉内膜中层，形成溃疡

参考文献

1. Lancellotti P, Price S, Edvardsen T, et al. The use of echocardiography in acute cardiovascular care: recommendations of the European Association of Cardiovascular Imaging and the Acute Cardiovascular Care Association. Eur Heart J Cardiovasc Imaging. 2015;16(2):119–46.
2. Panjrath GS, Herzog E, Chaudhry F. Introduction: acute coronary syndrome and echocardiography. In: Herzog E, Chaudhry F, editors. Echocardiography in ACS from prevention to diagnosis and treatment. London: Springer; 2009. p. 1–4.
3. Saric M. Echo assessment of systolic and diastolic function in acute coronary syndrome. In: Herzog E, Chaudhry F, editors. Echocardiography in ACS from prevention to diagnosis and treatment. London: Springer; 2009. p. 37–57.
4. Lang RM, Badano LP, Mor-Avi V, et al. Recommendations for cardiac chamber quantification by echocardiography in adults: an update from the American Society of Echocardiography and the European Association of Cardiovascular Imaging. J Am Soc Echocardiogr. 2015;28:1–39.
5. Multicenter Postinfarction Research Group. Risk stratification and survival after myocardial infarction. N Engl J Med. 1983;49(6):331–6.
6. Carlson MD, Krishen A. Risk assessment for ventricular arrhythmias after extensive myocardial infarction: what should I do? ACC Curr J Rev. 2003;12(2):90–3.
7. Ansari A, Puthumana J. The "Ischemic Cascade". In: Herzog E, Chaudhry F, editors.

Echocardiography in ACS from prevention to diagnosis and treatment. London: Springer; 2009. p. 149–60.
8. Hauser AM, Vellappillil G, Ramos RG, et al. Sequence of mechanical, electrocardiographic and clinical effects of repeated coronary artery occlusion in human beings: echocardiographic observations during coronary angioplasty. J Am Coll Cardiol. 1985;5:193–7.
9. Nesto RW, Kowalchuk MD. The ischemic cascade: temporal sequence of hemodynamic, electrocardiographic and symptomatic expressions of ischemia. Am J Cardiol. 1987;57: 23C–4C.
10. Amsterdam EA, Wenger NK, Brindis RG, et al. AHA/ACC guideline for the management of patients with non-ST-elevation acute coronary syndromes: a report of the American College of Cariology/American Heart Association Task Force on Practice Guideline. J Am Coll Cardiol. 2014;64:e139–228.
11. Roffi M, Patrono C, Collet JP, et al. ESC guidelines for the management of acute coronary syndromes in patients presenting without persistent ST-segment elevation. Eur Heart J. 2016;37:267–315.
12. Becker RC, Gore JM, Lambrew C, et al. for the National Registry of Myocardial Infarction Participants. A composite view of cardiac rupture in the United States National Registry of Myocardial Infarction. J Am Coll Cardiol. 1996;27:1321.
13. Birnbaum Y, Fishbein MC, Blanche C, Siegel RJ. Ventricular septal rupture after acute myocardial infarction. N Engl J Med. 2002;347(18):1426–32.
14. Buda AJ. The role of echocardiography in the evaluation of mechanical complications of acute myocardial infarction. Circulation. 1991;84(3 Suppl):109–21.
15. Kinch JW, Ryan TJ. Right ventricular infarction. N Engl J Med. 1994;34:1211–9.
16. Tcheng JE, Jackman JD, Nelson CL, et al. Outcome of patients sustaining acute ischemic mitral regurgitation during myocardial infarction. Ann Intern Med. 1992;117:18.
17. Frances C, Romero A, Grady D. Left ventricular pseudoaneurysm. J Am Coll Cardiol. 1998;32:557.
18. Vilacosta I, San Roman JA. Acute aortic syndrome. Heart. 2001;85:365–8.
19. Hagan PG, Nienaber CA, Isselbacher EM, et al. The International Registry of Acute Aortic Dissection (IRAD): new insights into an old disease. JAMA. 2000;283:897–903.
20. Hiratzka LF, Bakris GL, Beckman JA, et al. ACCF/AHA/AATS/ACR/ASA/SCA/SCAI/SIR/STS/SVM guidelines for the diagnosis and management of patients with thoracic aortic disease. A report of the American College of Cardiology Foundation/American Heart Association Task Force on Practice Guidelines, American Association for Thoracic Surgery, American College of Radiology, American Stroke Association, Society of Cardiovascular Anesthesiologists, Society for Cardiovascular Angiography and Interventions, Society of Interventional Radiology, Society of Thoracic Surgeons, and Society for Vascular Medicine. J Am Coll Cardiol. 2010;55:e27–e129.
21. Debakey ME, Henly WS, Cooley DA, Morris GC Jr, Crawford ES, Beall AC Jr. Surgical management of dissecting aneurysms of the aorta. J Thorac Cardiovasc Surg. 1965;49:14–49.
22. Daily PO, Trueblood HW, Stinson EB, Wuerflein RD, Shumway NE. Management of acute aortic dissections. Ann Thorac Surg. 1970;10:237–47.

第 2 章
超声心动图在心脏监护病房急性呼吸困难评估中的应用

Edgar Argulian，Jagat Narula，Eyal Herzog
于超　译　靳文英　校

摘　要　超声心动图是评估患者急性和亚急性呼吸困难必不可少的检查之一。根据患者病情的紧急程度和严重程度，超声心动图的应用范围可以从即刻的床旁即时超声（point-of-care ultrasound，POCUS）来评估显著的异常（如心包积液），到详细的超声心动图检查来评估潜在的结构性心脏病。利用超声心动图极广的适用范围，我们提出了一个结构化的方法来评估患者的急性和亚急性呼吸困难。

关键词　呼吸困难，心力衰竭，心包积液，肺高压

引言

超声心动图是评估患者急性和亚急性呼吸困难必不可少的检查之一。根据患者病情的紧急程度和严重程度，超声心动图的应用范围可以从即刻的床旁即时超声（point-of-care ultrasound，POCUS）来评估显著的异常（如心包积液），到详细的超声心动图检查来评估潜在的结构性心脏病。利用超声心动图极广的适用范围，我们提出了一个结构化的方法来评估患者的急性和亚急性呼吸困难。

在急诊救治情境中，非创伤性呼吸急促的鉴别诊断包括心脏、呼吸、肺、神经和代谢原因。在经过一些包括询问病史、体格检查、心电图、X 线胸片和实验室检查在内的初步评估后，有些病因较为明显，但有很多仍不清楚。在评估心源性呼吸困难可能性方面，超声心动图检查由于其便携性、高效和诊断准确性而成为一个必不可少的诊断工具。我们提倡根据检查评估的迫切性和具体的临床情况，在急诊室对疑似急性和亚急性心源性呼吸困难的患者进行超声心动图结构化和全面的评估（表 2.1 和图 2.1）。

表 2.1　用于检查疑似心脏原因导致的急性和亚急性呼吸困难患者的超声模式

床旁即时超声心动图
全面完善的经胸超声心动图
有限的 / 聚焦性经胸超声心动图（心内装置定位等）
经食管超声心动图
超声心动图声学造影
负荷超声心动图（包括多巴酚丁胺试验）
斑点追踪超声心动图评估心肌力学
三维超声心动图
肺超声
用于静脉入路操作的血管超声

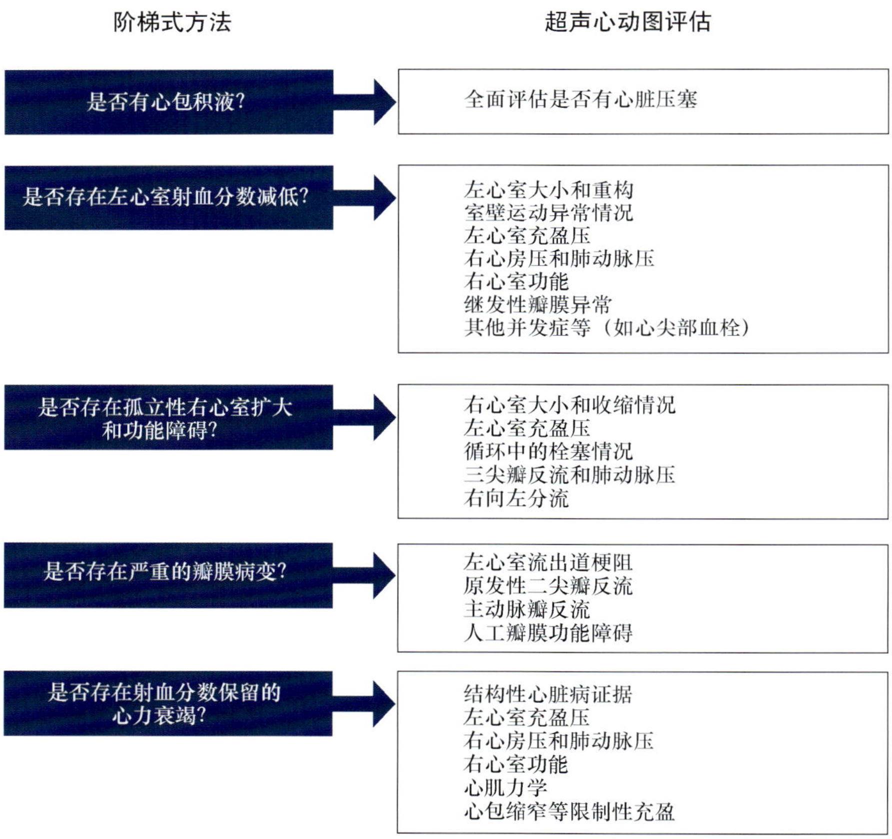

图 2.1　急诊环境下超声心动图阶梯式评估可疑心源性呼吸困难患者。这种方法应该根据情况的紧迫性和患者的个人特点具体情况进行调整

是否有心包积液？

在急诊救治情境如急诊科，心包积液占有相当大的比例（高达 20%）[1]。在评估心包积液的血流动力学影响时，应考虑超声表现的敏感性。急性积液（数分钟至数小时内）迅速超过心包扩张极限，通常表现为心源性休克：急性心脏压塞需要立即干预。经皮操作中导致的心腔穿孔是典型的急性心脏压塞的例子。当心包积液慢性（在数天至数周内）进展时，可出现大量积液而不会显著影响心排血量[2]。呼吸困难是亚急性心脏压塞的主要症状，但它是非特异性的。心脏压塞的临床表现包括心动过速、颈静脉怒张、奇脉，以及心音减弱，这些均缺乏敏感性和特异性[2]。急性心脏压塞的患者会迅速进展为心源性休克，但在心包积液在数天至数周内产生的亚急性压塞的患者中，低血压较为少见。相反，许多患者由于血流动力学应激导致血液循环中出现高水平儿茶酚胺而表现为高血压[3]。因此，超声心动图是目前评价心包积液血流动力学改变的基石。

POCUS 诊断心包积液具有高敏感性和特异性，即使是非心脏病学专家也可以完成操作[1]。另一方面，明确诊断心脏压塞的生理情况需要综合使用二维、多普勒和 M 型超声心动图技术[2]。需要显示整个呼吸周期的图像，而非一个心动周期，这对评估心包积液的血流动力学改变非常重要。

心包积液的量似乎是一个重要的，但往往不被超声心动图评估所重视的部分。一项对心包积液住院患者的研究显示，多变量模型中积液量是不良住院结局唯一的独立预测因子，而不是心腔塌陷或下腔静脉怒张[4]。心腔塌陷是公认的心脏压塞的表现，但它有几个缺陷。右心房的一过性受压在心包积液患者中很常见，它不是特异性的表现。更持久的右心房塌陷，即持续至少 1/3 的心动周期，对心脏压塞的诊断来说似乎更特异。右心室舒张早期塌陷是一种敏感性较低但特异性较高的表现。右心室流出道是右心室最薄的区域，应仔细检查右心室流出道是否有塌陷的迹象，并使用 M 型超声心动图精确测量时间。左侧心腔塌陷对压塞具有较低敏感性，但有很高的特异性。重要的是，Merce 等的一项研究表明，有心包积液但没有心脏压塞临床表现的患者中有 34% 的人在超声心动图上至少有一个腔室塌陷[5]。因此，对于心包积液合并心腔塌陷的患者，应仔细记录跨瓣膜血流随呼吸的变化，这是心室间相互依赖的征象，并将下腔静脉的内径和塌陷作为右侧心腔充盈压力升高的标志（图 2.2）。

亚急性心脏压塞的诊断需要仔细结合临床和影像学数据来判断是否需要进行心包积液引流。我们提出了一种基于评分的方法来评估是否需要心包积液引流，该方法整合了三个必要范畴：积液的病因、积液量和综合超声心动图血流动力学数据（图 2.3）[6]。与我们原创的流程类似，欧洲心脏病学会建议使用逐步评分系统来指导决策，包括病因、临床表现和影像学发现[7]。虽然未经过严格的临床验证，这些方法强调了对于疑似亚急性压塞患者在进行心包穿刺前对多元数据进行综合评估的必要性。

如果经胸声窗受限，可能需要经食管超声心动图来诊断由于局部积液或凝块压迫心腔导致的局部性心脏压塞。

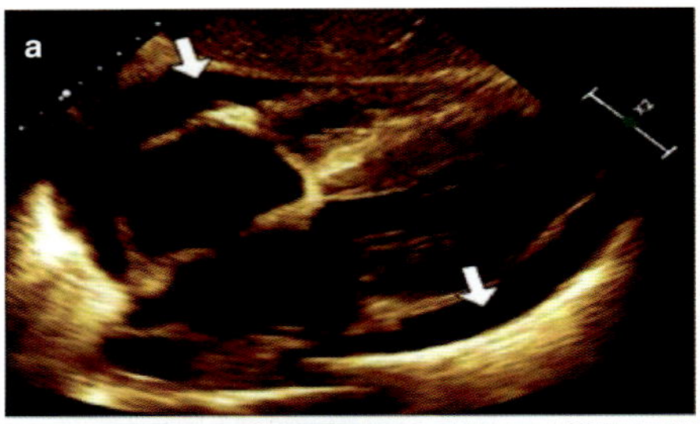

图 2.2　心包积液的评估。超声心动图很容易识别呈环周性分布的心包积液（**a**，箭头），但对于心脏压塞的诊断需要全面的超声心动图检查。M 型超声心动图可以在心尖四腔心切面精确地测量右心房塌陷出现和持续的时间（**b**，箭头），以及在非标准的胸骨旁长轴心切面中比较舒张期右心室流出道塌陷与二尖瓣开启和关闭时间（**c**，箭头）。确诊指征包括二尖瓣口血流变化（**d**）和下腔静脉扩张（**e**，箭头）

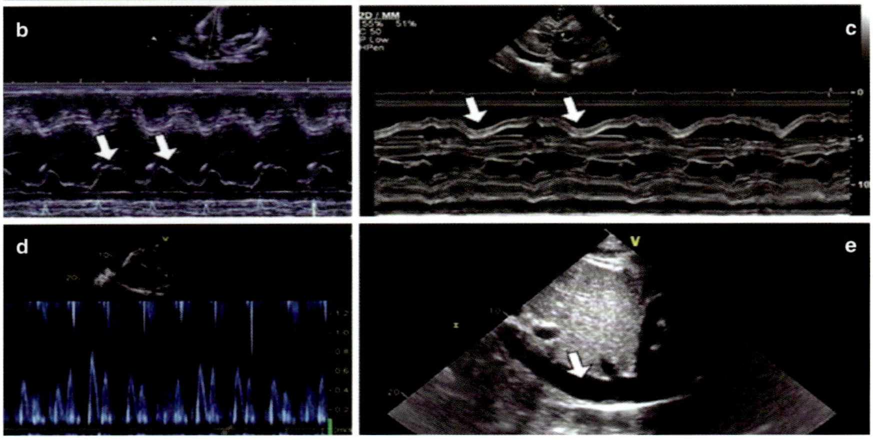

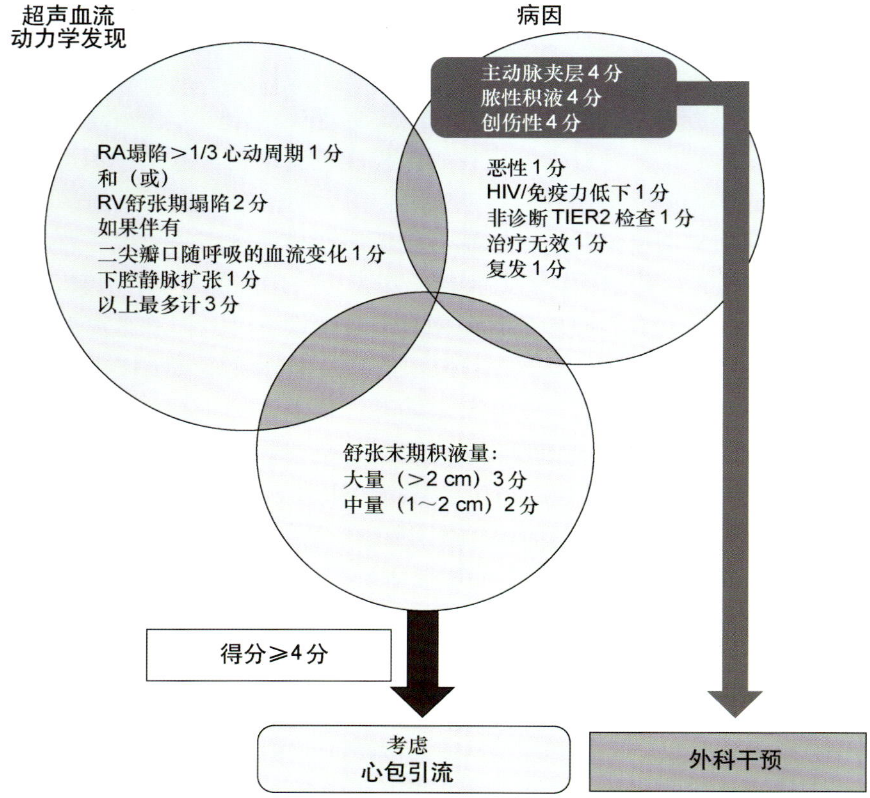

图 2.3　心包积液评分指数。该指标是一种定性工具，可以帮助判断中到大量心包积液患者是否需要心包引流。HIV，人类免疫缺陷病毒；RA，右心房；RV，右心室

是否存在左心室射血分数减低？

床旁测量左心室的大小和左心室射血分数（left ventricular ejection fraction，LVEF）是评估疑似心源性呼吸困难患者的关键诊断步骤。有几项研究证实了非心脏病学专家使用床旁即时心脏超声准确评估左心室整体收缩功能的可行性[1]。进一步确定这些患者的病情特点需要全面的超声心动图检查，来定位室壁运动异常的分布和状态，并评估心脏充盈压。

左心室大小和整体功能可由精确度不一的不同超声心动图技术来估计。线性测量（如左心室舒张末期内径）具有快捷和易操作的特点，但其是在假设左心室形态对称的基础上建模计算并且依赖于测量角度的精确校准[8]。未增强的二维双平面法测量左心室容积需要操作者的经验，并且有几个重要的局限性（几何学假设，平面的正交方向，心尖缩短和精确的心内膜边界描记）；与心脏磁共振相比，它明显低估了左心室容积。使用三维超声心动图可能使容积和 LVEF 的测量更加准确，但这一技术依赖于声窗和操作人员的经验。更重要的是，超声心动图声学造影已被证明增加了可判读超声影像的比例，尤其是在急诊救治情境下[9]。同样的，超声心动图声学造影也提高了左心室容积和左心室功能评估的准确性。超声心动图声学造影的应用显著降低了二维超声心动图甚至三维超声心动图检查中的观察者间变异。在一项多中心研究中，未增强的二维超声心动图 LVEF 观察者间变异为 14.3%，而二维超声心动图声学造影 LVEF 观察者间变异降低到 8.0%，接近心脏磁共振的水平[10]。最后，声学造影有助于识别其他高危因素，如局部心肌灌注异常、心尖血栓、左心室室壁瘤和假性室壁瘤（图 2.4）。在判读超声心动图时，应认识到使用血管活性药和正性肌力药可影响左心室大小和功能的测量[9]。

呼吸急促可能是急性冠脉综合征的唯一表现。这组患者特定的室壁运动异常通常提示存在冠状动脉疾病。超声心动图对诊断应激性心肌病通常具有提示作用，但不能作为确诊依据。除了典型的病变（心尖部气球样变），还有其他一些不太常见的异常表现，其特点是不符合常见的冠状动脉分布的特点[9]。斑点追踪超声心动图可以量化纵向收缩功能障碍的程度和心肌受累的范围（图 2.5）。

右心室扩张和功能障碍对左心室收缩功能障碍的患者有重要的预后意义，包括考虑接受进一步心力衰竭治疗的患者。右心室功能评估常用 M 型和组织多普勒观测三尖瓣环活动，以及二维超声心动图观测面积变化分数。斑点追踪超声心动图观测右心室游离壁纵向应变和三维超声心动图测量右心室射血分数是有希望的新技术，需要进一步的临床验证[8]。

继发性瓣膜病变，例如继发于右心室扩张的二尖瓣反流和三尖瓣反流，常见于左心室收缩性心力衰竭患者，在全面的超声心动图检查中应常规定量评估。事实上继发性瓣膜病变的程度是动态变化的，其严重程度随负荷情况和对治疗反应的改变而变化。

当 LVEF 降低的患者不适合常规有创血流动力学评估时，超声心动图血流动力学评估

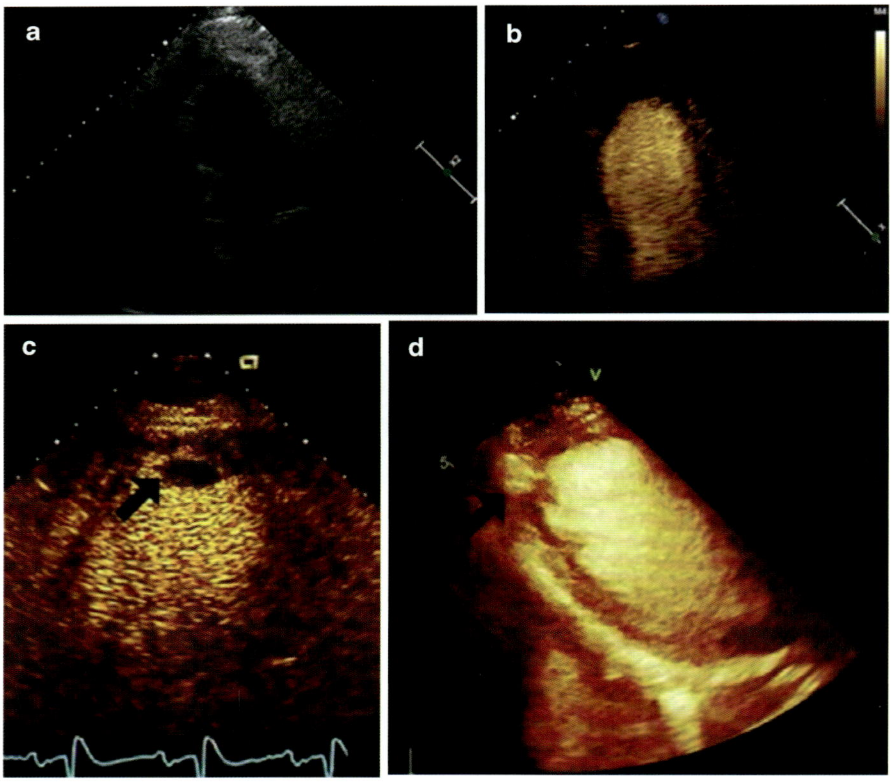

图 2.4　超声心动图声学造影的优点。在急诊环境，超声心动图图像质量不佳并不少见，使得评估左心室大小和功能较为困难（**a**）。使用超声心动图声学造影大大增加了可判读图像的比例（**b**）。声学造影也有助于识别高危情况，如左心室心尖部血栓（**c**，箭头）和左心室假性室壁瘤（**d**，箭头）

成为常规手段。心排血量减少通常表现为左心室流出道速度时间积分降低（＜ 15 cm）。左心室充盈压升高则表现为 E 峰流速高，E 峰减速时间缩短（＜ 150 ms），二尖瓣血流呈假性正常化或限制性充盈，E/e′ 比值升高，舒张期为主的肺静脉血流，三尖瓣反流速度增加（＞ 3.2 m/s），舒张末期肺动脉瓣反流速度增加（图 2.6）。非通气患者右心房压升高表现为下腔静脉增宽，吸气塌陷率下降。另一方面，左心室收缩功能障碍的患者二尖瓣血流出现舒张受损模式、低 E 峰速度（＜ 50 cm/s）和以收缩期为主的肺静脉血流，其左心室充盈压可能不升高。

经胸肺超声可以在床边对疑似心力衰竭患者的胸腔积液情况进行评估。同样，多条超声 B 线（“彗星样”）符合间质性肺水肿表现[9]。

是否存在孤立性右心室功能障碍？

在 LVEF 正常的急性 / 亚急性呼吸困难的患者中，出现右心室扩大和运动幅度减

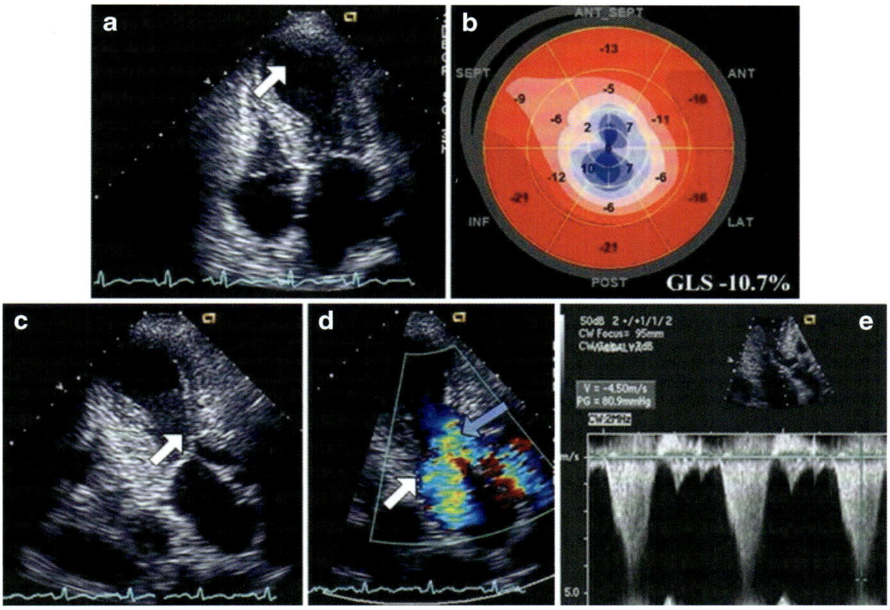

图 2.5　应激性心肌病超声心动图表现。在收缩末期可见大面积的心尖部运动异常区域（**a**，箭头）。斑点追踪超声心动图显示，由于心尖和心室中段应变值明显降低，整体纵向应变减小（**b**）。进一步的检查显示，在收缩中期，出现二尖瓣前叶前向运动和二尖瓣-室间隔接触（**c**）。彩色多普勒显示特征性 V 形（**d**），原因是左心室流出道湍流（蓝色箭头）和二尖瓣偏后叶的继发性反流（白色箭头）。频谱多普勒显示左心室流出道压力阶差升高（**e**）。GLS，整体长轴应变

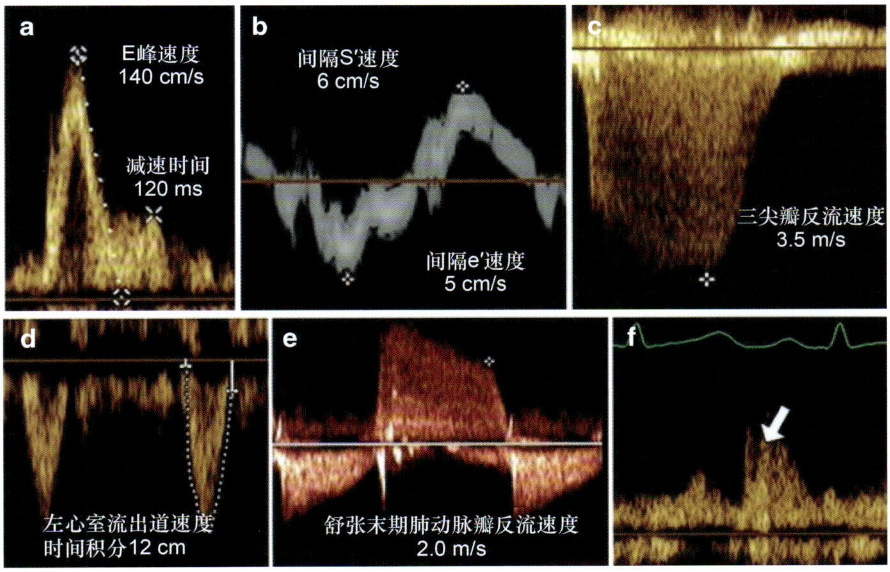

图 2.6　射血分数减低的呼吸困难患者的血流动力学评估。可观测到增高的 E 峰速度，高的 E/A 比值，以及 E 峰减速时间缩短（**a**）。这些表现伴有低的组织多普勒 e′ 速度（**b**）和增高的 E/e′ 比值时提示左心室充盈压升高。高的三尖瓣反流流速（**c**），高的舒张末期肺动脉瓣反流流速（**e**），D 峰为主的肺静脉频谱（**f**）可进一步增加诊断的确定性。低的左心室流出道速度时间积分（**d**）和低的组织多普勒 S 峰（**b**）与左心室收缩功能减低相一致

低提示肺栓塞可能。通过在心尖四腔心切面比较右心室和左心室内径或舒张末期面积，可以在床边快速评估右心室增大。较严重的肺栓塞可以在短轴切面观察到室间隔的D型改变和反常运动。很少情况下，可以观察到滞留在右心房、右心室或肺动脉内的血栓。右心室运动异常表现为右心室游离壁运动减低但心尖部运动相对保留（McConnell征），但这不是一个特征性表现[9]。在血流动力学稳定的疑似有肺栓塞的患者中，正常的经胸超声心动图并不能够排除肺栓塞，但右心室应变可提供数据将患者纳入高危组。另一方面，在血流动力学不稳定的患者中，如果右心室大小和功能正常，就几乎不可能是大面积的肺栓塞。

对疑似肺动脉高压及右心衰患者进行血流动力学评估，包括观测二尖瓣流入血流情况和估测肺动脉收缩压。肺栓塞和左心衰以外的原因所导致的肺动脉高压患者中，由于左心室“充盈不良”，二尖瓣流入血流频谱通常表现为低E峰速度和E/A比值倒置，但此指标可能会受心动过速或心房颤动时E峰和A峰融合的影响而应用受限。肺动脉收缩压的估算是基于三尖瓣反流速度和依据下腔静脉估算的右心房压。一般情况下，肺动脉收缩压在显著的肺栓塞患者中一般为轻度至中度（40～50 mmHg），但在先前已存在肺动脉高压的患者中可能更高。

基于超声心动图的肺动脉收缩压估算的准确性一直存在争议，但在有经验的检查者中通常是可靠的。准确评估肺动脉压的难点：（1）三尖瓣反流信号不完整，尤其易出现在有肺部疾病的患者中；（2）未能从非标准切面中测得最高的三尖瓣反流速度；（3）重度三尖瓣反流；（4）右心房压估计不准确。有研究表明，超声心动图对有右心疾病患者的评估不太准确，但一项研究报告显示，有经验的检查者进行的超声心动图检查和有创评估之间存在高度相关性（肺动脉高压的分级曲线下面积为0.97）[11]。在这项研究中，只有61%的三尖瓣反流被认为是可用于判读的。

目前指南推荐通过二维超声心动图测量下腔静脉内径和塌陷率来评估右心房压，但这种方法的准确性不高（表2.2）。在一项研究中，三维超声心动图所得到的下腔静脉横截面的短径与长径之比具有较高的诊断准确性，检测中心静脉压≥10 mmHg的曲线下面积达到0.98（$P<0.01$）（图2.7）[12]。此外，利用下腔静脉的三维衍生的横截面形态，而不是传统的二维分级，可以更准确地重新分级右心房压（新分级净提高0.38，$P<0.01$）。

表2.2　根据下腔静脉内径和塌陷率估算右心房压（距右心房交界处1～2 cm）

下腔静脉内径和塌陷率	右心房压估算
增宽（＞2.1 cm）和轻微塌陷（＜50%）	升高（10～20 mmHg）
正常（＜2.1 cm）和轻微塌陷（＜50%）	中等（5～10 mmHg）
增宽（＞2.1 cm）和塌陷（＞50%）	
正常（＜2.1 cm）和塌陷（＞50%）	正常/低（0～5 mmHg）

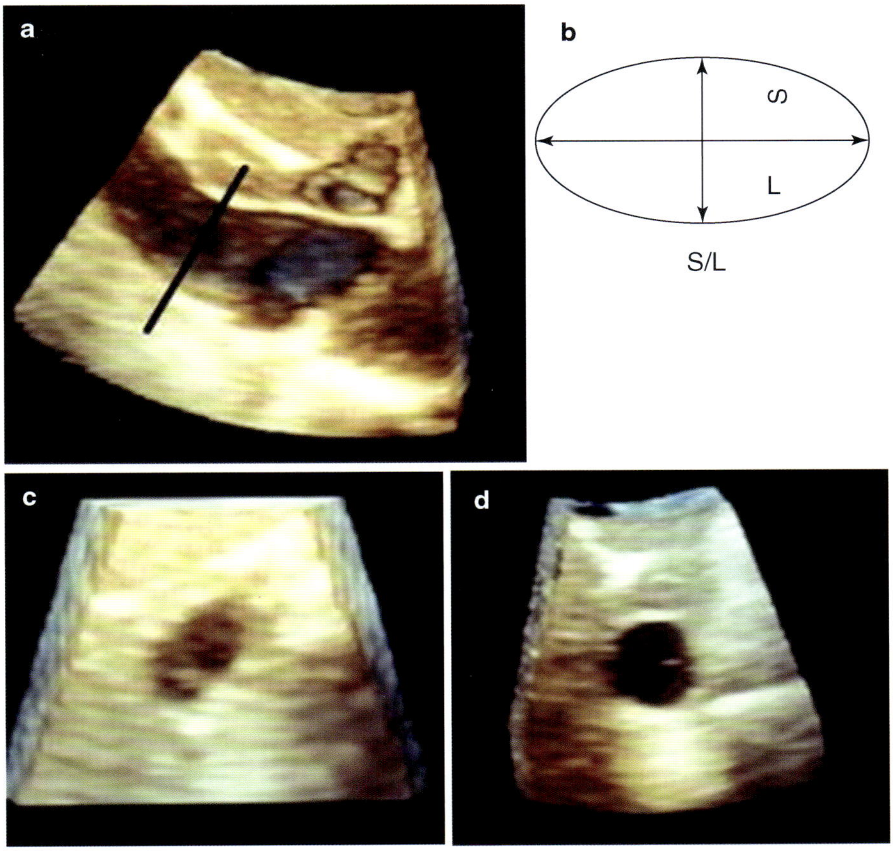

图 2.7　下腔静脉横截面成像估算右心房压。剑下切面使用 3D 超声心动图显示下腔静脉的横截面（**a**）。可以获得短径（S）和长径（L）的比值（**b**）。右心房压力正常情况（< 10 mmHg）下通常有一个椭圆形的下腔静脉（S/L < 0.69）（**c**），而右心房压升高的患者呈圆形（**d**）

是否存在严重的瓣膜病变?

原发性瓣膜病变可导致急性 / 亚急性呼吸困难，而且可能需要紧急抢救干预；因此，当处理急性患者时，必须及时识别严重的瓣膜病。当病史和体格检查的结果可能是无特异性提示和不显著的表现时，超声心动图就是初步评估的基础。

可以导致血流梗阻的瓣膜疾病包括二尖瓣收缩期前向运动所引起的动力性左心室流出道（left ventricular outflow tract，LVOT）梗阻，重度主动脉瓣狭窄和二尖瓣狭窄。动力性 LVOT 梗阻常被认为与肥厚型心肌病及明显的左心室肥厚伴较小心腔有关；在这些患者中，急性严重的静息状态下梗阻可危及生命，通常由容量不足引起[9]。在瓣膜手术后，急性心肌梗死和应激性心肌病的患者中也可发生 LVOT 梗阻。在二维超声心动图显示为二尖瓣收缩期前向运动伴有同时与室间隔接触（图 2.5c）。彩色多普勒成像显示 LVOT 血流呈涡流，通常伴有继发的偏后方的二尖瓣反流（“V 征，”图 2.5d）。频谱多普勒出现外形为峰值后移的动力性梗阻频谱（图 2.5e）。

除了生长迅速的心脏占位引起阻塞（如大的赘生物）外，重度的主动脉瓣狭窄和二尖瓣狭窄是导致长期慢性梗阻的典型疾病。这些患者已有的代偿机制可在相对较小的血流动力学改变时（感染、妊娠、心律失常等）迅速恶化，导致急性失代偿。例如，心房颤动可导致长期代偿的二尖瓣重度狭窄患者出现急性肺水肿。因此，及时发现潜在的瓣膜异常对于治疗这些患者至关重要。相反，没有建立代偿机制（正常的左心室和左心房大小和顺应性）的患者出现左侧心腔急性反流性病变，常常迅速恶化出现严重的临床表现。

急性原发性二尖瓣反流可由乳头肌断裂、自发性腱索断裂导致瓣叶连枷改变、感染性心内膜炎所致瓣叶损坏或穿孔引起。众所周知，这些患者的体格检查表现是非特异性的：由于左心室和心房压的迅速平衡，杂音可能较轻微，不易引起注意。经胸超声心动图表现为左心室大小正常，左心室功能亢进，E 峰流速高。二尖瓣病理损害的结构可以很明显（如大的赘生物），也可以不太明显（非居中的瓣叶连枷节段）（图 2.8）。频谱多普勒可显示短时像的、三角形的二尖瓣反流频谱。在肺静脉也可以看到收缩期血流逆流。二尖瓣反流束可呈现高度偏心的情况，对经胸超声心动图来说准确的诊断有一定的技术困难；因此，可在经胸超声心动图高度怀疑和不确定的情况下应用经食

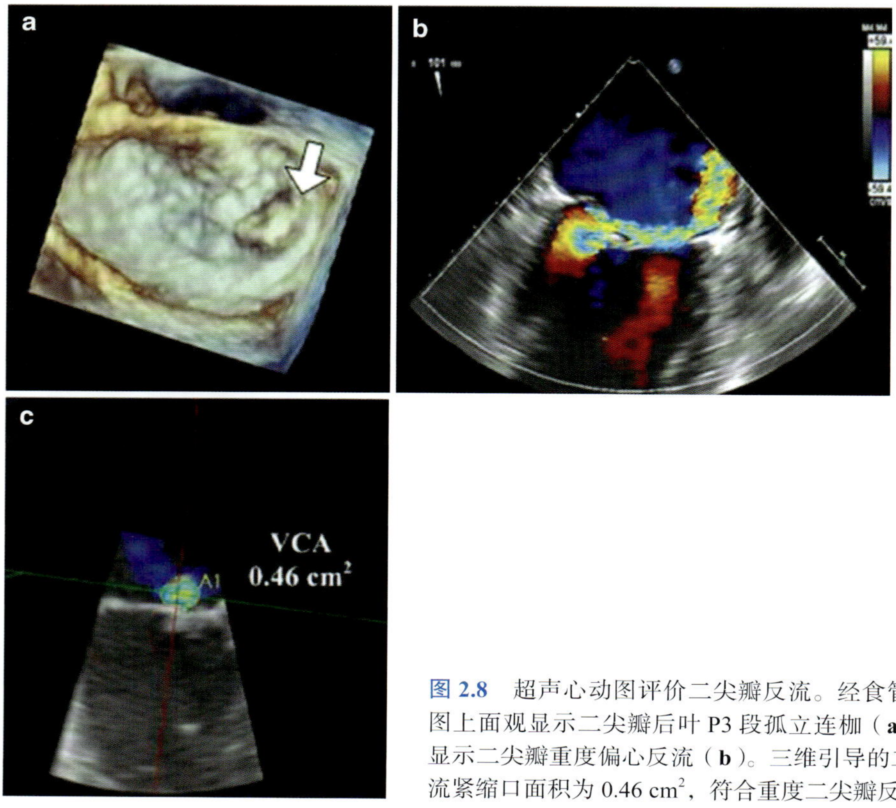

图 2.8　超声心动图评价二尖瓣反流。经食管三维超声心动图上面观显示二尖瓣后叶 P3 段孤立连枷（**a**），彩色多普勒显示二尖瓣重度偏心反流（**b**）。三维引导的二维平面显示射流紧缩口面积为 0.46 cm^2，符合重度二尖瓣反流

管超声心动图。经食管超声心动图可以很容易地确定二尖瓣病变的原因和程度，尤其是结合三维超声心动图。反流严重程度的估计应侧重于定量（PISA，EROA）而不是定性测量（彩色多普勒面积），并可借助三维引导测量反流束的射流紧缩口面积。

急性主动脉瓣反流可由主动脉夹层、感染性心内膜炎、外伤性或自发性连枷主动脉瓣引起。经胸超声心动图可以确定瓣膜结构问题和显示主动脉瓣反流束。血流动力学评估通常显示为较高的 E 峰速度和二尖瓣提前关闭，有时由于左心室舒张压明显升高而出现舒张期二尖瓣反流。主动脉瓣反流的压力半降时间缩短（＜ 200 ms），也可以看到降主动脉内全舒张期反流信号。经食管超声心动图对明确诊断可能是必要的，特别是当经胸检查不理想时。

任何有瓣膜手术史的急性和亚急性呼吸困难的患者都应怀疑是否存在人工瓣膜功能障碍。急性人工瓣膜功能障碍的常见原因包括血栓形成、感染性心内膜炎、结构性瓣膜损坏和瓣膜撕脱。长期存在的人工瓣膜病变，如血管翳形成和患者-人工瓣膜不匹配，伴有其他诱发条件（如感染、心律失常）时也可能导致急性恶化。诊断人工瓣膜功能障碍并与生理状态相鉴别（如脓毒血症患者高血流动力学状态引起的跨瓣压差升高）需要高水平的影像学专业知识。调阅手术 / 操作记录和以前的超声心动图结果对决策至关重要。经胸超声心动图可能受到声窗以及假体材料产生的混响和阴影伪像的限制。因此，任何疑似人工瓣膜功能障碍的患者应考虑进行经食管超声心动图检查。

左侧人工瓣膜反流可以出现在瓣膜内或瓣周。值得注意的是，人工瓣膜的心内膜炎与自体瓣膜心内膜炎相比通常会累及瓣周，而且很少会产生赘生物。超声心动图辅以三维成像可以明确瓣膜功能障碍的解剖学原因，特别是结合二尖瓣的病理，有助于量化反流的程度。有大量瓣周反流的患者中，经常可以看到瓣膜异常活动（“摇摆”）。定量评估二尖瓣瓣周反流通常可使用与自体瓣膜反流类似的多普勒相关的测量方法。主动脉瓣瓣周反流的定量分析比较困难；已经有建议根据在短轴切面上测量人工瓣膜瓣周反流占周长的比例，但缺乏严格的验证[9]。三维平面测量射流紧缩口也可能是可行的，尤其适用于多束反流。在无梗阻的情况下，人工瓣膜反流常出现跨瓣压差升高。仔细评估压力半降时间（二尖瓣反流）、速度指数和加速时间（主动脉瓣）有助于鉴别诊断。

左侧人工瓣膜狭窄导致跨瓣压差升高；如上所述，应区别于其他导致压差升高的原因，如患者与瓣膜不匹配、病理性人工瓣膜反流和高流量状态。一般认为，人工瓣膜血栓形成与机械瓣膜有关，但现在生物瓣膜，包括经导管植入的瓣膜，也越来越常见（图 2.9）。在评估人工主动脉瓣时，可以使用经食管超声心动图高精度评估二尖瓣，特别是对于二尖瓣和主动脉均为人工瓣膜，这是非常具有挑战性的，可能需要其他影像学技术（如通过透视评估机械瓣叶活动情况或 CT 扫描评估机械和生物主动脉瓣）。

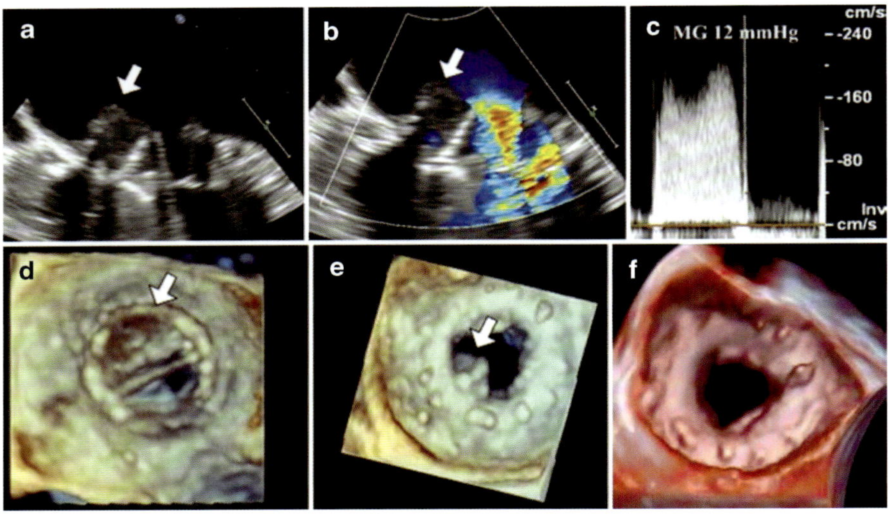

图 2.9　人工二尖瓣血栓形成。机械二尖瓣血栓形成一例（**a** ～ **d**）。二维经食管超声心动图显示大块血栓（箭头）（**a**）阻碍血流（箭头），导致血流只有通过瓣膜非梗阻部分流通（**b**）。二尖瓣跨瓣压差升高（**c**）。三维经食管超声心动图确定阻塞部分活动性差（**d**）。生物二尖瓣血栓形成一例（**e**、**f**）。经食管三维超声心动图显示由于血栓形成导致瓣叶不动（**e**）。使用维生素 K 拮抗剂抗凝 6 周后，瓣膜活动和功能完全恢复（**f**）

是否存在射血分数保留的心力衰竭?

射血分数保留的心力衰竭是当前比较流行的诊断，也称为“舒张性”心力衰竭。有一种常见的误解认为这种类型仅仅与左心室顺应性降低和松弛受损有关。有趣的是，超声心动图评估的舒张功能障碍在老年人中非常普遍，大多数是无症状人群。另一方面，在射血分数保留的心力衰竭临床试验中，相当一部分入组患者缺少已经确立的舒张功能障碍的超声心动图测量指标[13]。实际上，射血分数保留的心力衰竭是一个复杂的类型，受心脏、血管和心外等多种因素影响。超声心动图评估疑似心力衰竭患者，除了确定其保留的射血分数外，还应注重心脏结构情况和血流动力学评估。这种类型的心力衰竭患者通常左心房增大，左心室肥厚，*e'* 速度降低。右心室和肺动脉压的评估也可提供重要的临床信息。虽然传统的心脏舒张功能障碍的超声指标对这些患者可能有用，但其准确性有限。在射血分数保留和不明原因呼吸困难的患者中单独应用舒张参数（如 *E/e'* 比值），对经有创左心室充盈压的评估确诊的心力衰竭患者的诊断能力较差[14]。有研究利用斑点追踪超声心动图发现这种心力衰竭的具有特定的心肌力学特征[15]。许多传统的心血管危险因素影响内层心肌的表现，导致病程早期整体纵向应变减低，而环周应变和左心室扭转可保留或增大。也有人认为，环周应变的降低可能提示患者正在变为射血分数保留的心力衰竭（图 2.10）[16]。此外，心尖部纵向应变保留、LVEF 与纵向应变率比值增高，可能提示心肌淀粉样变的存在。斑点追踪超声心动图也

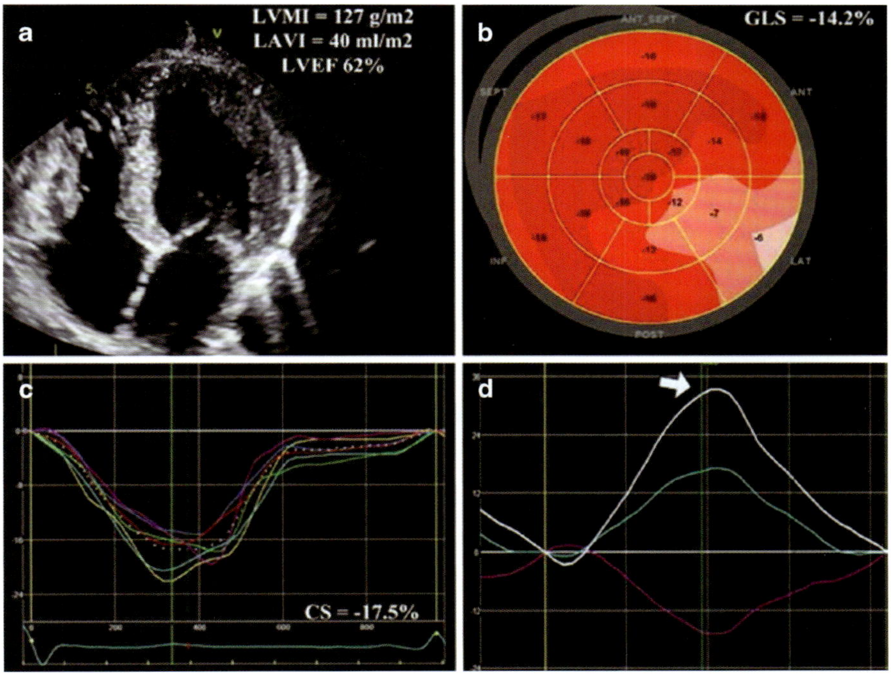

图 2.10　射血分数保留的心力衰竭患者超声心动图特征。二维超声心动图显示左心室重量增加，左心房扩大和左心室射血分数保留（**a**）。整体纵向应变显著下降（**b**）。环周应变也有损伤（**c**），同时出现左心室扭转变大（**d**，箭头）

有助于鉴别限制性心肌病和缩窄性心包炎。虽然纵向应变是一个高度可重复的工具并已纳入到临床指南推荐中，但斑点追踪超声心动图心肌力学的其他方面可重复性较低，在临床广泛应用前需要进一步的验证[15]。

心力衰竭协会已经认识到射血分数在中间范围内的心力衰竭是一类独立疾病。它可能是两种不同心力衰竭类型之间的重叠部分，但目前缺乏最佳的临床手段来探寻其本质。此外，未来的超声心动图研究可能转变关于心力衰竭的测量传统思维，从评估 LVEF 到精确描述心肌力学特征[15]。

参考文献

1. Mandavia DP, Hoffner RJ, Mahaney K, Henderson SO. Bedside echocardiography by emergency physicians. Ann Emerg Med. 2001;38:377–82.
2. Argulian E, Messerli F. Misconceptions and facts about pericardial effusion and tamponade. Am J Med. 2013;126:858–61.
3. Argulian E, Herzog E, Halpern DG, Messerli FH. Paradoxical hypertension with cardiac tamponade. Am J Cardiol. 2012;110:1066–9.
4. Eisenberg MJ, Oken K, Guerrero S, Saniei MA, Schiller NB. Prognostic value of echocardiog-

raphy in hospitalized patients with pericardial effusion. Am J Cardiol. 1992;70(9):934.
5. Merce J, Sagrista-Sauleda J, Permanyer-Miralda G, Soler-Soler J. Should pericardial drainage be performed routinely in patients who have a large pericardial effusion without tamponade? Am J Med. 1998;105:106–9.
6. Halpern DG, Argulian E, Briasoulis A, Chaudhry F, Aziz EF, Herzog E. A novel pericardial effusion scoring index to guide decision for drainage. Crit Pathw Cardiol. 2012;11:85–8.
7. Ristic AD, Imazio M, Adler Y, et al. Triage strategy for urgent management of cardiac tamponade: a position statement of the European Society of Cardiology Working Group on Myocardial and Pericardial Diseases. Eur Heart J. 2014;35:2279–84.
8. Lang RM, Badano LP, Mor-Avi V, et al. Recommendations for cardiac chamber quantification by echocardiography in adults: an update from the American Society of Echocardiography and the European Association of Cardiovascular Imaging. J Am Soc Echocardiogr. 2015; 28:1–39.e14
9. Lancellotti P, Price S, Edvardsen T, et al. The use of echocardiography in acute cardiovascular care: recommendations of the European Association of Cardiovascular Imaging and the Acute Cardiovascular Care Association. Eur Heart J Acute Cardiovasc Care. 2015;4(1):3–5.
10. Hoffmann R, Barletta G, von Bardeleben S, et al. Analysis of left ventricular volumes and function: a multicenter comparison of cardiac magnetic resonance imaging, cine ventriculography, and unenhanced and contrast-enhanced two-dimensional and three-dimensional echocardiography. J Am Soc Echocardiogr. 2014;27:292–301.
11. Amsallem M, Sternbach JM, Adigopula S, et al. Addressing the controversy of estimating pulmonary arterial pressure by echocardiography. J Am Soc Echocardiogr. 2016;29:93–102.
12. Seo Y, Iida N, Yamamoto M, Machino-Ohtsuka T, Ishizu T, Aonuma K. Estimation of central venous pressure using the ratio of short to long diameter from cross-sectional images of the inferior vena cava. J Am Soc Echocardiogr. 2017;30:461.
13. Argulian E, Messerli FH. Misconceptions and facts about 'diastolic' heart failure. Am J Med. 2014;127:1144–7.
14. Santos M, Rivero J, McCullough SD, et al. *E/e'* ratio in patients with unexplained dyspnea: lack of accuracy in estimating left ventricular filling pressure. Circ Heart Fail. 2015;8: 749–56.
15. Claus P, Omar AM, Pedrizzetti G, Sengupta PP, Nagel E. Tissue tracking technology for assessing cardiac mechanics: principles, normal values, and clinical applications. JACC Cardiovasc Imaging. 2015;8:1444–60.
16. Kraigher-Krainer E, Shah AM, Gupta DK, et al. Impaired systolic function by strain imaging in heart failure with preserved ejection fraction. J Am Coll Cardiol. 2014;63:447–56.

第 3 章
超声心动图在心脏监护病房心律失常患者中的应用

Alan Sugrue，Subir Bhatia，Vaibhav Vaidya，Sam Asirvatham
邓湘宁　译　李丹　校

摘　要　超声心动图是评估危重患者心律失常的重要工具，在病因评估、预后评估和危险分层中起着重要作用。在这一章中，我们将讨论超声心动图在心脏监护室心律失常患者中的关键作用。

关键词　房颤，晕厥，室性心动过速

引言

超声心动图是心脏和电生理医疗设备中的重要组成部分，尤其是在 CCU 和心律失常患者中。其应用可追溯到 20 世纪 80 年代，当时 M 型超声心动图被用来指导复杂心动过速患者的临床决策[1]。超声心动图技术的发展和多种超声心动图模式（经胸、经食管、手持便携式）的出现，使超声心动图成为日常实践的重要工具。超声心动图无创且廉价，可以在床边快速进行有效的成像。

心律失常在危重患者中很常见，通常是由多种先天或后天的结构性心脏病所致，或伴随结构性心脏病出现。超声心动图通过检查左右心腔、心肌、心包、心脏瓣膜和大血管，可以方便、安全地对结构性心脏病进行解剖和功能评估。通过检测结构性心脏病，可以帮助确定心律失常的病因。此外，它还可以帮助医疗决策、指导预后和危险分层。在这一章中，我们将讨论超声心动图在重症监护中的应用，重点关注心律失常患者。具体来说，我们会讨论心动过速（特别是心房颤动和室性心动过速）、心搏骤停、植入式心脏复律除颤器（implantable cardioverter defibrillator，ICD）放电和缓慢性心律失常。最后，我们探讨超声心动图在心脏消融术后患者中的作用。

心房颤动

超声心动图是急性和慢性心房颤动（房颤）管理的基础。在急性危重监护时，超声心动图不仅能够检测心脏功能和结构的异常，而且能够指导临床决策（心律与心率的控制），以及帮助危险分层（表 3.1）。虽然经胸超声心动图（transthoracic echocardiography，TTE）通常是一线检查方法，但经食管超声心动图（transesophageal echocardiography，TEE）对血栓和瓣膜疾病的评估有其特有的价值。

病因学

确定可能导致房颤的潜在心脏异常至关重要。超声心动图应有助于鉴别瓣膜性心脏病（特别是二尖瓣病变），并评估左心室舒张功能障碍、收缩功能障碍、心房大小和右心功能。

在评估二尖瓣时，应密切注意二尖瓣的形态、瓣环、连接处和乳头肌。如果存在**二尖瓣反流（mitral regurgitation，MR）**，确定是由于原发还是继发性因素所致是很重要的。MR 患者常观察到**高射血分数（ejection fraction，EF）**，通常在 60% ～ 75% 之间。因此，MR 患者正常 EF（50% ～ 65%）则意味着存在左心室功能障碍，从而影响治疗决策（如下文所述）。如果存在**二尖瓣狭窄**（图 3.1），可以观察到二尖瓣瓣叶在胸骨旁长轴切面呈现经典的曲棍球棍畸形改变，或短轴切面呈鱼口状改变。二尖瓣狭窄的存在在抗凝方面具有特别重要的意义。

评价左心室整体收缩功能对病因、预后和治疗有着重要的意义，应使用**舒张末期容积**和**收缩末期容积**计算（最常用的是圆盘求和方法或双平面 Simpson 法）。房颤患者由于心房收缩不同步、左心房压改变和 RR 间期不规则，收缩功能检测结果准确性有限[2]。因此，了解如何以及何时进行测量以准确识别房颤患者的左心室功能障碍至关

表 3.1　房颤的超声心动图特征及其相临床意义

超声心动图特征	价值
射血分数（EF）	指导药物治疗
二尖瓣	
狭窄	指导抗凝治疗
反流	评估射血分数以确保无左心室功能障碍
E/e′ 比值	评估舒张功能障碍
左心房容积指数	指导药物治疗
大的跨二尖瓣 A 峰	可能从恢复窦性心律中获益
血栓	直流复律的禁忌证
自发性超声显影	血栓形成的危险因素

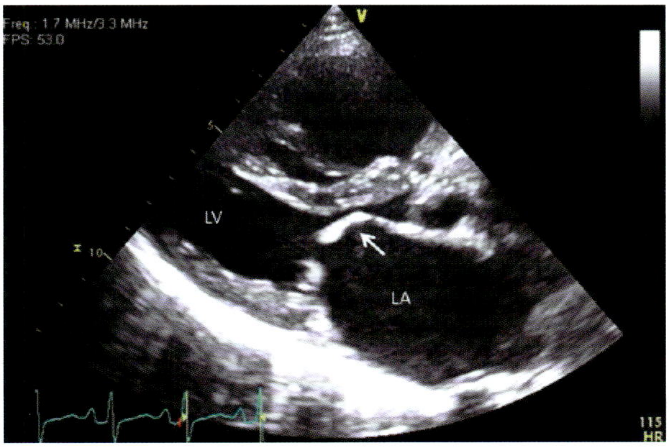

图 3.1　胸骨旁长轴二尖瓣狭窄。箭头示经典的“曲棍球棍”形状的二尖瓣前叶。注意左心房是扩张的。LA，左心房；LV，左心室

重要。目前由美国超声心动图学会（American Society of Echocardiography，ASE）和欧洲心血管成像协会（European Association of Cardiovascular Imaging，EACVI）发表的共识建议房颤患者需测量至少五个心动周期[3]。舒张功能的评估也相当重要，因为高达70% 射血分数保留的心力衰竭（heart failure with a preserved ejection fraction，HFpEF）患者有房颤病史[4]。二尖瓣血流是评估舒张功能障碍的重要指标，但在房颤时，心房收缩功能丧失，因此不能形成**跨二尖瓣血流 A 峰（二尖瓣舒张末期血流）**（图 3.2）以及**肺 Ar 波（肺静脉逆流）**，这些指标不能用于评价舒张功能。因此研究者提出了不同的参数——**E/e′ 比值**（图 3.2），E/e′ 比值已被证明能准确估计房颤患者的左心室充盈压，并广泛应用于临床实践[5]。2015 年 ASE/EACVI[3] 提出，**左心房容积**（*译者注：原文为右心房容积，译者认为应该为左心房容积*）也应该评估，并且是一项关键措施。

管理

超声心动图在房颤的管理中发挥共同决策的作用（图 3.3）。在重症监护室血流动力学稳定的患者，首选控制心室率；控制心室率有许多好处，然而这种方法常常未得到充分利用。

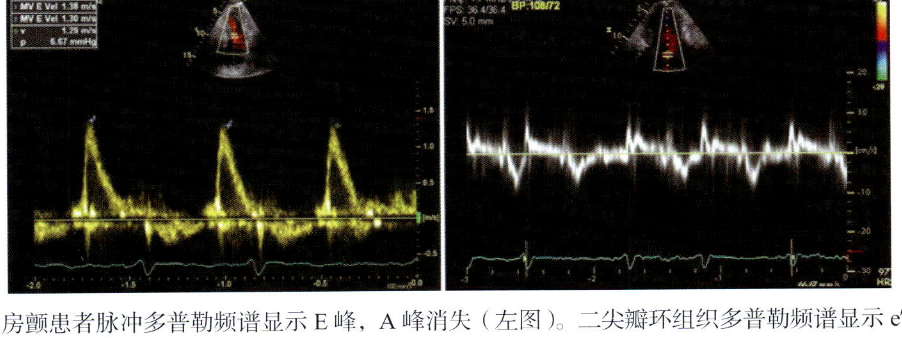

图 3.2　房颤患者脉冲多普勒频谱显示 E 峰，A 峰消失（左图）。二尖瓣环组织多普勒频谱显示 e′ 速度＝0.08 m/s。E/e′ 为 16，提示左心室充盈压升高（右图）

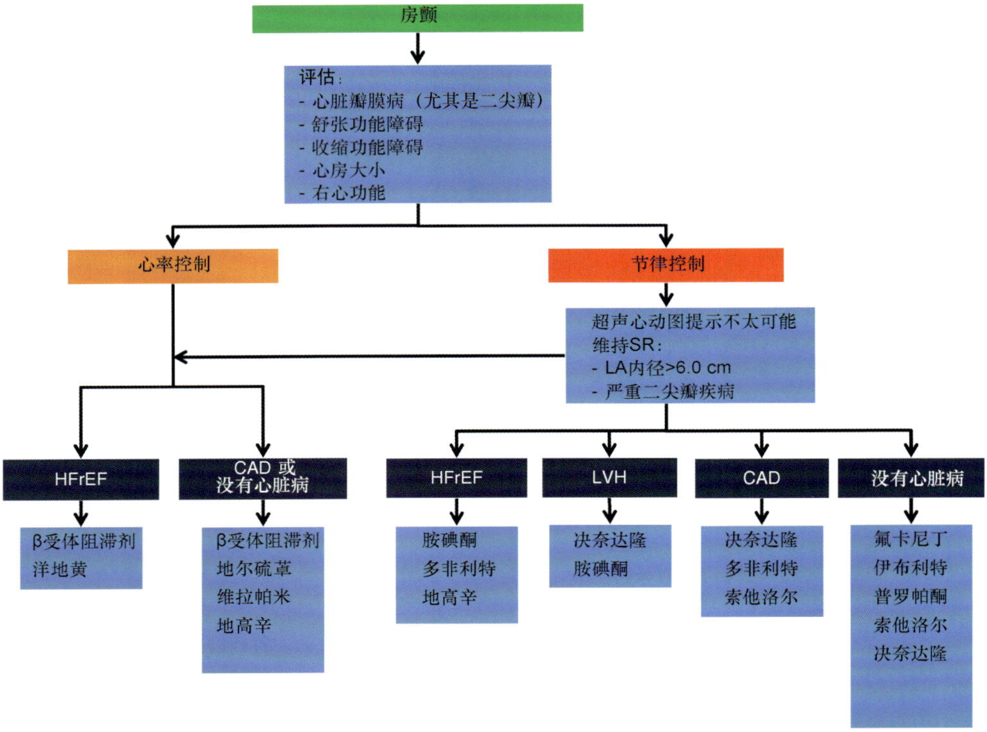

图 3.3　房颤的处理。SR，窦性心律；HFrEF，射血分数降低的心力衰竭；CAD，冠状动脉疾病；LVH，左心室肥厚；LA，左心房

心率控制

在 EF 降低的房颤患者中，β 受体阻滞剂或地高辛是控制心率的首选药物。值得注意的是，不应单独使用地高辛[6]。在紧急情况下，如危重患者和左心室收缩功能严重受损的患者，静脉注射胺碘酮已被证明是合理有效的[7]。

节律控制

超声心动图有助于抗心律失常药物和候选药物的选择。

首先，评估左心房的大小是至关重要的，因为左心房扩大（定义为左心房容积指数＞34 ml/m^2）将降低长期维持窦性心律的概率，严重的心房扩大＞60 mm 的患者不能维持窦性心律的风险高[8]。在这些患者中，实现窦性心律的目标可能不可行，转复节律并不是最好的选择。其次，检查先前患者处于窦性心律（如果有的话）时的超声心动图，会显示出心房对左心室充盈的相对贡献。**有相对高大 A 峰**的患者，左心房收缩对左心室充盈的贡献更大，这些患者可从节律控制中获得血流动力学益处。

超声心动图在指导抗心律失常药物选择方面是非常重要的。在 **EF 降低**的患者中，多非利特和胺碘酮是唯一被批准的药物选择。重要的是，Ⅰ类抗心律失常药物和决奈达隆在缺血性或结构性心脏病患者中存在使用禁忌，因为会导致室性心律失常和增加死亡[9]。如果发现左心室肥厚（**室间隔厚度＞1.4 cm**），应避免使用Ⅰ类和Ⅲ类抗心律失常药物，首选胺碘酮。虽然在这类人群中没有广泛的研究，但据报道决奈达隆是一个合理的选择[10]。那些没有潜在结构性心脏病的患者有最多的抗心律失常药物选择，首选Ⅰc 类或Ⅲ类抗心律失常药物（特别是索他洛尔和多非利特）。

抗凝治疗

超声心动图除了有助于控制心率或节律外，还可以协助抗凝的临床决策，减少复律血栓栓塞并发症和加强血栓栓塞风险分层。

在心脏复律前，TEE 是关键的检查，能非常好地、准确地识别并描述左心耳（left atrial appendage，LAA）血栓（图 3.4）[11]。TEE 检查发现血栓是直流心脏复律的绝对禁忌证。超声心动图还可以检测**自发性回声显影（spontaneous echo contrast，SEC）**，被认为是血栓形成的很强的危险因素，通常是血栓形成的前兆[12]。指南中并未涉及关于无血栓的 SEC 患者是否可以安全地进行心脏复律，这方面的临床实践也各不相同。TEE 还可以评估与血栓栓塞相关的其他因素，特别是 **LAA 流速降低**[13]（小于 20 cm/s）和复杂的主动脉粥样硬化斑块[14]。进行血栓栓塞风险分层时，超声心动图既往仅限于检测出 LVEF 的下降，使得 CHA_2DS_2-VASc 评分增加 1 分。虽然有新的研究表明，其他超声心动图指标也可以进一步提示 LAA 血栓的可能性[15-16]，但这些指标目前在临床上并未得到广泛的应用。最后，必须认识到，依据 CHA_2DS_2-VASc 评分制定的房颤抗凝策略不适用于心脏瓣膜病。瓣膜病性房颤多与风湿性二尖瓣狭窄、机械或生物心脏瓣膜置换、二尖瓣修复等相关，这些患者通常都需要抗凝，而 CHA_2DS_2-VASc 评分并不适用。

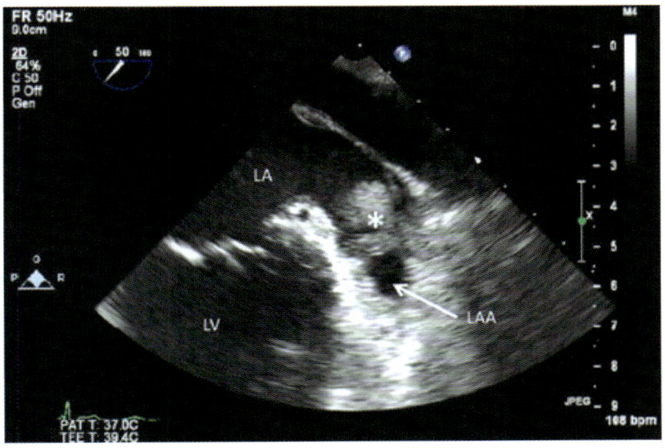

图 3.4　经食管超声心动图上左心耳（LAA）内团块状致密回声为 LAA 血栓（标记为星号）。LA，左心房；LAA，左心耳；LV，左心室

心搏骤停

心搏骤停管理是依据高级心脏生命支持流程（Advanced Cardiac Life Support Algorithms，ACLS），虽然超声心动图没有明确的作用（目前），但它在早期识别诱因方面发挥关键作用，从而提高获得良好预后的可能性（表 3.2）。

心搏骤停时

在复苏过程中，完善超声心动图的主要优点是能够快速和实时地评估是否存在**自主心脏运动**，并识别可逆原因，以帮助缩小鉴别诊断范围。在心搏骤停情况下进行超声心动图是一项具有挑战性的工作，需要丰富的技能和专业知识，应该在不干扰胸外按压和 ACLS 的前提下有针对性地执行这项操作。深度和增益的设置应预先优化。剑突下是首选切面，因通常能得到最有用的切面，且中断 ACLS 的时间最短。建议利用 10 s 检查脉搏时间进行有重点的超声心动图检查[17]。自主心脏运动不恢复，提示患者

表 3.2 心搏骤停的病因及其相应的超声心动图特征。RV，右心室；RA，右心房；LV，左心室；IVC，下腔静脉

病因学	超声心动图特征
心脏压塞	心脏摆动
	右心室舒张期塌陷
	假性二尖瓣前叶收缩期前移
	下腔静脉增宽，动度减低
心肌缺血	室壁节段性运动异常
	二尖瓣乳头肌断裂
	室间隔缺损
	游离壁破裂
肺栓塞	右心室扩张（特别是与左心室相比）
	右心房扩张
	室间隔平坦
	右心室运动减低
低血容量	心腔小，左心室高动力
	收缩末期心腔闭塞（“接吻”的肌小梁）
	心室收缩力增强
	扁平塌陷的下腔静脉

最终生存的可能性很低，可以协助决定终止复苏[18]。在发生无脉电活动的情况下，超声心动图也特别有价值，可以帮助区分假性无脉电活动（存在自主心脏运动，但大动脉搏动弱）与真正的无脉电活动[19]。

超声心动图还可以评估可逆原因，特别是心脏压塞、冠状动脉疾病、肺栓塞和低血容量。

- 心脏压塞（图 3.5）。
- 影响血流动力学的心包积液的超声心动图表现包括**心脏摆动、右心室舒张期塌陷、假性二尖瓣收缩期前移、下腔静脉增宽**（整个呼吸周期）。应该注意的是，心脏压塞是一种临床诊断，超声心动图特征可能有助于诊断，但不能单独直接诊断。
- 冠状动脉疾病引起的心脏缺血。
- 超声心动图可显示**室壁节段性运动异常**，这可能是由于既往的心肌梗死或新发生的心肌缺血。除了检测潜在的心肌缺血，它还可以及时识别心肌梗死并发症（二尖瓣乳头肌断裂，室间隔缺损，游离壁破裂）引起的血流动力学不稳定和心搏骤停。
- 肺栓塞。
- 导致心搏骤停的肺栓塞一般都是大的、严重的栓塞。通常会看到**右心室扩大**（特别是与左心室相比），并伴随着**右心房扩大**（图 3.6）。此外，还会出现室间隔平坦伴有**右心室运动减低**；在某些情况下会观察到 McConnell 征（游离壁中段运动减低，而心尖室壁的收缩力增强）。
- 低血容量。
- 许多超声心动图参数能提示低血容量，尤其对于危重患者，其中包括心腔小，

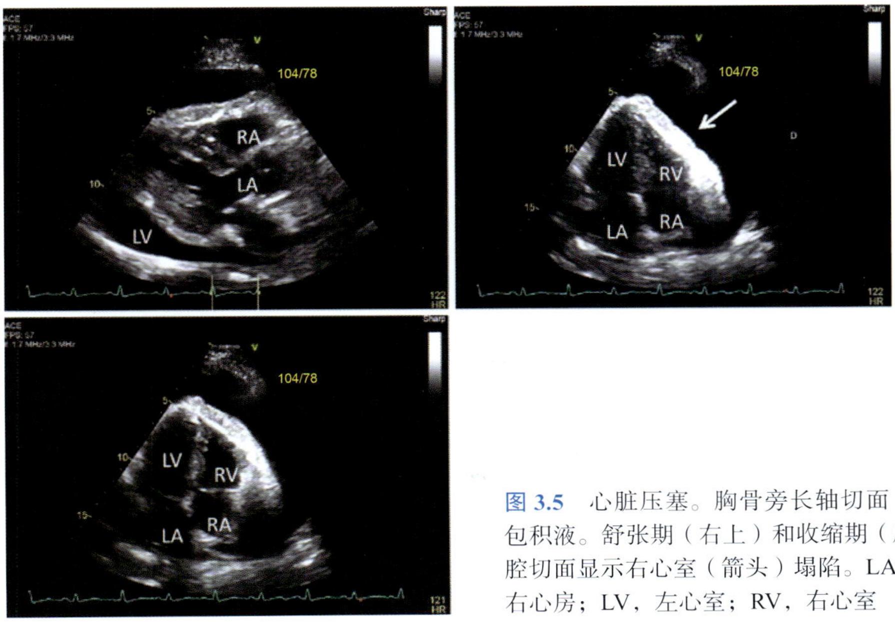

图 3.5　心脏压塞。胸骨旁长轴切面（左上）显示心包积液。舒张期（右上）和收缩期（底部）的心尖四腔切面显示右心室（箭头）塌陷。LA，左心房；RA，右心房；LV，左心室；RV，右心室

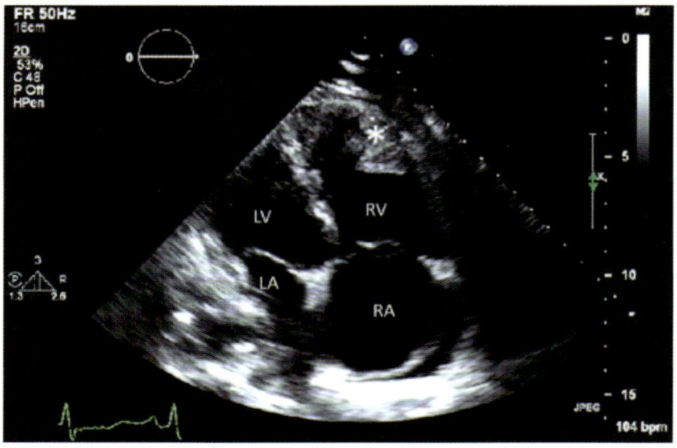

图 3.6　心尖四腔切面显示肺栓塞和右心室血栓时右心房和心室扩大。星号显示右心室血栓。LA，左心房；RA，右心房；LV，左心室；RV，右心室

左心室高动力，**收缩末期心腔闭塞**（“对吻”的肌小梁）以及**心室收缩力增强**。虽然在心搏骤停时评估下腔静脉存在困难，但**扁平塌陷的下腔静脉**意味着患者可能存在低血容量。

复苏后

恢复自主循环后，超声心动图有助于进一步确定心搏骤停的原因，并可指导血流动力学支持（例如血管升压药）[20]。复苏成功后，应进行 12 导联心电图检查以确定心肌缺血或传导阻滞。然而因为许多患者将有急性缺血再灌注综合征，所以复苏后的心电图变化可能很难解释。超声心动图可以弥补这一缺陷：**发现左心室功能障碍或室壁节段运动异常**有助于识别哪些人应该立即进行急诊冠脉造影。三分之一的患者出现心搏骤停后心肌功能障碍，可以观察到各种模式，包括室壁运动弥漫性减低（17.2%）、室壁节段运动异常（13.4%）和应激性心肌病（4.8%，图 3.7）[21]。早期超声心动图检查可以量化心肌功能障碍的程度，并有助于确定是否需要血管升压药或强心药，以最大限度地提高心排血量和心肌灌注。

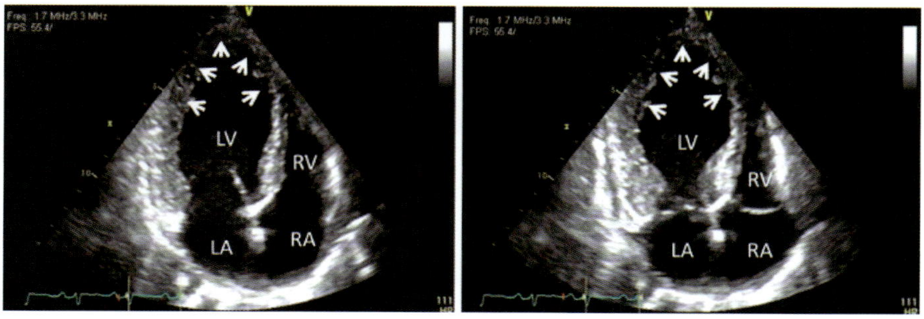

图 3.7　心尖四腔切面显示应激性心肌病在收缩期（左）和舒张期（右）的图像。箭头表示左心室壁气球样改变。LA，左心房；RA，右心房；LV，左心室；RV，右心室

室性心动过速

室性心动过速（ventricular tachycardia，VT）发生在一系列有 / 没有结构性心脏病的个体中。VT 是室性早搏（premature ventricular complexes，PVCs）、单形性室性心动过速（monomorphic ventricular tachycardia,MVT）和多形性室性心动过速（polymorphic ventricular tachycardia，PVT）的总称。超声心动图在 VT 评估中起着关键作用，它可以识别结构性心脏病，评估潜在病因，如瘢痕和假腱索，并指导治疗。在 VT 患者的治疗中，尽管其他成像方式（如心脏 MRI 或核素显像）的应用有显著的增长和临床价值，但是超声心动图仍然是必不可少的，因为它容易获得且成本较低。因此，它仍然是一种重要的一线成像方式，也是所有患者都应考虑的选择。

流出道（特发性）室性心动过速

流出道 VT（outflow tract VT，OV-VT）在 CCU 很常见，并且往往只发生在那些没有任何结构性心脏病的患者中。最常见的起源部位是左、右心室流出道（分别为 left out flow tracts，LVOT 和 right out flow tracts，RVOT），其中右侧更常见（60% ～ 80%）。其他 OV-VT 的起源包括肺动脉瓣[22]、主动脉的 Valsalva 窦[23]、His 束附近[24]以及心室心外膜[25]。尽管体表心电图有许多特定的细微差别，其中许多超出了本章的范畴[26]，但一些基本的特征是值得关注的，这些特征可以指导这些患者的超声心动图。首先，任何起源于 LVOT 和 RVOT 的 VT 都会有向下的电轴，定义为 Ⅱ、Ⅲ、aVF 导联的 QRS 波具有高的正向 R 波，并且在 aVR 和 aVL 导联中具有负向的 QS 复合波。如果是 RVOT 来源，则心电图通常在 V4 及之后导联（除了下壁导联）呈现 R 波移行的 LBBB 图形，而 LVOT 来源通常在 V3 及之前导联上呈现 R 波移行的 RBBB 图形。

虽然大多数 OV-VT 倾向于“良性”，但有一些结构性心脏病的 VT 与此类似，需要排除和评估。一个完全正常的超声心动图结果说明 OV-VT 的潜在机制很可能是自主触发。这是十分有价值的信息，因为它提示无需进一步评估结构性心脏病，也无需考虑植入心脏除颤器。因此，患者的管理应侧重于明确潜在的诱发因素，特别是通过调整血管升压药（如果患者正在使用）来减少过量的儿茶酚胺。

另一方面，如果超声心动图显示**左心室或右心室功能降低**，通常不支持特发性 VT，应关注这种结构改变。对潜在致心律失常性右室心肌病（arrhythmogenic right ventricular cardiomyopathy，ARVC）的评价是至关重要的，因为它的典型表现为 RVOT 来源室性心动过速，是一个很“危险”的容易漏诊的情况。在 ARVC（图 3.8）的诊断标准中（Task Force Criteria），超声心动图通过识别右心室功能和结构的改变发挥关键作用[27]。ARVC 的特征是：**局部和弥漫的右心室扩张，右心室流入道、流出道和长轴内径增加**。重要的是，应观察整个右心室区域；因为无论是否存在舒张和收缩功能异常，局部室壁运动异常的存在是诊断 ARVC 的先决条件。**右心室面积变化分数**已被证

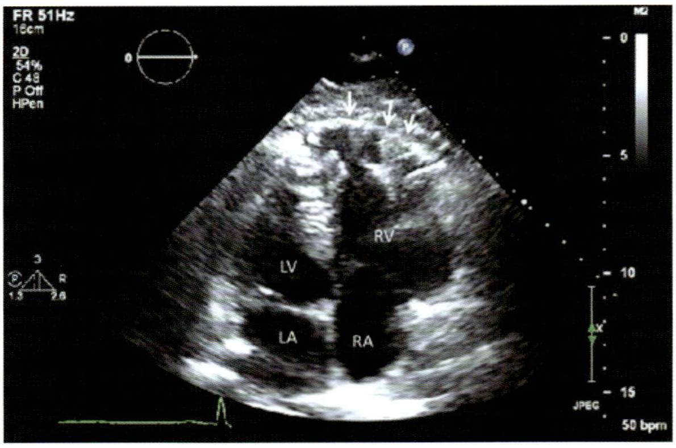

图 3.8　心尖四腔切面显示致心律失常性右室心肌病。注意右心室扩张与累及右心室心尖部的发达的肌小梁和膨出部分（高亮箭头）。LA，左心房；RA，右心房；LV，左心室；RV，右心室

明是一个能有效反映整个右心室功能的参数；ARVC 患者与正常人相比，该值明显减小[28]。然而，因为其位于胸骨后，且几何形状复杂不规则，完整和准确的右心室评价可能很困难，目前心脏 MRI 在右心室评价中的地位逐渐上升[27]。如果右心室图像的对比度较差，心脏 MRI 可以更好地识别右心室游离壁，并能够更好地进行室壁运动分析。尽管如此，超声心动图仍然起着决定性的初筛作用，因为心脏 MRI 资源是有限的，并且容易出现假阳性，特别是如果过度依赖于心肌内的脂肪检测和室壁变薄。此外，MRI 价格昂贵（特别是用于连续评价），而且还有许多患者有心脏植入电子设备，限制了 MRI 的使用。

另一个需要考虑的容易漏诊的疾病是心脏结节病。心脏结节病患者疾病晚期的超声心动图表现往往更容易识别，但早期病变往往是局灶的和片状的[29]。**室间隔变薄（特别是基底段）**是观察到的最典型的特征（图 3.9）[30]。室壁节段运动异常或心肌变薄呈现非冠脉分布是心脏结节病的一个潜在的线索。

最后，急性心肌炎是另一个少见的能引起 OV-VT 的因素，超声心动图有助于诊断，但通常不能直接诊断，其典型的表现是**严重的室壁运动弥漫性减低（厚度正常）和舒张期充盈障碍**；然而，局灶性的心肌炎也可能会产生局部的变化。心肌炎也可能引发 LVOT 的 VT，但相关报道较少。

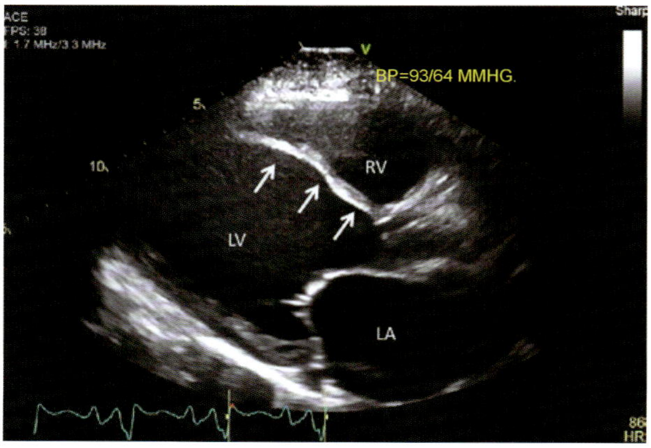

图 3.9　胸骨旁长轴切面显示心脏结节病。注意左心室扩大、室间隔变薄（箭头）。LA 左心房，LV 左心室，RV 右心室

调节束室性心动过速

在没有结构性心脏病的患者中，右心室的调节束可能是室性心律失常的来源（图 3.10）。它是一种包含右心室浦肯野纤维的肌肉结构，连接前乳头肌和右心室游离壁。调节束来源的室性心律失常包括 MVT 和特发性心室颤动。调节束来源的 VT 倾向于 LBBB 形态，额面电轴向左上偏，胸导联 QRS 波急剧下降，QRS 宽度较窄[31]。根据其在右心室的位置，超声心动图通常很容易检测到调节束，是一种厚的致密回声结构。

单形性室性心动过速

MVT 主要发生在结构性心脏病患者中，大多数是由心室瘢痕周围的折返引起的。

病因学

超声心动图是帮助识别潜在引起心律失常病变的关键方法。MVT 的病因大致可分为缺血性（冠状动脉疾病）和非缺血性，其中以冠脉疾病最多。虽然 MVT 可能发生在心肌梗死的急性期，但这种情况并不常见，大多数发作发生在亚急性期和慢性期，研究显示中位时间为 3 年。有趣的是，引起心律失常的病变发展可能受急诊再灌注治疗方式的影响，早期再灌注治疗的患者可能有较小和“斑片状”的心肌梗死瘢痕。像 OT-VT 一样，了解体表心电图可以使超声心动图更有针对性且更有效，并证实最初怀疑的 VT 起源。在 MVT 中，QRS 持续时间受 VT 起源与室间隔距离的影响。心肌梗死后 VT 一般来自左心室或室间隔，表现为 RBBB 的 VT 通常起源于左心室，而具有 LBBB 的 VT 则起源于室间隔或其周围心肌。在心电图上出现 QS 波形的导联位置是超声心动图重点关注的区域。超声心动图也可用于评价 LVEF 和识别**室壁运动异常区域**、**心肌变薄**的区域和可能形成**室壁瘤**的位置。**心肌瘢痕组织**可定义为舒张末期室壁厚度 < 6 mm 的变薄心肌，它通常比正常心肌回声更强，**超声背散射信号**的强度更高。局部

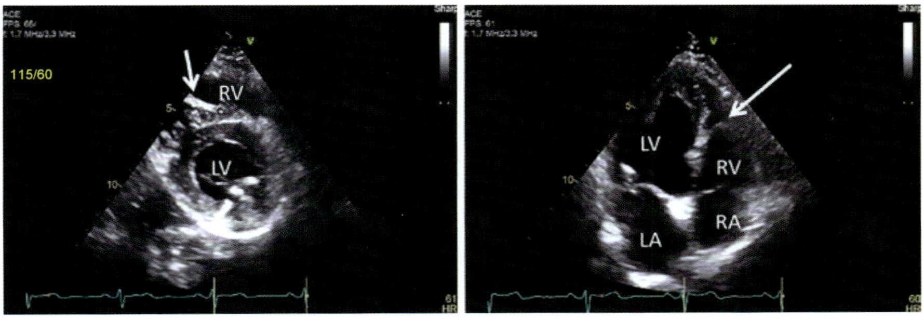

图 3.10　在短轴（左）和四腔切面（右）上检测到调节束（箭头）。LA，左心房；RA，右心房；LV，左心室；RV，右心室

收缩功能尤其是不运动或运动障碍，与透壁心肌梗死瘢痕组织有关，而收缩功能保留或轻度运动减低被认为是正常的[32]。更先进的技术，如左心室应变、应变率和扭转已被用来评价瘢痕，但在重症监护室可能不可行[33]。虽然超声心动图是一种有用的一线工具，但要注意的是，它在确定透壁梗死范围、心肌内瘢痕位置方面具有局限性。

有很多非缺血疾病需要鉴别，因此超声心动图在识别特征性改变，进而确定潜在病因方面起着关键作用。针对不同病因，有许多特征性的超声心动图描述，这超出了本章的范围；然而，有一些关键和独特的特征，值得特别注意（图 3.11）。

管理

超声心动图除了指导风险评价外，还可以帮助制订和改进诊疗策略，特别是消融手术（图 3.12）。如果使用抗心律失常药物，必须了解患者的 EF。如果 EF < 40%，利多卡因或胺碘酮是最好的选择。若 EF > 40% 还可以使用其他药物，如普鲁卡因胺和索他洛尔。但需警告 I c 类药物禁用于冠状动脉疾病患者。发现血栓（活动性或附壁）是消融的禁忌证。此外，血栓的存在与发生全身栓塞的风险有关，提示抗栓治疗的必要性。血栓通常会在心尖处观察到，但由于成像可能因为切面缩短和近场环形伪像的影响，在超声心动图上显示左心室心尖可能很困难。在这种情况下，降低深度和增加

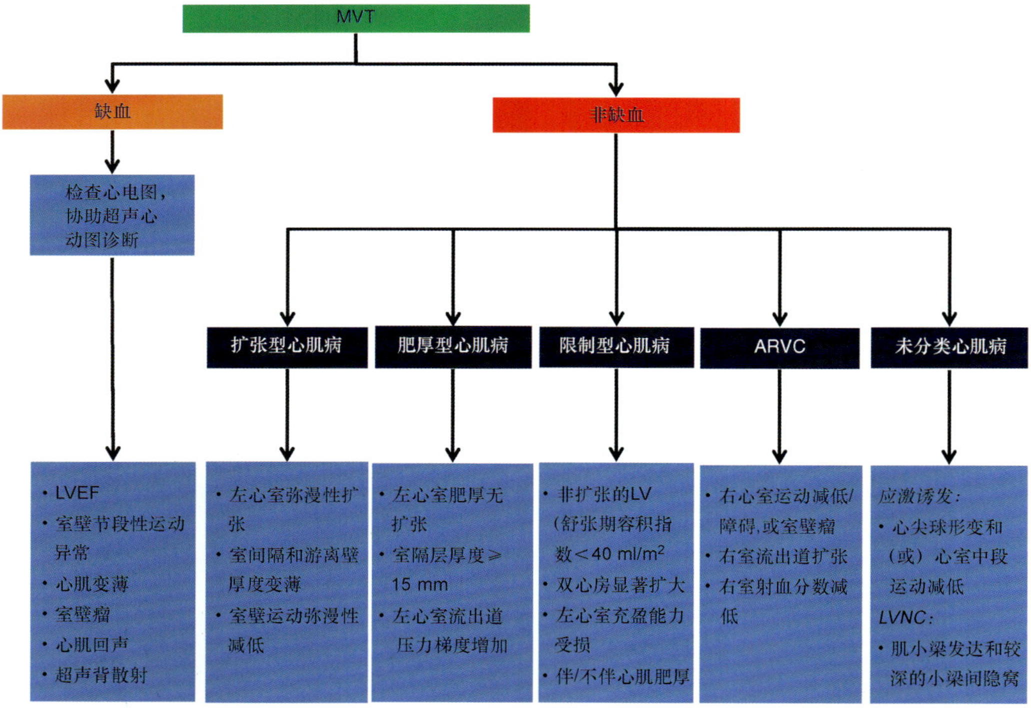

图 3.11　单形性室性心动过速（MVT）不同病因的超声心动图特征。LV，左心室；ARVC，致心律失常性右室心肌病；LVNC，左心室心肌致密化不全

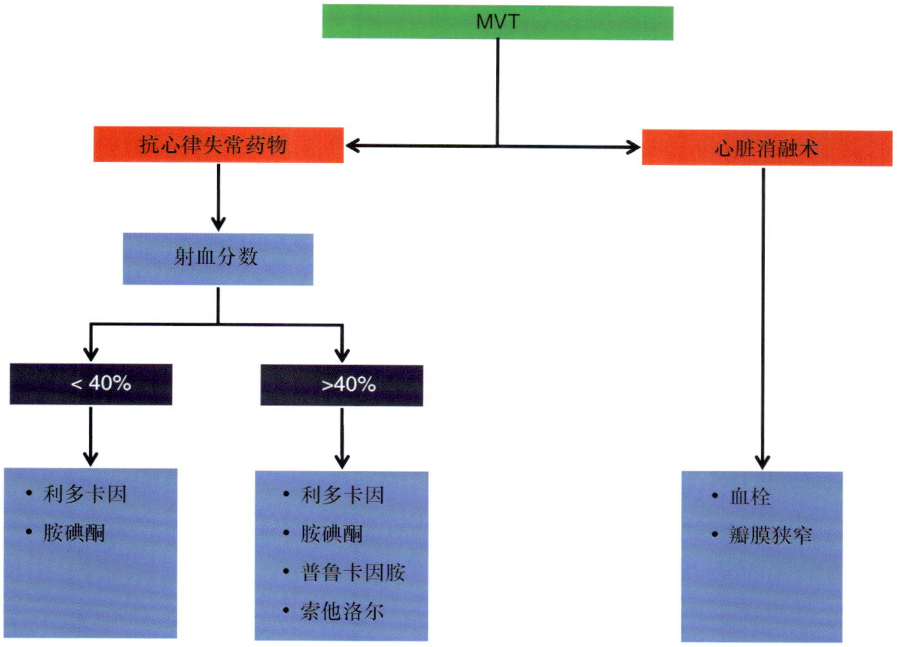

图 3.12　超声心动图在 MVT 患者管理和风险评价中的作用

探头频率可能会有所帮助。此外，造影剂可以使心尖完全显现，并能识别提示血栓的充盈缺损。主动脉瓣狭窄或钙化可能会影响经主动脉瓣逆行的消融途径，而使术者选择跨间隔途径。

多形性室性心动过速

PVT 患者中，超声心动图一般用来检测是否存在结构性心脏病，但很少被检测到。大多数 PVT 发生在 QT 延长的情况下和归于潜在的通道病变，例如长 QT 综合征和 Brugada 综合征。然而，PVT 可以发生在急性心肌缺血发作期间，通常与反复心肌缺血的症状或体征有关[34]。超声心动图在这些情况下是有价值的，因为它能够在心电图改变或症状加重之前，早期发现室壁节段运动异常。

然而整体而言，超声心动图对缺血检测具有较高的敏感性，但其特异性相对较低[35]。

左心室辅助装置

心律失常是左心室辅助装置（left ventricular assist device，LVAD）治疗最常见的不良反应之一，估计发生率为每人每年 4.66 个事件，其中大多数是室性心律失常[36-37]。在 LVAD 患者中，室性心律失常有多种潜在发生机制，超声心动图评价起着关键作用。

LVAD 作为一个连续流量泵，“抽吸事件”可引发心律失常[38-40]。这种情况下，左心室前负荷未达到最佳标准，左心室过度去负荷，导致心室腔塌陷，流入道的管道与室壁非正常直接接触，诱发室性心律失常。超声心动图在识别这种机制引起的心律失常方面至关重要，因为它能够显示流入管道的位置和方向是否合适的（甚至可以看到“抽吸”事件）。除了这些“抽吸”事件外，流入管道方向或位置的异常也会引起心律失常，特别是如果它在一个偏小的心室中成角，可以导致与室间隔接触[41]。在标准或改良的 2D 胸骨旁和心尖 TTE 切面上，可以充分显示经心尖植入的流入管道。流入管道应与二尖瓣瓣口对齐，进而获得正确对位，并显示从心室到装置的层流。湍流和多普勒血流速度升高提示流入管道受到血栓阻塞或左心室壁的间歇性阻塞[42]。

虽然已证明 LVAD 患者 VT 的主要病因是潜在心肌病变相关的瘢痕形成，而不是管道[43]，但流入管道周围心尖的瘢痕组织产生折返也是一个重要的原因[44-45]。超声心动图有助于鉴别这些疾病，因为它可以评估心肌病的进展或帮助检测新的 / 加重的瘢痕（如前所述）。值得注意的是，与流入管道相关的心尖部瘢痕 VT 患者往往存在 RBBB，胸导联移行晚，在 V3 ～ V5 导联之间，有特异性提示作用[44]。

缺血相关的室性期前收缩（早搏）

PVCs 是普遍存在的，许多 CCU 患者由于各种原因出现 PVCs 或非持续性 VT。通常，当这些情况频繁且持续存在时，人们担心潜在的缺血可能是这些室性心律的驱动因素。当在 PVCs/VT 时行超声心动图检查十分有用，如果发现室壁节段运动异常与体表心电图 PVC/VT 的出口部位相对应，提示 PVC/VT 与潜在的缺血有关。

中心静脉导管

中心静脉导管（central venous catheters，CVCs）是危重患者管理的一个关键要素，它为许多不同的疾病情况提供可靠的静脉通路，包括透析治疗、给药和（或）血流动力学监测。虽然存在许多不同类型的导管（隧道 / 非隧道式，单腔 / 多腔，透析导管和经外周静脉中心静脉导管），无论是在置管过程中，还是短期或长期使用中，室性心律失常是一种公认的并发症[46]。

虽然 CVC 尖端的最佳定位是一个有争议的话题[47]，但当 CVC 尖端位于右心时（无论意外或有意放置），由于其潜在的心脏相关并发症，令人担忧，因为导丝和（或）导管与心内膜表面的接触可引起心律失常。临床上怀疑 CVC 是心律失常的诱发原因时，超声心动图能起到重要作用，因为它可以直接观察到导管尖端的运动及其位置。因此，在重症监护病房中，有中心静脉通路的患者若反复发生心律失常，需考虑 CVC 尖端的原因，超声心动图可以在这方面有所帮助。

ICD 放电

在经历 ICD 放电，特别是反复 ICD 电击或电风暴的患者中，超声心动图可以评估新的、潜在的心律失常病因的发展和变化（见 MVT 部分）。许多患者存在已知的结构性心脏病和心律失常的诱因，如电解质失衡、心肌缺血、充血性心力衰竭恶化和不规律用药。虽然左心室电击对心功能的影响是有争议的，但越来越多的证据表明，它可以瞬间损害心脏功能和血流动力学，特别是在收缩功能障碍患者中。无论基线 LVEF 如何，左心室电击也会造成舒张功能的损害[48]。

缓慢性心律失常

有症状的心动过缓患者通常需要在重症监护室进行密切监测。超声心动图可以协助明确病因和指导潜在病因的确定。

窦房结功能障碍

重症监护病房患者出现窦房结功能障碍（sinus node dysfunction，SND）很少见，因为该疾病通常进展缓慢。大多数原发的 SND 是由于特发性退行性疾病，超声心动图可能显示没有任何明确的心肌异常，因此，它往往不是最初首选的辅助检查。然而，如果体格检查或体表心电图提示心肌缺血、浸润或炎症原因，超声心动图仍有一定的价值。急性心肌梗死，特别是前壁心肌梗死，可导致窦性停搏或窦性心动过缓。心肌病和浸润性疾病可由如肌强直性营养不良或 Friedreich 共济失调等罕见原因导致 SND。此外，静脉窦和继发孔型房间隔缺损可能与 SND 有关。

房室传导异常

房室传导阻滞是指由于传导系统的解剖或功能障碍，引起心房对心室冲动传导的延迟或中断。同样像 SND 一样，这些患者可能不太需要入住重症监护病房，但在更为严重的房室传导阻滞（Ⅱ度或Ⅲ度）的情况下，患者的症状可能随时变化，特别是在有合并症的情况下。在这些情况下，通过全面的病史采集和体格检查可能发现潜在的系统性疾病，超声心动图可以证实临床怀疑。对浸润性疾病和蜱虫接触（莱姆病）尤其重要。

完全性心脏阻滞是心脏结节病患者最常见的临床表现之一，尤其在年轻的患者中应特别考虑。它通常是由于**瘢痕组织**及肉芽肿累及**室间隔基底部**，或病变累及房室结动脉导致传导系统缺血。虽然超声心动图在检测早期疾病方面可能没有价值，但如果患者有更显著的心脏受累，就可以被检测到。

最后，莱姆病可由临床病史和滴度阳性提示，患者的超声心动图一般是正常的。但在某些情况下，超声心动图能提示进一步的心脏受累，特别是心包受累（表现为心包积液）。左心室功能障碍伴室壁节段运动异常可能提示莱姆病心肌炎[49]。

心脏导管消融术后

随着心脏导管消融技术的飞速发展，以及与抗心律失常药物相比对预后的改善效果，心脏导管消融的数量逐渐增加，特别是对 VT 等的复杂消融[50]。虽然导管消融术通常是成功的，但可能会发生急性心脏压塞，这是最常见的危及生命的并发症之一，发生率为 1.3%[51]，并与死亡的增加相关[52]。心脏压塞可以在手术过程中被监测到，如果发生，可以在电生理手术室置管。在拔出引流管之前，超声心动图可用于确保没有残留或新的液体积聚。然而，有新的证据表明在心脏压塞后早期拔除心包引流管（即在离开电生理手术室之前）似乎是安全有效的[53]。

总结

对心律失常患者来说，因其价格低廉，容易获得，且便携，并对患者造成的伤害最小，超声心动图的一个非常有用的工具和具有优势的成像方式。超声心动图能够方便、安全地对结构性心脏病进行解剖和功能评估，并能够识别潜在的致心律失常病变位置。此外，它还可以协助医生为心律失常患者制订医疗决策、指导预后和风险分层。

参考文献

1. Wren C, Campbell RW, Hunter S. Role of echocardiography in differential diagnosis of broad complex tachycardia. Br Heart J. 1985;54(2):166–72.
2. Kotecha D, Mohamed M, Shantsila E, Popescu BA, Steeds RP. Is echocardiography valid and reproducible in patients with atrial fibrillation? A systematic review. EP Europace. 2017:eux027.
3. Lang RM, Badano LP, Mor-Avi V, Afilalo J, Armstrong A, Ernande L, et al. Recommendations for cardiac chamber quantification by echocardiography in adults: an update from the American Society of Echocardiography and the European Association of Cardiovascular Imaging. Eur Heart J Cardiovasc Imaging. 2015;16(3):233–71.

4. Donal E, Lund LH, Oger E, Reynaud A, Schnell F, Persson H, et al. Value of exercise echocardiography in heart failure with preserved ejection fraction: a substudy from the KaRen study. Eur Heart J Cardiovasc Imaging. 2015;17(1):106–13.
5. Punjani S, Wu W-C, Cohen S, Sharma SC, Choudhary G. Echocardiographic indices of diastolic function relate to functional capacity and quality of life in ambulatory men with atrial fibrillation. J Am Soc Echocardiogr. 2011;24(5):533–40.e3.
6. Turakhia MP, Santangeli P, Winkelmayer WC, Xu X, Ullal AJ, Than CT, et al. Increased mortality associated with digoxin in contemporary patients with atrial fibrillation: findings from the TREAT-AF study. J Am Coll Cardiol. 2014;64(7):660–8.
7. Sleeswijk ME, Van Noord T, Tulleken JE, Ligtenberg JJ, Girbes AR, Zijlstra JG. Clinical review: treatment of new-onset atrial fibrillation in medical intensive care patients: a clinical framework. Crit Care. 2007;11(6):233.
8. Brodsky MA, Allen BJ, Capparelli EV, Luckett CR, Morton R, Henry WL. Factors determining maintenance of sinus rhythm after chronic atrial fibrillation with left atrial dilatation. Am J Cardiol. 1989;63(15):1065–8.
9. Køber L, Torp-Pedersen C, McMurray JJ, Gøtzsche O, Lévy S, Crijns H, et al. Increased mortality after dronedarone therapy for severe heart failure. N Engl J Med. 2008;358(25):2678–87.
10. Chung R, Houghtaling PL, Tchou M, Niebauer MJ, Lindsay BD, Tchou PJ, et al. Left ventricular hypertrophy and antiarrhythmic drugs in atrial fibrillation: impact on mortality. Pacing Clin Electrophysiol. 2014;37(10):1338–48.
11. Manning WJ, Weintraub RM, Waksmonski CA, Haering JM, Rooney PS, Maslow AD, et al. Accuracy of transesophageal echocardiography for identifying left atrial thrombi: a prospective, intraoperative study. Ann Intern Med. 1995;123(11):817–22.
12. Black IW, Hopkins AP, Lee LC, Walsh WF. Left atrial spontaneous echo contrast: a clinical and echocardiographic analysis. J Am Coll Cardiol. 1991;18(2):398–404.
13. Goldman ME, Pearce LA, Hart RG, Zabalgoitia M, Asinger RW, Safford R, et al. Pathophysiologic correlates of thromboembolism in nonvalvular atrial fibrillation: I. Reduced flow velocity in the left atrial appendage (The Stroke Prevention in Atrial Fibrillation [SPAF-III] study). J Am Soc Echocardiogr. 1999;12(12):1080–7.
14. Celeste F, Muratori M, Mapelli M, Pepi M. The evolving role and use of echocardiography in the evaluation of cardiac source of embolism. J Cardiovasc Echogr. 2017;27(2):33.
15. Ayirala S, Kumar S, O'Sullivan DM, Silverman DI. Echocardiographic predictors of left atrial appendage thrombus formation. J Am Soc Echocardiogr. 2011;24(5):499–505.
16. Ono K, Iwama M, Kawasaki M, Tanaka R, Watanabe T, Onishi N, et al. Motion of left atrial appendage as a determinant of thrombus formation in patients with a low CHADS2 score receiving warfarin for persistent nonvalvular atrial fibrillation. Cardiovasc Ultrasound. 2012;10(1):50.
17. Breitkreutz R, Walcher F, Ilper H, Seeger FH, Price S, Via G, et al. Focused echocardiography in life support: the subcostal window. Eur J Trauma Emerg Surg. 2009;35(4):347–56.
18. Tsou P-Y, Kurbedin J, Chen Y-S, Chou EH, Lee M-tG, Lee MC-H, et al. Accuracy of point-of-care focused echocardiography in predicting outcome of resuscitation in cardiac arrest patients: A systematic review and meta-analysis. Resuscitation. 2017;114:92–9.
19. Labovitz AJ, Noble VE, Bierig M, Goldstein SA, Jones R, Kort S, et al. Focused cardiac ultrasound in the emergent setting: a consensus statement of the American Society of Echocardiography and American College of Emergency Physicians. J Am Soc Echocardiogr. 2010;23(12):1225–30.
20. Stub D, Bernard S, Duffy SJ, Kaye DM. Post cardiac arrest syndrome. Circulation. 2011;123(13):1428–35.
21. Cha K-C, Hwang SO, Kim HI, Kim OH, Cha YS, Kim H, et al. Echocardiographic patterns of post-cardiac arrest myocardial dysfunction. Resuscitation. 2018;124:90–5.
22. Mulpuru SK, Konecny T, Madhavan M, Kapa S, Noseworthy PA, McLeod CJ, et al.

Atypical variants of right ventricular outflow arrhythmias. J Cardiovasc Electrophysiol. 2014;25(12):1321–7.
23. Ouyang F, Fotuhi P, Ho SY, Hebe J, Volkmer M, Goya M, et al. Repetitive monomorphic ventricular tachycardia originating from the aortic sinus cusp: electrocardiographic characterization for guiding catheter ablation. J Am Coll Cardiol. 2002;39(3):500–8.
24. Yamauchi Y, Aonuma K, Takahashi A, Sekiguchi Y, Hachiya H, Yokoyama Y, et al. Electrocardiographic characteristics of repetitive monomorphic right ventricular tachycardia originating near the His-bundle. J Cardiovasc Electrophysiol. 2005;16(10):1041–8.
25. Chun KR, Satomi K, Kuck KH, Ouyang F, Antz M. Left ventricular outflow tract tachycardia including ventricular tachycardia from the aortic cusps and epicardial ventricular tachycardia. Herz. 2007;32(3):226–32.
26. Padmanabhan D, Sugrue A, Gaba P, Asirvatham SJ. Outflow tract ventricular arrhythmias. Herzschrittmacherther Elektrophysiol. 2017;28(2):177–86.
27. Marcus FI, McKenna WJ, Sherrill D, Basso C, Bauce B, Bluemke DA, et al. Diagnosis of arrhythmogenic right ventricular cardiomyopathy/dysplasia: proposed modification of the Task Force Criteria. Eur Heart J. 2010;31(7):806–14.
28. te Riele ASJM, Tandri H, Sanborn DM, Bluemke DA. Noninvasive Multimodality Imaging in ARVD/C. J Am Coll Cardiol Img. 2015;8(5):597–611.
29. Mehta D, Lubitz SA, Frankel Z, Wisnivesky JP, Einstein AJ, Goldman M, et al. Cardiac involvement in patients with sarcoidosis: diagnostic and prognostic value of outpatient testing. Chest. 2008;133(6):1426–35.
30. Ayyala US, Nair AP, Padilla ML. Cardiac sarcoidosis. Clin Chest Med. 2008;29(3):493–508, ix.
31. Sadek MM, Benhayon D, Sureddi R, Chik W, Santangeli P, Supple GE, et al. Idiopathic ventricular arrhythmias originating from the moderator band: electrocardiographic characteristics and treatment by catheter ablation. Heart Rhythm. 2015;12(1):67–75.
32. Rösner A, Avenarius D, Malm S, Iqbal A, Bijnens B, Schirmer H. Severe regional myocardial dysfunction by stress echocardiography does not predict the presence of transmural scarring in chronic coronary artery disease. Eur Heart J Cardiovasc Imaging. 2015;16(10):1074–81.
33. Aarsæther E, Rösner A, Straumbotn E, Busund R. Peak longitudinal strain most accurately reflects myocardial segmental viability following acute myocardial infarction—an experimental study in open-chest pigs. Cardiovasc Ultrasound. 2012;10(1):23.
34. Wolfe CL, Nibley C, Bhandari A, Chatterjee K, Scheinman M. Polymorphous ventricular tachycardia associated with acute myocardial infarction. Circulation. 1991;84(4):1543–51.
35. Sabia P, Afrookteh A, Touchstone DA, Keller MW, Esquivel L, Kaul S. Value of regional wall motion abnormality in the emergency room diagnosis of acute myocardial infarction. A prospective study using two-dimensional echocardiography. Circulation. 1991;84(3 Suppl):I85–92.
36. Kirklin JK, Naftel DC, Kormos RL, Stevenson LW, Pagani FD, Miller MA, et al. Fifth INTERMACS annual report: risk factor analysis from more than 6,000 mechanical circulatory support patients. J Heart Lung Transplant. 2013;32(2):141–56.
37. Rosenbaum AN, Kremers WK, Duval S, Sakaguchi S, John R, Eckman PM. Arrhythmias in patients with cardiac implantable electrical devices after implantation of a left ventricular assist device. ASAIO J. 2016;62(3):274–80.
38. Vollkron M, Voitl P, Ta J, Wieselthaler G, Schima H. Suction events during left ventricular support and ventricular arrhythmias. J Heart Lung Transplant. 2007;26(8):819–25.
39. Andersen M, Videbæk R, Boesgaard S, Sander K, Hansen PB, Gustafsson F. Incidence of ventricular arrhythmias in patients on long-term support with a continuous-flow assist device (HeartMate II). J Heart Lung Transplant. 2009;28(7):733–5.
40. Reesink K, Dekker A, Van der Nagel T, Beghi C, Leonardi F, Botti P, et al. Suction due to left ventricular assist: implications for device control and management. Artif Organs.

2007;31(7):542–9.
41. Estep JD, Stainback RF, Little SH, Torre G, Zoghbi WA. The role of echocardiography and other imaging modalities in patients with left ventricular assist devices. J Am Coll Cardiol Cardiovasc Imaging. 2010;3(10):1049–64.
42. Stainback RF, Estep JD, Agler DA, Birks EJ, Bremer M, Hung J, et al. Echocardiography in the management of patients with left ventricular assist devices: recommendations from the American Society of Echocardiography. J Am Soc Echocardiogr. 2015;28(8):853–909.
43. Sacher F, Reichlin T, Zado ES, Field ME, Viles-Gonzalez JF, Peichl P, et al. Characteristics of ventricular tachycardia ablation in patients with continuous flow left ventricular assist devices. Circ Arrhythm Electrophysiol. 2015;8(3):592–7.
44. Moss JD, Flatley EE, Beaser AD, Shin JH, Nayak HM, Upadhyay GA, et al. Characterization of ventricular tachycardia after left ventricular assist device implantation as destination therapy: a single-center ablation experience. JACC Clin Electrophysiol. 2017;3(12):1412–24.
45. Pedretti S, Cipriani M, Bonacina E, Vargiu S, Ad VG, Frigerio M, et al. Refractory ventricular tachycardia caused by inflow cannula mechanical injury in a patient with left ventricular assist device: catheter ablation and pathological findings. J Arrhythmia. 2017;33(5):494–6.
46. Ng PK, Ault MJ, Ellrodt AG, Maldonado L. Peripherally inserted central catheters in general medicine. Mayo Clin Proc. 1997;72(3):225–33.
47. Vesely TM. Central venous catheter tip position: a continuing controversy. J Vasc Interv Radiol. 2003;14(5):527–34.
48. Toh N, Nishii N, Nakamura K, Tada T, Oe H, Nagase S, et al. Cardiac dysfunction and prolonged hemodynamic deterioration after implantable cardioverter-defibrillator shock in patients with systolic heart failure. Circ Arrhythm Electrophysiol. 2012;5(5):898–905.
49. Malawista M. Lyme carditis: cardiac abnormalities of Lyme disease. Ann Intern Med. 1980;93(Part 1):8–16.
50. Sapp JL, Wells GA, Parkash R, Stevenson WG, Blier L, Sarrazin JF, et al. Ventricular tachycardia ablation versus escalation of antiarrhythmic drugs. N Engl J Med. 2016;375(2):111–21.
51. Cappato R, Calkins H, Chen SA, Davies W, Iesaka Y, Kalman J, et al. Updated worldwide survey on the methods, efficacy, and safety of catheter ablation for human atrial fibrillation. Circ Arrhythm Electrophysiol. 2010;3(1):32–8.
52. Cappato R, Calkins H, Chen SA, Davies W, Iesaka Y, Kalman J, et al. Prevalence and causes of fatal outcome in catheter ablation of atrial fibrillation. J Am Coll Cardiol. 2009;53(19):1798–803.
53. Pedersen ME, Leo M, Kalla M, Malhotra A, Stone M, Wong K, et al. Management of tamponade complicating catheter ablation for atrial fibrillation: early removal of pericardial drains is safe and effective and reduces analgesic requirements and hospital stay compared to conventional delayed removal. JACC Clin Electrophysiol. 2017;3(4):367–73.

第 4 章
超声心动图在晕厥患者中的应用

Karthik Seetharam，Brandon W. Calenda，Farooq A. Chaudhry
山缨　译　杨涛　校

摘　要　晕厥是指一种短暂、突然发生而又能迅速恢复的意识丧失。本章节提供针对晕厥患者的检查流程。通过详细的病史询问和体格检查，可以在检查前预先判断心源性晕厥的可能性。虽然许多晕厥患者没有超声心动图检查指征，但当怀疑晕厥为心源性时，超声心动图是进行危险分层的一项很有价值的检查手段。经胸超声心动图（transthoracic echo，TTE）检查是一种快速明确结构性心脏病的有效方法。结构性心脏病的存在提示心源性晕厥的可能性大，并且这些患者比心脏结构正常的患者风险分层级别更高。

关键词　晕厥，心律失常，心肌病

引言

晕厥是一种短暂、突然发生而又能迅速恢复的意识丧失。在美国，晕厥约占急诊就诊量的 3% 和总入院量的 6%[1]，每年医疗费用接近二十亿美元[2]。虽然晕厥是一个常见医疗问题，但它实际是一种涵盖多种疾病的术语，诊断上经常面临挑战。因晕厥的原因没有“金标准”的检查方法，很多医疗机构缺乏标准化诊断方法[3]。

本章节提供针对晕厥的诊断框架。通过详细的病史询问和体格检查，可以在检查前预先判断心源性晕厥的可能性。虽然许多晕厥患者没有超声心动图检查指征，但当怀疑晕厥为心源性时，超声心动图是进行危险分层的一项很有价值的检查手段。经胸超声心动图（transthoracic echo，TTE）检查是一种快速明确结构性心脏病的有效方法。结构性心脏病的存在提示心源性晕厥的可能性大，并且这些患者比心脏结构正常的患者风险分层级别更高。

晕厥机制

晕厥可根据其潜在机制进行大致分类[4]，包括神经介导性晕厥、直立性晕厥和心源性晕厥（图 4.1）。通常，详细的病史询问和体格检查足以鉴别晕厥病因。当高度怀疑心源性晕厥时，应进行心电图和（或）超声心动图检查作进一步危险分层。

神经介导性晕厥

神经介导性晕厥或“反射性晕厥”占已知晕厥原因的 45%[5]。主要表现有恶心、面色潮红、出汗等前驱症状。在久站、情绪应激、排尿、咳嗽、吞咽，或颈动脉受刺激情况下发生。这是最常见的晕厥原因，与年龄、性别无关。神经介导性晕厥是因自主神经功能失调，导致副交感神经过度激活所致。它可表现为血管抑制反应（血管舒张，低血压）或心脏抑制反应（迷走介导心动过缓）。神经介导性晕厥也是反复晕厥的常见原因之一[6]。尽管如此，其预后还是很好的，致死率低[7]。这类晕厥一般不需要超声心动图评估或入院治疗。

直立性低血压

直立性低血压定义为伴随体位改变，血压下降且伴有症状[3]。与神经介导性和心源性晕厥相似，可以有很多原因造成[8]。它常出现于老年人在体位改变时，主要因年龄相关的自主神经系统退化所致。其他病理状态，如帕金森病、多系统萎缩、周围神经病和糖尿病都可因自主神经系统调节改变和失代偿引起直立性低血压。直立性低血压也可因多种药物引起，如利尿药、硝酸酯类药物、抗抑郁药物和抗精神病药物，这些

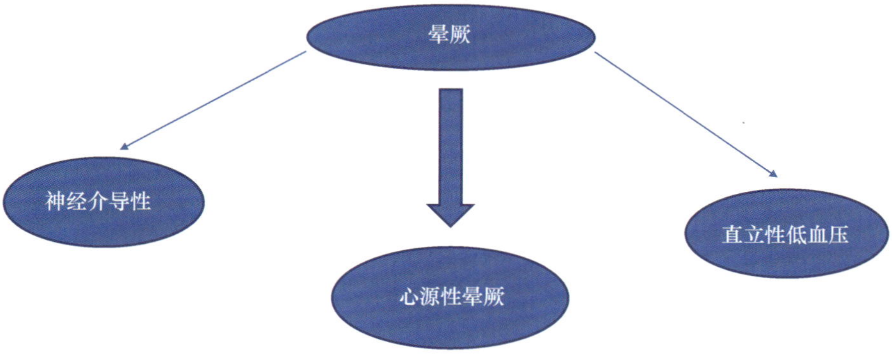

图 4.1　晕厥的机制

原因所致晕厥预后较好[9]。和神经介导性晕厥相似，诊断需要详细的病史和体格检查，不常规需要超声心动图评估，除非疑似同时存在结构性心脏疾病。

心源性晕厥

心脏疾病是重症监护中发生晕厥最常见的病因，约占因晕厥住重症监护病房患者的 80%[10]。明确诊断和及时的评估是否是心源性晕厥相当重要，因为与其他原因的晕厥相比较，心源性晕厥相关致死率和致残率较高[11]。心源性晕厥可大致分为心律失常相关或血流受梗阻相关（图 4.2）。

心脏节律异常

心律失常是心源性晕厥最常见的原因[3]。严重的节律紊乱由于心率骤然下降或增快，引起心排血量急剧减少，脑灌注降低而发生晕厥。在所有心律失常中，严重心动过缓和心搏停止最常见。心动过缓常见原因包括病态窦房结综合征、莫氏 Ⅱ 型阻滞和完全性房室传导阻滞[3]。心动过速（室性和室上性）是第二常见的导致心源性晕厥的心律失常[12]。药物，尤其是房室结阻滞剂、延长 QT 间期的抗心律失常药物是重要的致心律失常的原因[3]。心律失常相关晕厥被认为是心源性猝死的重要危险因素[13]。

血流梗阻

有晕厥表现的心脏梗阻性病变有潜在致死性，但通过 TTE 很容易明确诊断。比如，晕厥被认为是重度主动脉瓣狭窄患者的极高危症状。另外，其他常见疾病如心脏

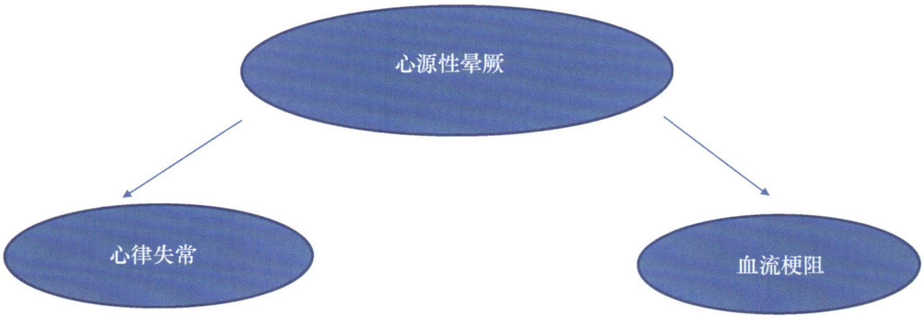

图 4.2　心源性晕厥的一般机制

压塞、肥厚型心肌病、二尖瓣狭窄和大面积肺栓塞，如果没有及时明确诊断和处理，都可能致死。具体情况见表 4.1。

表 4.1　高危心脏病变和相关超声改变

可能出现晕厥的结构性心脏病	相关超声表现
重度主动脉瓣狭窄	主动脉瓣钙化，开放受限，跨瓣流速加快
梗阻性肥厚型心肌病	左心室肥厚，左心室流出道流速加快，乳头肌异常，主动脉瓣提早关闭
心脏压塞	右心室舒张早期塌陷，右心房收缩期塌陷，室间隔矛盾运动，下腔静脉增宽
二尖瓣狭窄	二尖瓣叶增厚，呈穹窿样，跨瓣压差增大
大面积肺栓塞	右心室增大，功能障碍
冠状动脉起源异常	超声表现可能正常
严重肺动脉高压	高速的三尖瓣反流束，肺动脉扩张，肺动脉瓣提早关闭，肺动脉瓣舒张末期反流速度增加
致心律失常型右心室心肌病	右心室扩大，右心室壁活动异常

诊断：病史和体格检查

恰当详细的病史询问是将心源性晕厥从其他良性原因相关晕厥中鉴别出来的重要环节。心源性晕厥与神经源性晕厥或体位性晕厥的病史特点总结如表 4.2。

需要关注以下晕厥发生时的特点：前驱症状、用药、既往疾病史，以及恶性心律失常、结构性心脏病或猝死的家族史。许多心源性晕厥患者可以表现为在运动或平卧时出现意识丧失[14]，这些患者在事件发生前大多没有症状，仅部分患者可能在事件前

表 4.2　心源性晕厥与非心源性晕厥的鉴别点

提示心脏原因晕厥的特点	提示非心脏原因晕厥的特点
老年（大于 60 岁）	较年轻者
已知冠心病、心室功能下降或结构性心脏病	无已知心脏疾病
劳累或仰卧位晕厥	站立位晕厥或体位改变后晕厥
无或轻微前驱症状，通常有心悸	有恶心、潮热、出汗等前驱症状
有猝死家族史	可由疼痛、脱水、情绪应激、咳嗽、大笑、吞咽、排尿诱发
既往不超过 1 次的晕厥史	反复发作晕厥
心脏体格检查异常	心脏体格检查正常

有心悸[15]。如果病史中没有清晰提示有神经源性因素或体位改变所致晕厥，那就必须考虑心源性晕厥可能，尤其是老年患者。病史询问必须包括既往心脏病史，心脏手术史，心脏病家族史，用药史和其他合并症史。

通过体格检查，可以发现结构性心脏病的体征，如杂音、奔马律、颈静脉怒张、发绀或杵状指。

如何区分非心源性晕厥和心源性晕厥

人口学特征在心源性晕厥可能性判断中十分重要。心源性晕厥更多见于男性、60 岁以上[16]。如果有心脏病或先天性心脏病史者，晕厥可见发生于 50 岁以下。心源性晕厥患者通常没有反复晕厥病史，通常只有 1 ～ 2 次的发作史[16]。

非心源性晕厥患者通常比较年轻，不伴心脏病史。这些患者可以有反复发作晕厥史。晕厥多发生于站立位或在疼痛或情绪应激时发生，也可由躯体动作诱发，如咳嗽、大笑和排尿后。

心电图评估晕厥的价值

心电图对晕厥评估至关重要。对可疑心源性晕厥的患者应该第一时间进行心电图检查。它费用低，可及性好，重复性好，能发现心律失常的存在，并提供潜在结构性心脏病的线索。诊断心源性晕厥的金标准是症状发生和心电图记录到的心律失常存在相关性[17]。但是，部分患者心电图有心律失常却没有症状，如持续性心脏停搏（＞ 3 s）、快速性室上性心动过速（＞ 160 次 / 分，持续＞ 32 个）或室性心动过速[18]。这种情况同样支持心律失常性晕厥的诊断。但是，如果患者有晕厥表现而心电图正常，也不能排除心源性晕厥，这些患者需要持续性心电图监测。如果怀疑心源性晕厥，不管最初的心电图是否异常，超声心动图检查能提供有价值的预后信息。

超声心动图评估晕厥的价值

疑有心源性晕厥或结构性心脏病时，必须行 TTE 检查[16]。如果病史、体格检查和心电图能清晰指向非心源性晕厥，则无需超声心动图进一步评估（图 4.3）。但是，如果最初的评估无指向性且病史、体格检查或心电图特征提示有心源性晕厥可能时，超声心动图检查是合理的[16]。TTE 是一项非创伤性检查，风险低，相对费用也低，因

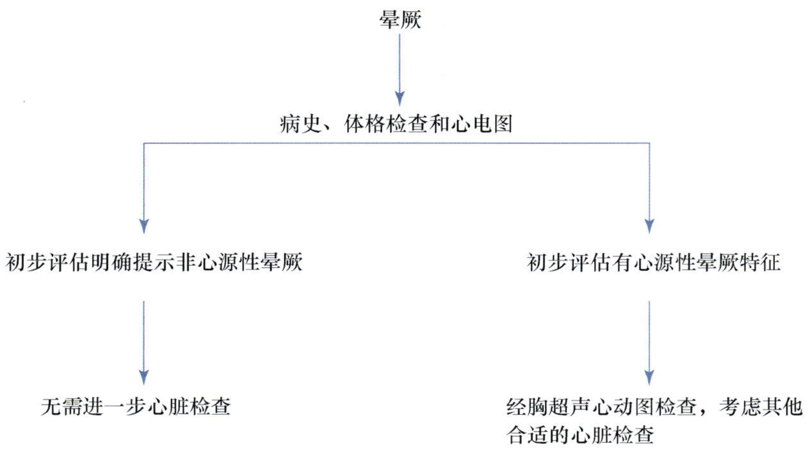

图 4.3　晕厥诊断流程

此它是一种诊断疑似心源性晕厥的重要方法。

特定情况下，超声心动图检查能给出最终诊断。例如重度主动脉瓣狭窄、心脏压塞、梗阻性肥厚型心肌病、二尖瓣狭窄或心房黏液瘤等，都可以通过 TTE 确诊。其他超声心动图表现，如左心室射血分数下降可以帮助判断预后，将在下文阐述。

超声心动图和晕厥危险分层

尽管超声心动图常常不能直接明确晕厥原因，但它仍是晕厥发作患者进行危险分层的重要工具。有左心室或右心室功能下降和（或）既往心肌梗死证据患者，短期或长期不良事件的风险高。初步心电图无异常患者，射血分数可作为心律失常的预测因素[19]。

定量评估晕厥风险是目前研究的一个方向。已有多种被验证的晕厥患者临床风险评分方法，但由于研究的异质性，研究无法进行互相比较[16]。目前纳入超声心动图指标的晕厥风险评分还未得到很好描述。

在晕厥伴已知肺栓塞的情况下，超声心动图检查有右心室扩大或功能障碍表现，能提供预后价值，可以协助判断是否需要行溶栓治疗。超声心动图是急性肺栓塞右心室功能影像的最佳评估检查[20]。对次大面积肺栓塞患者，若出现右心室功能障碍或右心室扩大，可以考虑给予溶栓治疗[20]。

需要入院治疗或延长观察期的高危特点

晕厥的 30 天死亡率低于 1%[20]。尽管整体预后良好，但是对晕厥患者进行危险分层有利于决定哪些患者能得益于更高级别的监护，包括住院或危重病房监护。

根据欧洲心脏病学会（European Society of Cardiology，ESC）和加拿大心血管学会（Canadian Cardiovascular Society，CCS）制定的指南，存在高危超声心动图特征的晕厥患者通常需要尽快住院进一步诊治[3, 21]。这些高危特点见表 4.3 和表 4.4。

表 4.3　欧洲心脏病学会心源性晕厥入院指南

严重结构性心脏病或冠心病
• 心力衰竭 • 射血分数下降 • 既往心肌梗死病史
提示心律失常相关性晕厥的临床特征
• 劳力性晕厥，仰卧位时晕厥，晕厥前有心悸 • 心源性猝死家族史 • 非持续性室性心动过速史
高危心电图表现
• 双分支传导阻滞（左束支传导阻滞或右束支传导阻滞合并左前分支阻滞） • QRS 间期延长 • 心电图提示预激，Brugada 特点 • 致心律失常型心室心肌病
其他重要合并症
• 严重贫血 • 电解质紊乱

表 4.4　加拿大心血管学会晕厥入院标准

主要危险因子（必须紧急住院心脏评估）
• 异常心电图（急性或陈旧性心肌梗死、心动过速、心动过缓、传导性疾病）
• 显著结构性心脏病或心律失常史
• 低血压（收缩压＜ 90 mmHg）
次要危险因子（可考虑紧急住院评估）
• 年龄＞ 60 岁
• 伴随呼吸困难
• 贫血
• 高血压
• 脑血管疾病
• 猝死家族史
• 仰卧位、运动中或无前驱症状的晕厥

领先的超声心动图在晕厥中的价值

运动负荷试验可考虑用于劳力性晕厥。但是，运动负荷超声心动图必须用于运动能预期提供比静息超声心动图更多信息的病例，比如可见心腔内血流动力学变化或流出道梗阻。

经食管超声心动图（transesophageal echocardiography，TEE）一般不用于晕厥患者的诊断评估中，除非存在特殊的结构异常，TEE 更能明确诊断。例如，TTE 不能明确的心房黏液瘤或二尖瓣病变等。

总结

心脏监护病房必须配置能快速进行超声心动图检查的设备，来处理可能的心源性晕厥患者。心源性晕厥有多个“不能漏诊”的致命病因，大部分可以经高质量 TTE 快速明确或除外。即使超声心动图不能明确晕厥的具体病因，是否存在高危特点有助于对患者进行危险分层，选择合适的监测和随访。

参考文献

1. Grubb BP, Karabin B. Syncope: evaluation and management in the geriatric patient. Clin Geriatr Med. 2012;28(4):717–28.
2. Grossman SA, Chiu D, Lipsitz L, Mottley JL, Shapiro NI. Can elderly patients without risk factors be discharged home when presenting to the emergency department with syncope? Arch Gerontol Geriatr. 2014;58(1):110–4.
3. The Task Force for the Diagnosis and Management of Syncope of the European Society of Cardiology (ESC). Guidelines for the diagnosis and management of syncope (version 2009). Eur Heart J. 2009;30(21):2631–71.
4. Brignole M, Hamdan MH. New concepts in the assessment of syncope. J Am Coll Cardiol. 2012;59(18):1583–91.
5. Mitro P, Kirsch P, Valocik G, Murin P. A prospective study of the standardized diagnostic evaluation of syncope. Europace. 2011;13(4):566–71.
6. Ruwald MH, Hansen ML, Lamberts M, et al. Comparison of incidence, predictors, and the impact of co-morbidity and polypharmacy on the risk of recurrent syncope in patients <85 versus >/=85 years of age. Am J Cardiol. 2013;112(10):1610–5.
7. D’Ascenzo F, Biondi-Zoccai G, Reed MJ, et al. Incidence, etiology and predictors of adverse outcomes in 43,315 patients presenting to the Emergency Department with syncope: an international meta-analysis. Int J Cardiol. 2013;167(1):57–62.
8. Freeman R, Wieling W, Axelrod FB, et al. Consensus statement on the definition of orthostatic hypotension, neurally mediated sncope and the postural tachycardia syndrome. Auton Neruosci. 2011;161(1–2):46–8.

9. van Dijk N, Quartieri F, Blanc JJ, et al. Effectiveness of physical counterpressure maneuvers in preventing vasovagal syncope the physical counterpressure manoeuvres trial (PC-Trial). J Am Coll Cardiol. 2006;48(8):1652–7.
10. Silverstein MD, Singer DE, Mulley AG, Thibault GE, Barnett GO. Patients with syncope admitted to medical intensive care units. JAMA. 1982;248(10):1185–9.
11. Soteriades ES, Evans JC, Larson MG, et al. Incidence and prognosis of syncope. N Engl J Med. 2002;347(12):878–85.
12. Davis S, Westby M, Pitcher D, Petkar S. Implantable loop recorders are cost-effective when used to investigate transient loss of consciousness which is either suspected to be arrhythmic or remains unexplained. Europace. 2012;14(3):402–9.
13. Bhat PK, Pantham G, Laskey S, Como JJ, Rosenbaum DS. Recognizing cardiac syncope in patients presenting to the emergency department with trauma. J Emerg Med. 2014;46(1):1–8.
14. Del Rosso A, Ungar A, Maggi R, et al. Clinical predictors of cardiac syncope at initial evaluation in patients referred urgently to a general hospital: the EGSYS score. Heart. 2008;94(12):1620–6.
15. Sule S, Palaniswamy C, Aronow WS, et al. Etiology of syncope in patients hospitalized with syncope and predictors of mortality and rehospitalization for syncope at 27-month follow-up. Clin Cardiol. 2011;34(1):35–8.
16. Writing Committee M, Shen WK, Sheldon RS, et al. 2017 ACC/AHA/HRS guideline for the evaluation and management of patients with syncope: executive summary: a report of the American College of Cardiology/American Heart Association Task Force on Clinical Practice Guidelines and the Heart Rhythm Society. Heart Rhythm. 2017;14(8):e218–54.
17. Krahn A, Klein G, Norris C, Yee R. The etiology of syncope in patients with negative tilt table and electrophysiologic testing. Circulation. 1995;92:1819–24.
18. Krahn AD, Klein GJ, Yee R, Skanes AC. Detection of asymptomatic arrhythmias in unexplained syncope. Am Heart J. 2004;148(2):326–32.
19. Sarasin FP, Junod AF, Carballo D, Slama S, Unger PF, Louis-Simonet M. Role of echocardiography in the evaluation of syncope: a prospective study. Heart. 2002;88(4):363–7.
20. Piazza G, Goldhaber SZ. Management of submassive pulmonary embolism. Circulation. 2010;122(11):1124–9.
21. Sheldon RS, Morillo CA, Krahn AD, et al. Standardized approaches to the investigation of syncope: Canadian Cardiovascular Society position paper. Can J Cardiol. 2011;27(2):246–53.

第 5 章
超声心动图在心搏骤停和复苏中的应用

Soheila Talebi，Edgar Argulian，Eyal Herzog
杨涛　译　山缨　校

摘　要　突发心搏骤停患者预后不良。通常施救者对患者既往病史缺乏了解，因此，心搏骤停处理都采用流程化方法。围复苏期超声心动图检查是一种宝贵的实时床边诊断工具，可以明确一些潜在可逆的、致心搏骤停的原因，其价值可相当于脉搏血氧仪或 ECG 监测。

关键词　心搏骤停，复苏，心律失常

引言

心搏骤停患者预后不良，能存活至出院的比例不足 12%[1]。由于医务人员通常对患者的既往病史缺乏了解，心搏骤停处理是流程化治疗。心搏骤停现场通常有许多聚集在患者周围的工作人员，包括医生、护士和技术人员。这使得对心搏骤停患者的医疗处理变得充满挑战：多名医务人员同时完成重要的任务。心搏骤停抢救组长要负责协调队员并确保依从指南流程处理。现行高级生命支持（advance life support，ALS）指南优先推荐胸外按压，在适当情况下，可间断进行除颤。复苏抢救同时，必须尽量发现并解决致心搏骤停的原因。早期明确诱发原因能增加良好结局的可能性。

原发电活动异常而导致心搏骤停的患者，治疗包括逆转电活动异常的复律、除颤或起搏治疗。相反，对于无脉电活动或心搏停止的患者，应立即排除和纠正潜在的可以逆转的原因，比如低氧、低体温和代谢紊乱等，这些都能够结合实验室检查结果床旁诊断。其他原因如严重的容量不足、心脏压塞、肺栓塞和冠状动脉血栓形成在初步评估时可能不太明显。此外，在紧张的复苏场景中，仅仅根据病史和体格检查来进行鉴别诊断可能无效或者不准确[1]。

超声心动图在心搏骤停患者中的作用

超声心动图是急诊和重症监护医务人员使用的最强大的诊断和监测工具之一。超声心动图机器（包括手持型设备）的可移动性和相对低廉的费用，使得超声心动图几乎可以在任何地方使用。专家们可以利用超声心动图，提供实时准确的心脏结构、功能以及血流动力学变化的评估，并且对患者没有损伤。如果患者的病情有任何变化或需要随访先前发现的异常情况，超声心动图可以简单、安全地重复操作，加快决策过程[2]。

尽管持续或进行性的血流动力学不稳定是超声心动图检查的 I 类适应证，但目前的 CPR 指南没有推荐超声心动图在心搏骤停患者中常规使用。正确应用和解读心血管超声可以诊断 / 排除某些导致心搏骤停的可逆原因，并指导挽救生命的治疗措施。目前，美国超声心动图学会指南建议对术中心搏骤停患者进行局部的、有针对性的食管超声心动图[1]，并且国际复苏委员会（International Liaison Committee on Resuscitation，ILCOR）指南建议如果正好有受过合格培训的专业人员在场，对非创伤性心搏骤停患者进行经食管超声心动图[3]。围复苏期超声心动图是一种宝贵的实时床旁诊断工具，能发现某些导致心搏骤停的潜在可逆原因，其价值可相当于脉搏血氧仪或 ECG。

心搏骤停时成像的挑战

心搏骤停时获取超声图像具有挑战性，必须尽量减少对心肺复苏（cardiopulmonary resuscitation，CPR）的干扰。影响图像采集的因素包括：仰卧位、正压通气、肺部损伤（气胸 / 纵隔气胸）、创伤（头、颈部和胸部）以及存在绳索 / 衣物和（或）引流管干扰图像识别。对危重患者，对超声心动图图像解读的时间有限，会进一步给检查者带来挑战[5]。

心搏骤停患者超声心动图检查的目标

在心搏骤停的场景中，全面的经胸超声心动图（transthoracic echocardiography，TTE）检查既没有必要也没有意义。过多耗时扫描会分散团队施行高质量 CPR，是有害的。相反，应进行即时聚焦性超声检查，以找到或排除心搏骤停原因为目标。血流动力学不稳定的患者，尽早和迅速发现诱发原因可能有助于制订治疗决策，并可能阻止其进展为完全性心搏骤停。对于心搏骤停的患者，检查者必须意识到 CPR 过程中不中断胸外按压的重要性。10 秒钟的脉搏检查时间是一个可以利用的时间窗口，由超声心动图方面经验丰富并接受过 ALS 培训的医务人员进行即时聚焦性超声心动图检查。考虑到可用的时间很短，早期规划至关重要。超声增益和深度设置必须预先调至合适水平。剑突下切面通常能得到最有用的切面，对 CPR 的干扰最少。但是，经验丰富的操作者，也可以在持续胸外按压时扫描其他切面（心尖部和胸骨旁）。对于检查者来说，在特定的情形下，能够通过心脏非标准切面获得最佳图像进行解读是至关重要的。聚焦性超声心动图的检查结果应传达给组长。虽然对心搏骤停患者常规运用超声心动图的获益尚不清楚，但我们认为，床旁超声心动图可以安全地纳入 CPR 诊疗流程中。

图 5.1 概括了心搏骤停时床旁 TTE 的作用。我们对心搏骤停患者在复苏时床旁行 TTE 的五项建议如下：

1. 获得超声心动图图像信息时不应中断复苏。

2. TTE 必须在 10 秒钟脉搏检查时完成。

3. 在生命支持诊疗过程中，聚焦性超声心动图评估的目的是改善复苏结局，而不是终止复苏。

4. 聚焦性超声心动图的检查结果应告知组长。

5. 图片信息必须存储以供复核。

图 5.2 是我们小组建议的在成人心搏骤停患者高级心脏生命支持（advanced cardiac life support，ACLS）时纳入床旁 TTE 检查的流程。

总结：经验丰富的检查者能通过床旁 TTE 提供高度相关的信息，特别是针对无脉电活动和心搏停止的患者[6-8]。

高级心脏生命支持中超声心动图的培训

在紧急情况下，推荐使用袖珍型成像设备进行初始快速筛查。微型化的超声心动图的技术和图像质量通常可以满足对心室功能、心包积液、胸腔积液以及可能的瓣膜病进行定性（而非定量）评估。由于经验丰富的超声心动图医师不是心搏骤停团队的标准成员，因此必须培训非心脏科医师进行床旁聚焦性超声心动图检查。

目前，在一些医院的重症监护室中，聚焦性超声被认为是对创伤性心搏骤停患者进行高级创伤生命支持的常规部分之一。为了保证检查者的基本水平，应该为想要在心搏骤停时使用超声心动图的临床医生提供培训。培训方案将指导检查者在 10 秒钟的脉搏检查时快速获取切面，最大程度地减少 CPR 的中断。个人能力和团队协作都可以通过认证过程进行正规评估。认证是出于以患者为中心的理念，这是急诊医学 / 重症医学的核心。认证必须仅限在特定情况下可能碰到的潜在临床问题。如果接受了适当的培训，围复苏期超声心动图不仅不会干扰高质量的 CPR，还可能会改善临床决策。即便有经验的医务人员也需要接受 ACLS 的专门培训，确保图像能够在脉搏 / 心律检查时获得。目前，这些培训课程由英国复苏委员会管理，得到英国超声心动图学会的认可。生命支持时聚焦性超声心动图评估（focused echocardiographic evaluation in life

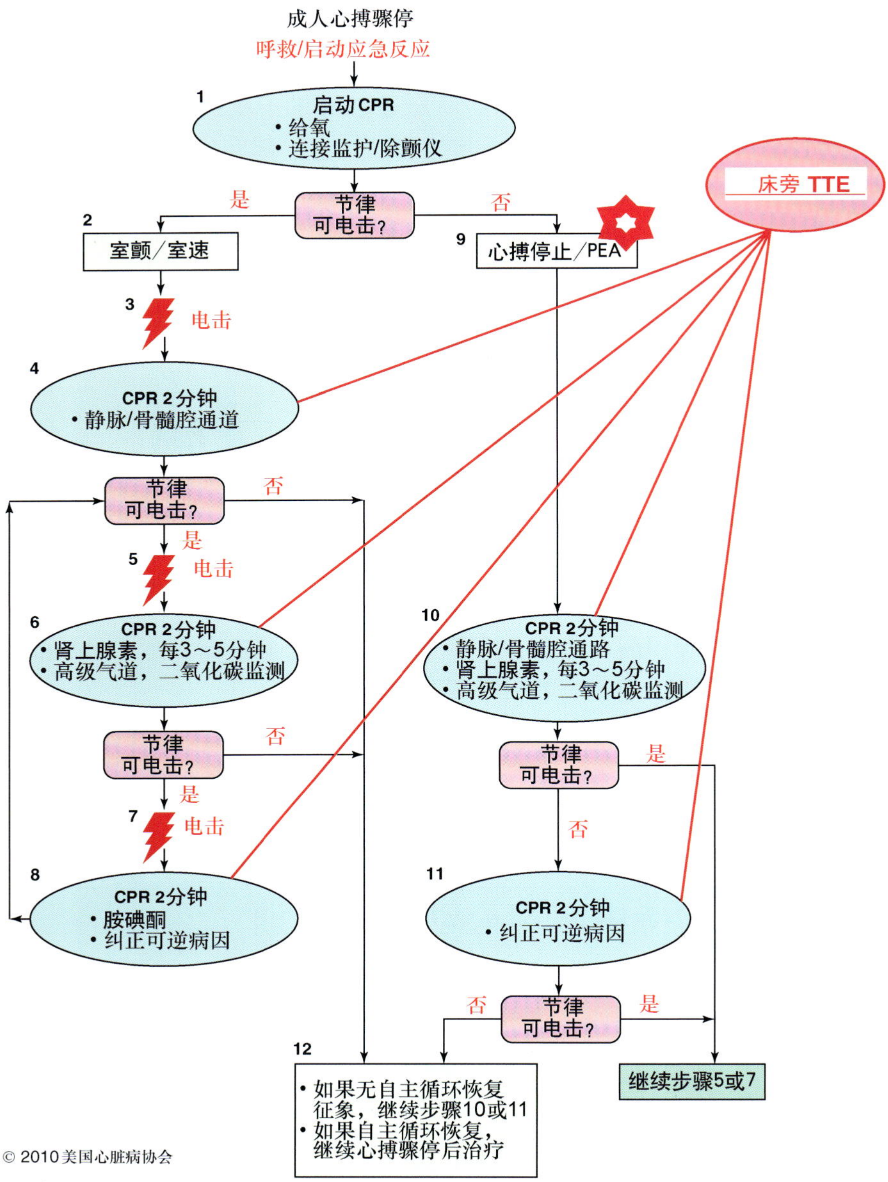

床旁TTE可以提供在心搏停止/无脉电活动时的重要信息

- 通过TTE获取信息时不应中断复苏过程
- TTE应该在检查脉搏的10秒钟间歇内完成
- TTE评估的目的是改善复苏结局，而不是终止复苏过程
- TTE的发现应当传达给组长
- 图像必须存储以供复核

图 5.1　将床旁 TTE 纳入成人心搏骤停的高级心脏生命支持（ACLS）治疗流程（2015 年更新）。CPR，心肺复苏；PEA，无脉电活动；TTE，经胸超声心动图

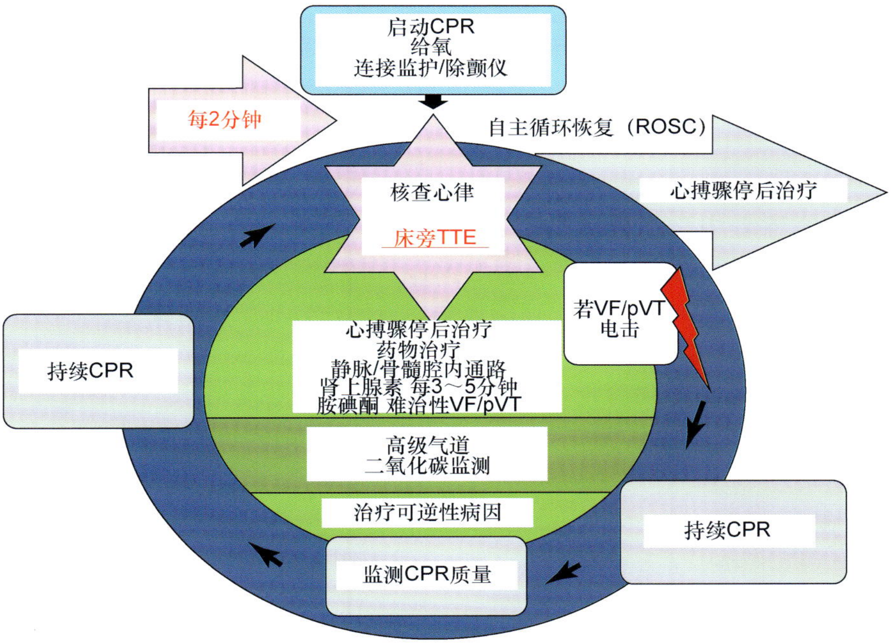

图 5.2　将床旁 TTE 纳入成人心搏骤停的高级心脏生命支持（ACLS）的环行流程（2015 年更新）。CPR，心肺复苏；VF，心室颤动；pVT，无脉室速；TTE，经胸超声心动图

suppor，FEEL）已经发展起来，作为 ALS 的补充。FEEL 的运用是为了改善复苏结局，而不是终止复苏过程。通过网络进行会诊，可让医院最优秀的团队直接看到超声心动图像，并进行讨论，能够提高对图像的解读水平，调整临床决策[9]。

伦理要点

众所周知，简单快速的心血管超声检查能使很多病例获益，但其运用应当谨慎小心。需要重点强调的是，紧急超声心动图检查是在急性/危重情况下由接受过图像扫描和解读训练的检查者施行的。低质量的图像或图像解读错误可能具有误导性，可能导致不良结果。复苏过程中存储的图像可在今后的病例回顾和原因分析中查看。如果计划进行半侵入性操作，例如经食管超声心动图（transesophageal echocardiography，TEE），在适当的情况下应征得家属的知情同意。

超声心动图在导致心搏骤停的特定临床场景中的作用

低血容量

心搏骤停患者中，不合适的循环血容量是无脉动电活动（pulseless electrical activity，PEA）的原因之一。在循环衰竭状态下，明确低血容量状态具有挑战性。对于隐匿性血容量丢失但不伴外部出血的患者，体格检查对于低血容量状态的发现并不敏感。对于危重病患者，已发现很多超声心动图参数可提示严重血容量不足。左心室腔变小、收缩期闭合提示血容量不足。此外，在自主呼吸患者中，下腔静脉（inferior vena cava，IVC）内径缩小、吸气时塌陷也是血容量不足的征象。这些患者需要进行积极的容量复苏并纠正血容量不足的原因[10]。图 5.3 呈现了一位 72 岁女性的 TTE 结果，她既往有甲状腺功能减退、高血压和冠状动脉疾病，在宽 QRS 波心动过速后发生心搏骤停。床旁 TTE 显示显著左心室肥厚，左心室腔缩小，收缩期左心室中段闭合。

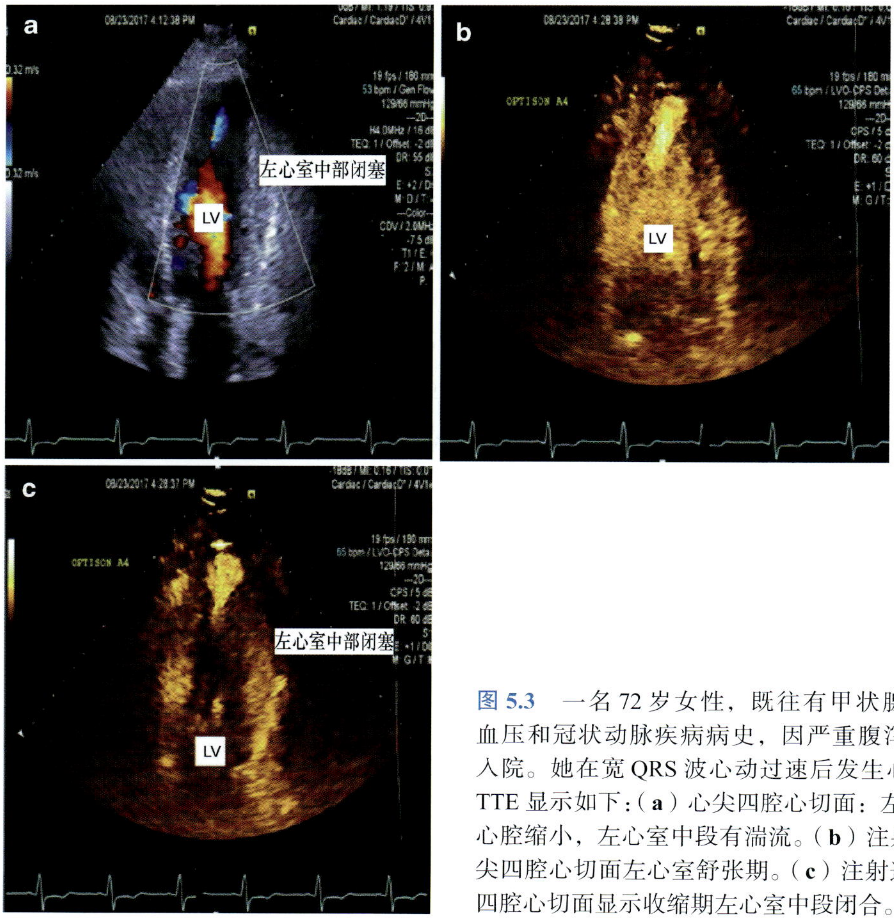

图 5.3　一名 72 岁女性，既往有甲状腺功能减退、高血压和冠状动脉疾病病史，因严重腹泻和进展性气短入院。她在宽 QRS 波心动过速后发生心搏骤停。床旁 TTE 显示如下：（**a**）心尖四腔心切面：左心室重度肥厚，心腔缩小，左心室中段有湍流。（**b**）注射造影剂后，心尖四腔心切面左心室舒张期。（**c**）注射造影剂后，心尖四腔心切面显示收缩期左心室中段闭合。LV，左心室

肺栓塞

众所周知，大面积肺栓塞（pulmonary embolism，PE）是心搏骤停的一种可以逆转的病因，尤其是无脉电活动或心搏停止者。溶栓治疗使得血流动力学不稳定的急性肺栓塞患者复苏成功的机会增加。后负荷的突然增加能够导致急性右心室扩张。如果没有右心室超负荷或功能障碍的征象，可以排除肺栓塞作为心搏骤停的病因。少见情况下，超声检查可以在右心室、右心房、右心室流出道或肺动脉中看到血栓[11]。

图 5.4 呈现了一名 67 岁伴有多种合并症的男性，心搏骤停复苏后送入医院。他最初节律是无脉电活动。入院前两周前，他有髋关节手术史。床旁 TTE 显示右心室扩大伴下腔静脉充盈。

心脏压塞

心脏压塞是一种威胁生命的临床综合征，是由心包腔内液体、脓液、血液、血块或气体聚集压迫心脏而引起。心包腔内压力增加会影响心脏充盈，并最终导致心源性休克和心搏骤停。如果怀疑心脏压塞，应立即进行超声心动图检查。急性心脏压塞是

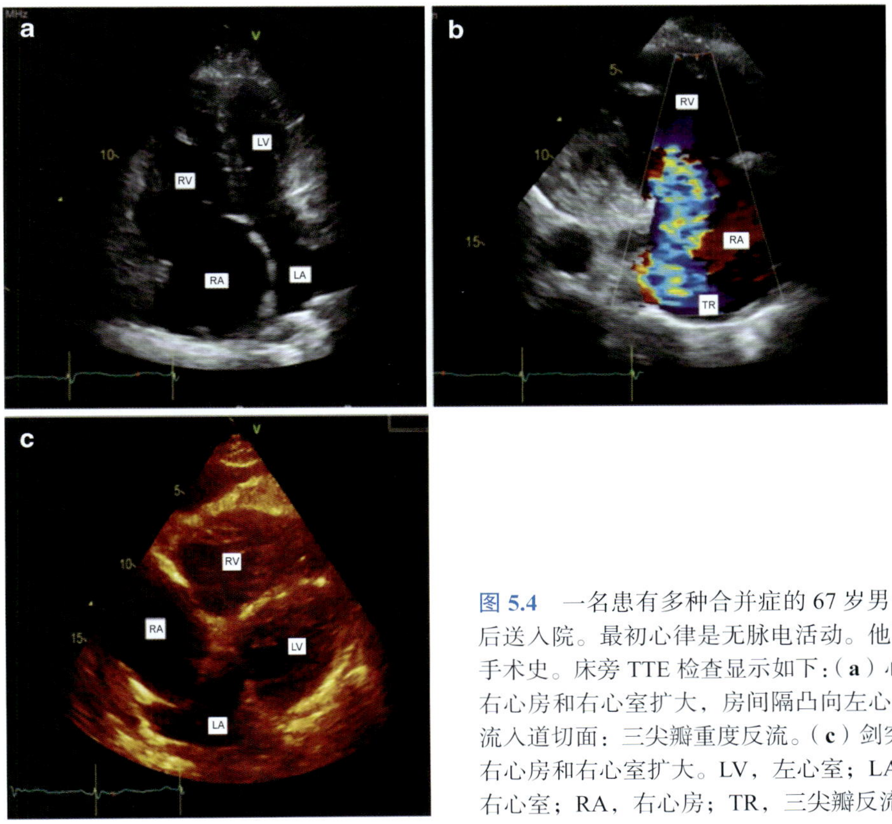

图 5.4　一名患有多种合并症的 67 岁男子，因心搏骤停后送入院。最初心律是无脉电活动。他两周前有髋关节手术史。床旁 TTE 检查显示如下：（**a**）心尖四腔心切面：右心房和右心室扩大，房间隔凸向左心房。（**b**）右心室流入道切面：三尖瓣重度反流。（**c**）剑突下四腔心切面：右心房和右心室扩大。LV，左心室；LA，左心房；RV，右心室；RA，右心房；TR，三尖瓣反流

一种临床诊断：心动过速（心率＞ 100 次 / 分），低血压（收缩压＜ 100 mmHg），奇脉（吸气时血压下降＞ 10 mmHg）和颈静脉压力升高引起的颈静脉扩张。在围复苏期时，很难明确传统的临床特征。超声心动图是疑似心脏压塞患者的诊断方法，必须立即进行，不能延迟。最常见的发现是心包积液。复苏期间，发现心包腔内液体聚集应考虑心脏压塞引起的心搏骤停，特别是近期有操作史、胸部手术或胸部创伤史的患者[11-12]。积液的量对诊断可能具有误导性，因为液体积聚的速度才是临床表现的决定因素。心脏压塞超声心动图表现如心脏摆动、右心室舒张期塌陷、右心房塌陷和无搏动性的下腔静脉扩张可能不会全部存在。心脏腔室大小和跨瓣血流的变化在心搏骤停时可能很难解读。图 5.5 呈现了一名 24 岁女性的 TTE 表现，她既往有二尖瓣脱垂的病史，近期有上呼吸道感染的症状，心搏骤停后送入急诊科。最初心脏节律是心搏停止。TTE 发现大量心包积液，提示心搏骤停的原因是心脏压塞。

冠状动脉疾病

冠状动脉疾病（coronary artery disease，CAD）是西方国家心搏骤停的主要病因，其原因是严重的心室功能障碍、急性心律失常或既往心肌梗死引起的并发症。尽管心肌缺血通常有典型的症状和 ECG 表现，但这些表现不常出现在心搏骤停时。对电击后恢复自主循环的患者进行床旁超声心动图检查，观察有无节段性室壁运动异常，可以

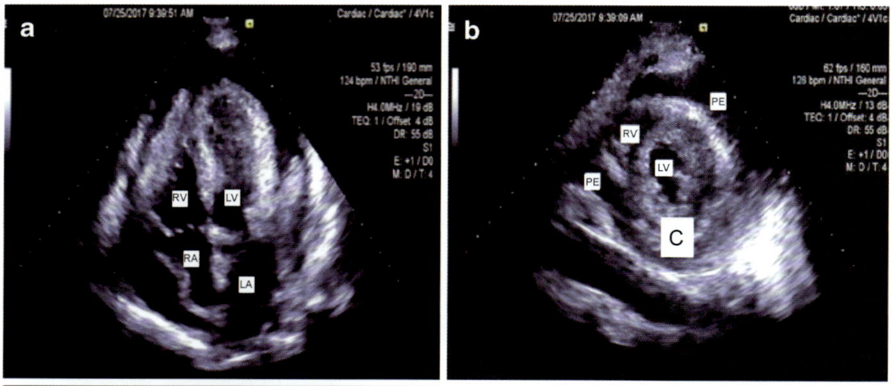

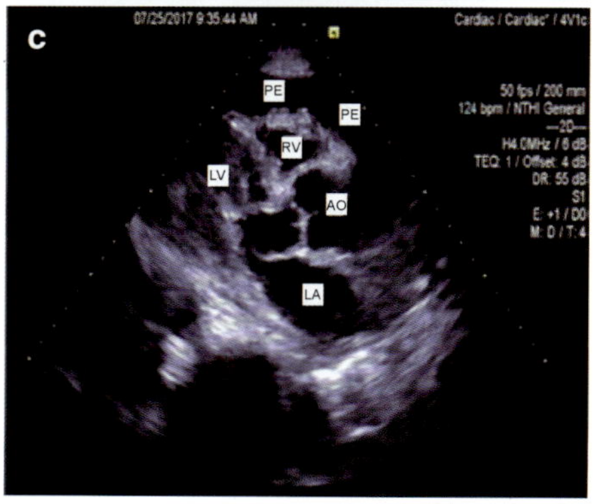

图 5.5　一名 24 岁的女性，既往有二尖瓣脱垂史，近期有上呼吸道感染的症状，心搏骤停后送入急诊科。TTE 显示：（**a**）心尖四腔心切面：大量心包积液伴右心房和右心室塌陷。（**b**）胸骨旁短轴切面：大量心包积液。（**c**）胸骨旁长轴切面：大量心包积液。LV，左心室；LA，左心房；RV，右心室；R，右心房；AO，主动脉；PE，心包积液

帮助判断 CAD 是否心搏骤停的主要原因。当发现存在室壁运动异常，CAD 是心搏骤停的可疑病因，需要进行早期血运重建。床旁 TTE 也可用来评估急性心肌梗死的机械并发症，例如急性室间隔破裂和乳头肌断裂[13]。图 5.6 显示了自主循环恢复后的床旁 TTE 表现，包括左心室收缩功能障碍、前壁收缩减低以及心尖部室间隔缺损。图 5.7 呈现了一名 58 岁既往有胃炎和精神分裂症病史男性患者，被目击心搏骤停后在急诊科的超声心动图表现。该患者与朋友外出时有严重的呼吸急促和胸痛。到达医院时，患者呼吸困难，但仍有脉搏。随后患者进展为无脉电活动。自主循环恢复后的床旁超声心动图显示二尖瓣连枷样前叶伴重度二尖瓣反流。

心排血量监测

心搏骤停时心排血量监测主要通过触诊中心动脉搏动和（或）无创血压测量。但是，这两种方法可能都不准确。重症监护病房患者通常有动脉压力传感器，因此这些不准确性可能无关紧要，但在非重症监护病房这两种方法的不准确性就有很大的影响了。聚焦性超声心动图被证实能够识别复苏过程中是否存在心脏收缩运动。而且，超声心动图尤其是 TEE 在明确胸外按压的有效性和复苏最佳时长中具有潜在的作用[14]。

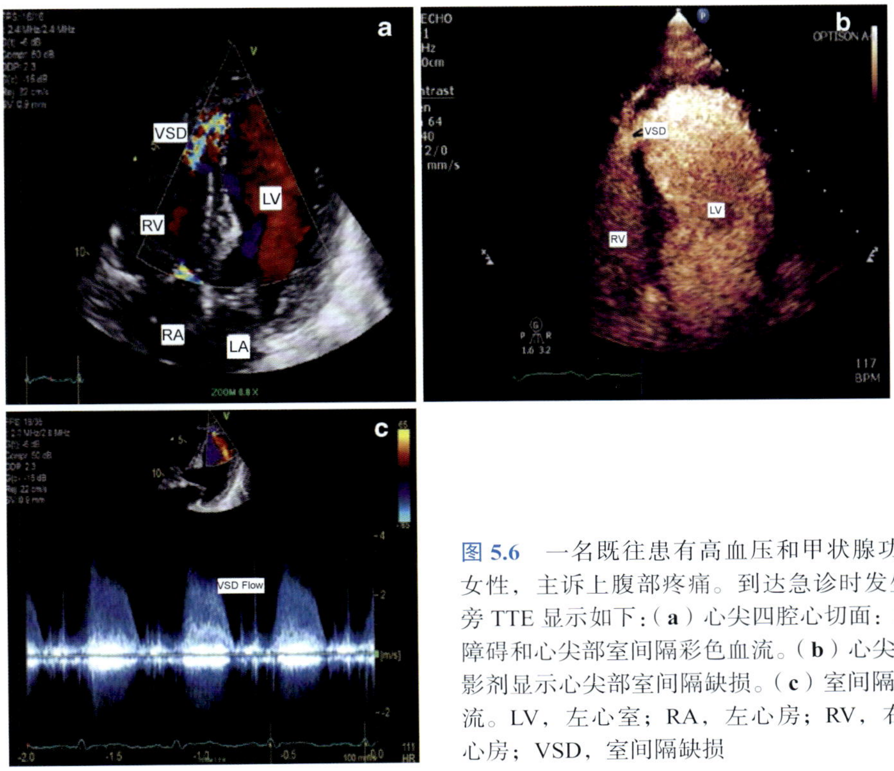

图 5.6　一名既往患有高血压和甲状腺功能减退的 71 岁女性，主诉上腹部疼痛。到达急诊时发生心搏骤停。床旁 TTE 显示如下：（**a**）心尖四腔心切面：左心室收缩功能障碍和心尖部室间隔彩色血流。（**b**）心尖四腔心切面：造影剂显示心尖部室间隔缺损。（**c**）室间隔缺损处多普勒血流。LV，左心室；RA，左心房；RV，右心室；RA，右心房；VSD，室间隔缺损

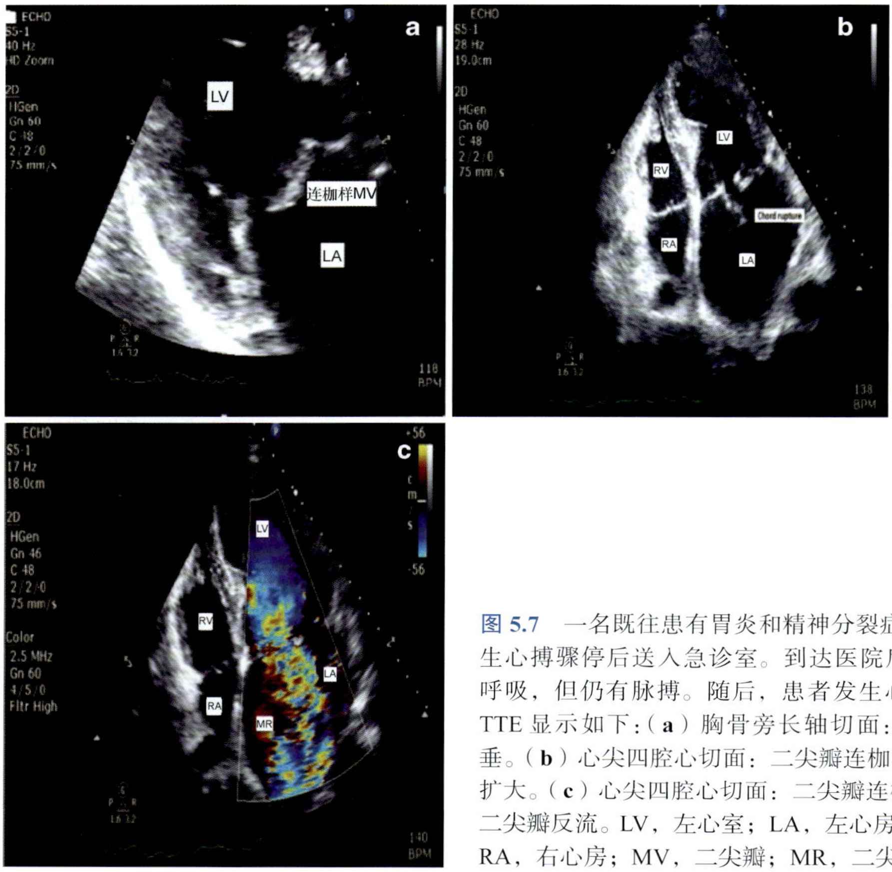

图 5.7　一名既往患有胃炎和精神分裂症的 58 岁男子发生心搏骤停后送入急诊室。到达医院后，患者痛苦样呼吸，但仍有脉搏。随后，患者发生心搏骤停。床旁 TTE 显示如下：(**a**) 胸骨旁长轴切面：二尖瓣前叶脱垂。(**b**) 心尖四腔心切面：二尖瓣连枷样前叶和左心房扩大。(**c**) 心尖四腔心切面：二尖瓣连枷样前叶伴重度二尖瓣反流。LV，左心室；LA，左心房；RV，右心室；RA，右心房；MV，二尖瓣；MR，二尖瓣反流

明确心脏节律

ECG 被认为是诊断心搏停止或心室颤动的金标准。但是，研究已表明超声心动图可能更加准确。

明确心电为“一条直线”的患者是否真正无收缩，是 ACLS 流程中重要的一步。细的心室颤动可能在心电监护和（或）ECG 上被误诊为心搏停止。两者的鉴别对患者的治疗和预后有重要影响。床旁 TTE 可以发现与心室颤动相一致的细微不规则的心脏抽动。用超声心动图区分心室颤动和心搏停止比发现心搏骤停其他明显的原因更具有挑战，如心脏压塞等，检查者应该熟悉心脏微弱的运动。目前使用 TTE 诊断心搏骤停患者心室颤动的敏感性和特异性尚不清楚[15-16]。

尽管无脉电活动没有脉搏，但床旁超声心动图可能发现有序的心脏活动，这种现象被称为“假性无脉电活动”。在真性的无脉电活动中，患者虽然有心脏电活动，但没有任何机械收缩。在假性无脉电活动中，患者有心脏电活动，没有可触及的脉搏搏动，

但是超声心动图可以看到心肌收缩。这些患者的临床结局明显不同。发现有协调心脏活动意味着预后良好，并应视之为继续 CPR 的指征[17-19]。图 5.8 呈现了一名 35 岁男性的床旁超声心动图结果，他在院外心搏骤停后送入急诊室。到达医院后，无法触及脉搏搏动，监测提示心搏停止。TTE 显示心肌蠕动和右心室严重扩张，最终除颤成功。

经食管超声心动图

紧急情况下，当 TTE 无法进行诊断时，TEE 非常有用。心搏骤停患者，由于持续的胸外按压、胃部积气和除颤电极片干扰，TTE 图像采集从技术上很难。近期行胸部手术、胸部畸形和肺气肿的患者，TEE 的图像质量优于 TTE。TEE 使得检查者即使在胸外按压时也能观察到心脏，可以评估胸外按压的质量以及发现细微的心肌收缩。还可以使用经食管探头对患者进行电复律。在一些临床场景中，需要联合运用 TTE 和 TEE 来确认或排除可疑诊断，例如急性主动脉综合征、急性人工瓣膜功能障碍或因胸外伤引起的主动脉横断[20-21]。

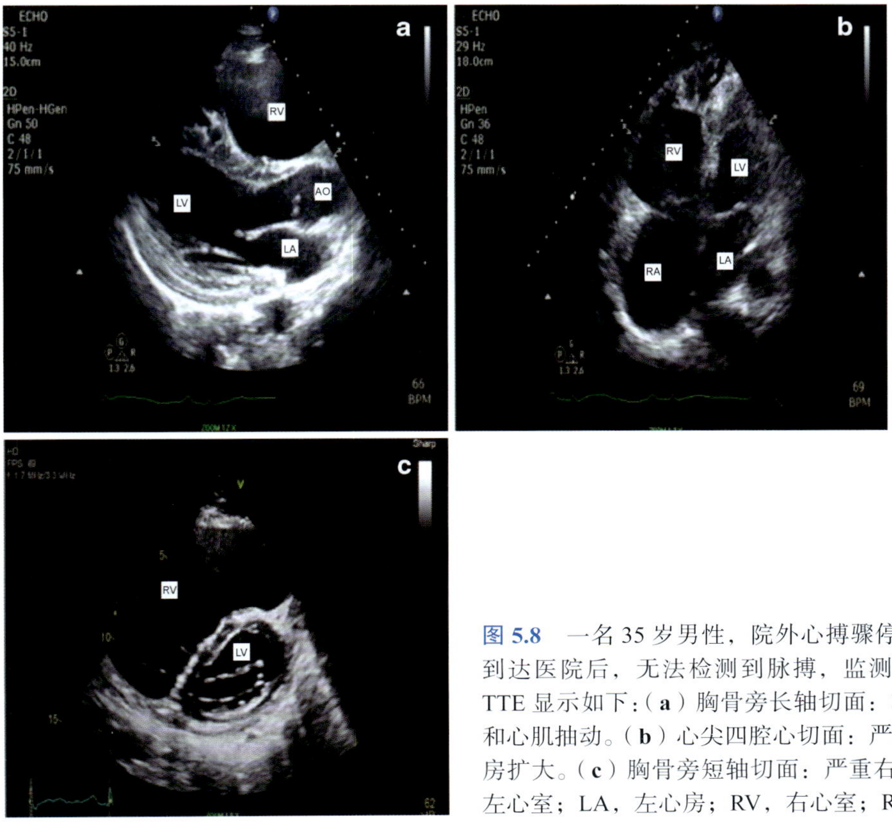

图 5.8　一名 35 岁男性，院外心搏骤停后送入急诊科。到达医院后，无法检测到脉搏，监测提示心搏停止。TTE 显示如下：（**a**）胸骨旁长轴切面：右心室重度扩大和心肌抽动。（**b**）心尖四腔心切面：严重右心室和右心房扩大。（**c**）胸骨旁短轴切面：严重右心室扩大。LV，左心室；LA，左心房；RV，右心室；RA，右心房

总结

心搏骤停期间影像诊断方式的选择不仅要依据该方法的敏感性和特异性，还应取决于其在复苏区域内的可获得性。床旁超声心动图是一种宝贵的工具，能够快速评估心搏骤停和复苏期间心脏的结构和功能、肺部病理以及容量状态。非专业的医务人员可以学习与 ALS 相关的聚焦性超声心动图。

尽管一些研究者推荐围复苏期应用超声心动图检查[3]，但是在检查者的培训和个人能力评估问题上没有统一标准。随着手持型设备图像质量的改善以及熟悉其使用的医师人数的增加，超声心动图很有可能成为心搏骤停患者标准评估的一部分。

在不同的场合下（例如医院内和院外心搏骤停）将超声心动图常规纳入 ALS 流程，应该得到进一步研究。轻巧便携的超声心动图设备为院外领域的研究拓展提供了很好的机会，能够评估床旁 TTE 在院外复苏治疗中的益处。尽管一些研究表明聚焦性超声心动图可以按照与 ALS 相匹配的方式进行，临床医生可以依靠超声心动图发现预测结局，但尚无研究表明聚焦性超声心动图可改善临床结局。

参考文献

1. Link MS, Berkow LC, Kudenchuk PJ, Halperin HR, Hess EP, Moitra VK, et al. Part 7: adult advanced cardiovascular life support: 2015 American Heart Association Guidelines Update for Cardiopulmonary Resuscitation and Emergency Cardiovascular Care. Circulation. 2015;132(18 Suppl 2):S444–64.
2. Zafiropoulos A, Asrress K, Redwood S, Gillon S, Walker D. Critical care echo rounds: echo in cardiac arrest. Echo Res Pract. 2014;1(2):D15–21.
3. Timerman S, Gonzalez MM, Mesquita ET, Marques FR, Ramires JA, Quilici AP, Timerman A. The International Liaison Committee on Resuscitation (ILCOR). Roll in guidelines 2005–2010 for cardiopulmonary resuscitation and emergency cardiovascular care. Arq Bras Cardiol. 2006;87(5):e201–8.
4. Long B, Alerhand S, Maliel K, Koyfman A. Echocardiography in cardiac arrest: an emergency medicine review. Am J Emerg Med. 2018;36(3):488–93.
5. Price S, Uddin S, Quinn T. Echocardiography in cardiac arrest. Curr Opin Crit Care. 2010 Jun;16(3):211–5.
6. Arntfield RT, Millington SJ. Point of care cardiac ultrasound applications in the emergency department and intensive care unit—a review. Curr Cardiol Rev. 2012;8(2):98–108.
7. Neskovic AN, Flachskampf FA, Picard MH. Emergency echocardiography. 2nd ed. Boca Raton: CRC Press; 2016.
8. Greenstein YY, Martin TJ, Rolnitzky L, Felner K, Kaufman B. Goal-directed transthoracic echocardiography during advanced cardiac life support: a pilot study using simulation to assess ability. Simul Healthc. 2015;10(4):193–9; quiz 199–201
9. Breitkreutz R, Walcher F, Seeger FH. Focused echocardiographic evaluation in resuscitation management: concept of an advanced life support-conformed algorithm. Crit Care Med. 2007;35(5 Suppl):S150–61.

10. Neskovic AN, Flachskampf FA, Picard MH, editors. Emergency echocardiography: principles and practice. Boca Raton: CRC Press; 2017.
11. Amico AF, Nardi F. Clinical cardiac imaging in cardiac arrest and periarrest. Minerva Cardioangiol. 2017;65(6):621–8.
12. Adler Y, Charron P, Imazio M, Badano L, Barón-Esquivias G, Bogaert J, Brucato A, Gueret P, Klingel K, Lionis C, Maisch B, Mayosi B, Pavie A, Ristić AD, Sabaté Tenas M, Seferovic P, Swedberg K, Tomkowski W. 2015 ESC guidelines for the diagnosis and management of pericardial diseases. Rev Esp Cardiol (Engl Ed). 2015;68(12):1126.
13. Guidelines for the appropriate use of bedside general and cardiac ultrasonography in the evaluation of critically ill patients—Part II: Cardiac ultrasonography.
14. Amaya SC, Langsam A. Ultrasound detection of ventricular fibrillation disguised as asystole. Ann Emerg Med. 1999;33(3):344–6.
15. Flato UA, Paiva EF, Carballo MT, Buehler AM, Marco R, Timerman A. Echocardiography for prognostication during the resuscitation of intensive care unit patients with non-shockable rhythm cardiac arrest. Resuscitation. 2015;92:1–6.
16. Querellou E, Meyran D, Petitjean F, Le Dreff P, Maurin O. Ventricular fibrillation diagnosed with trans-thoracic echocardiography. Resuscitation. 2009;80(10):1211–3.
17. Paradis N, Halperin H, Kern K, Wenzel V, Chamberlain D, editors. Etiology, electrophysiology, and myocardial mechanics of pulseless electrical activity. Cambridge: Cambridge University Press; 2007. p. 426–46.
18. Myerburg RJ, Halperin H, Egan DA, Boineau R, Chugh SS, Gillis AM, Goldhaber JI, Lathrop DA, Liu P, Niemann JT, Ornato JP, Sopko G, Van Eyk JE, Walcott GP, Weisfeldt ML, Wright JD, Zipes DP. Pulseless electric activity definition, causes, mechanisms, management, and research priorities for the next decade: report from a National Heart, Lung, and Blood Institute Workshop. Circulation. 2013;128(23):2532–41.
19. Hernandez C, Shuler K, Hannan H, Sonyika C, Likourezos A, Marshall J. C.A.U.S.E.: Cardiac arrest ultra-sound exam—A better approach to managing patients in primary non-arrhythmogenic cardiac arrest. Resuscitation. 2008 Feb;76(2):198–206.
20. Fair J, Mallin M, Mallemat H, Zimmerman J, Arntfield R, Kessler R, Bailitz J, Blaivas M. Transesophageal echocardiography: guidelines for point-of-care applications in cardiac arrest resuscitation. Ann Emerg Med. 2018;71(2):201–7.
21. Blaivas M. Transesophageal echocardiography during cardiopulmonary arrest in the emergency department. Resuscitation. 2008 Aug;78(2):135–40.

第 6 章
超声心动图在新发心脏杂音患者中的应用

Julie Friedman，Muhamed Saric
姜晓斐　译　山缨　校

摘　要　心脏杂音在心脏监护病房（cardiac care unit，CCU）的患者中很常见。由于许多 CCU 患者处于气管插管状态无法提供病史，体格检查对于补充患者的病史变得至关重要。一旦发现新的杂音，超声心动图可以进一步明确 CCU 患者重症状态下的心脏异常。很多患者的杂音是既往慢性疾病的临床表现，但本章重点介绍收入 CCU 时被推测是新发杂音的诊断和病因，这些杂音代表一种临床状态的急性变化。

关键词　杂音，主动脉瓣疾病，二尖瓣疾病

引言

心脏杂音在心脏监护病房（cardiac care unit，CCU）患者中很常见。由于许多 CCU 患者处于气管插管状态无法提供病史，体格检查对于补充患者的病史变得至关重要。一旦发现新的杂音，超声心动图可以进一步明确 CCU 患者重症状态下的心脏异常。很多患者的杂音是既往慢性疾病的临床表现，但本章重点介绍收入 CCU 时被推测是新发杂音的诊断和病因，这些杂音代表一种临床状态的急性变化。

大部分新发的自体瓣膜杂音源于非狭窄性病变，主要与急性瓣膜反流有关。相反，新发的人工瓣膜杂音可能缘于狭窄如急性人工瓣膜狭窄，也可能与反流相关，如在感染性心内膜炎患者。CCU 患者出现的其他新发杂音包括室间隔破裂和左心室流出道（left ventricular outflow tract，LVOT）梗阻，这两种杂音都会在本章中进行介绍。

心脏杂音的产生和类型

杂音指的是在每次心脏搏动时，除了连续的两到三个心音之外，能听到的异常声音[1]。成人的两个正常心音——第一心音（S_1）和第二心音（S_2）——分别主要是

由房室瓣（三尖瓣和二尖瓣）和半月瓣（主动脉瓣和肺动脉瓣）关闭而产生的。有时，还能听到心室快速充盈过程中产生额外的心音，当它发生在舒张早期称为 S_3，发生在心房收缩后舒张晚期称为 S_4。儿童中听到 S_3 可能是正常的生理现象，但在成人中往往有病理意义。当 S_3 或 S_4 心音与两种正常心音同时出现时，被形容为“奔马律”。$S_1 + S_2 + S_3$ 的组合称为心室（“Kentucky”）奔马律，$S_4 + S_1 + S_2$ 组合称为心房（“Tennessee”）奔马律[2]。

杂音是由于血液在瓣膜和心腔间的异常运动产生湍流所致，湍流使心腔和流出道产生振动所产生，可以用听诊器进行听诊而获取。杂音强度可相差很大，取决于血液流经通路口径的大小、经过狭窄通路时的压力阶差和流经部位的血流量。心脏杂音分为收缩期杂音、舒张期杂音或连续性杂音（表 6.1），并根据杂音强度进行分级表示（表 6.2）。

当杂音没有临床意义时，可以认为是“无害的”，它们是由于在正常瓣膜或其他心血管解剖结构上的血流增加或湍流引起的。有些收缩期杂音可能没有临床意义，但是所有舒张期杂音和连续性杂音都是异常的。病理性杂音发生的原因是心脏瓣膜病变，或心腔、血管之间有异常的交通，或两者兼有。这些病变可能是先天性的或获得性的，都有特定的血流动力学后果。

表 6.1　心脏杂音的类型

	开始	结束
收缩期杂音		
收缩中期	S_1 后	S_2 前
全收缩期	开始于 S_1 或 S_1 后	持续到 S_2
收缩晚期	收缩中或晚期	持续到 S_2
舒张期杂音		
舒张早期	开始于 S_2	下一心动周期 S_1 前
舒张中期	S_2 后不久	下一心动周期 S_1 前
舒张晚期	舒张晚期	持续到下一心动周期 S_1
连续性杂音	收缩期开始，持续于整个心动周期	

表 6.2　心脏杂音的强度和分级

分级	杂音响度	备注
Ⅰ	很弱	
Ⅱ	柔和的杂音	响度与 S_1、S_2 相当
Ⅲ	中等响亮的杂音	比 S_1、S_2 响亮
Ⅳ	响亮的杂音	伴随震颤
Ⅴ	很响亮的杂音	听诊器贴近胸部就可以听到
Ⅵ	极度响亮	甚至不用听诊器可以听到

心脏杂音的检测

临床医生通常首先通过听诊器听诊发现杂音。听诊器的发明一般认为归功于 René Laënnec，他在 1816 年发明了单耳听诊器，这种听诊器可以在不需要身体接触的情况下放大心音。1851 年，Arthur Leared 发明了双耳听诊器。之后 1852 年纽约市的一名执业医师 George Cammann 进一步完善了双耳听诊器，与医疗专业人员使用的现代听诊器非常相似[3]。

标准的听诊器通常包括一个钟型原件（用于低频声音）和一个薄而硬的膜型原件（用于高频声音）。临床医生在评估杂音时，常规使用听诊器评估至少四个如图 6.1 所示的体表解剖区域，然后根据其强度（分级）、音调（频率）、结构、时长、特性和传导进一步描述杂音（表 6.3）。

发现心脏杂音后超声心动图的作用

一旦发现杂音，通常可通过超声心动图检查进一步判断主要病变，包括原因、严重程度、病变的血流动力学影响，合并存在的异常情况，同时评估心腔大小和功能，为今后的复测比较建立参考值。

现代超声机器已经变得很小，易携带，可以在患者床边进行检查。近年来，越来越多人使用手持式口袋超声仪作为听诊的部分替代工具。虽然这些工具不能取代从正式超声心动图检查中获得的详细信息，但越来越多的人依赖这些工具来确认基于听诊结果的疑似病理情况，这些工具已成为危重患者体格检查的延伸。

CCU 中新发的心脏杂音以急性感染性心内膜炎、急性 A 型主动脉夹层或急性心

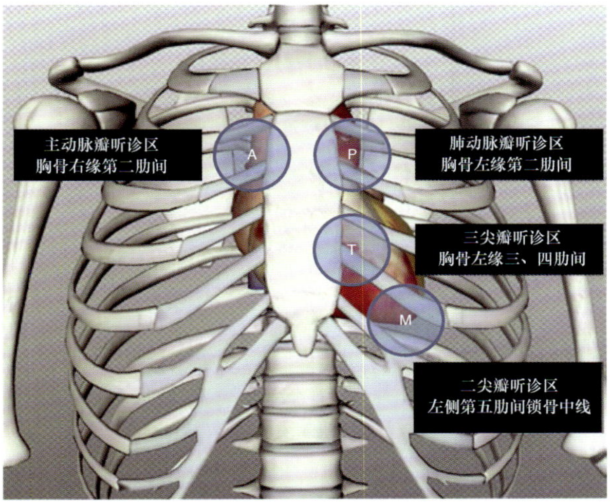

图 6.1　心脏听诊区。背景胸廓影像由 BioDigital.com 授权。A，主动脉区；M，二尖瓣区；P，肺动脉瓣区；T，三尖瓣区

表 6.3　杂音类型和临床情况

杂音类型	相关异常
收缩期	
收缩早期	二尖瓣反流
	三尖瓣反流
	室间隔破裂
	主动脉瓣狭窄
收缩中期	主动脉瓣狭窄
	动力性左室流出道梗阻
收缩晚期	二尖瓣脱垂
全收缩期	二尖瓣反流
	三尖瓣反流
	室间隔破裂
舒张期	
舒张早期	主动脉瓣反流
舒张中期	风湿性二尖瓣狭窄
舒张晚期	风湿性二尖瓣狭窄
连续性	
	动脉导管未闭
	动静脉瘘

肌梗死并发症等引起的不同类型的反流最为常见。急性瓣膜狭窄通常只见于人工瓣膜，以急性瓣膜血栓形成为表现，这是一种危及生命的严重情况。其他一些杂音，比如新发的 LVOT 动力性梗阻或室间隔破裂的杂音都有独特的特征，识别这些杂音很重要，本章将对此进行讨论。

急性心肌梗死后的新发杂音

心肌梗死

心肌梗死是由心肌缺血引起的心肌坏死或损伤的临床或病理事件。美国心脏病学会和美国心脏协会认可的第 3 版全球心肌梗死的定义为肌钙蛋白有典型的增高和（或）回落，且至少 1 次高于正常值上限，同时伴随至少一个心肌缺血特征（例如：典型症状或心电图变化）[4]。急性心肌梗死患者，通常急性 ST 段抬高型心肌梗死（ST-elevation MI，STEMI）在心脏重症监护病房（intensive care unit，ICU）的住院患者中占很高的比例。

急性心肌梗死之后引起的新发杂音与梗死的机械并发症有关，最常见的病变是急性二尖瓣反流、室间隔破裂和左心室壁破裂。二尖瓣反流和室间隔破裂的典型表现为出现新发的心脏杂音，左心室游离壁破裂则没有新发的心脏杂音。乳头肌断裂（导致二尖瓣反流）通常发生在心肌梗死后 2 ～ 7 天，室间隔破裂通常发生在心肌梗死后 3 ～ 7 天，左心室游离壁破裂多发生在心肌梗死后 5 ～ 14 天（表 6.4）[5]。

急性二尖瓣反流

临床表现

急性心肌梗死（或心内膜炎，后文将讨论）引起的急性二尖瓣反流通常表现为心脏急症，伴有突然发作和快速进展的低血压、肺水肿和心源性休克的症状和体征。心肌梗死引起的急性二尖瓣反流与乳头肌断裂有关。

急性二尖瓣反流的杂音在收缩期，可以为收缩期中期或全收缩期杂音。杂音沿胸骨左缘最容易听到，可向背部放射。由于左心房内的压力在心室收缩期显著增加，并且在收缩末期左心房和左心室之间的压力阶差减小或消失，因此，收缩期杂音通常较柔和、音调较低且逐渐减弱。ICU 诊疗期间需要牢记的重要一点是大约 50% 的中度至重度急性二尖瓣反流患者听不到心脏杂音，因此杂音的强度不一定与瓣膜病变的严重程度相关[6]。推测可能机制是左心室和左心房之间相对较低的收缩期压差有关。S_3 通常可以听到但可能很难分辨，因为这些患者往往有明显的心动过速。

病理生理和解剖学介绍

二尖瓣装置包括二尖瓣环、前叶、后叶、腱索、乳头肌和相关心室壁（图 6.2）。二尖瓣反流作为急性心肌梗死的一种并发症，其机制有以下几种：（1）乳头肌或腱索断裂；（2）乳头肌功能不全；（3）左心室扩张 / 室壁瘤形成。

乳头肌断裂是心肌梗死相关急性二尖瓣反流的主要发病机制，其他两种机制（乳头肌功能不全和左心室扩张）通常导致亚急性或慢性二尖瓣反流杂音。部分或完全乳头肌断裂会造成灾难性后果。此外，不同梗死面积的心肌梗死都可能发生乳头肌断裂，

表 6.4　心肌梗死相关杂音

并发症类型	心肌梗死后并发症出现的时间
乳头肌断裂	2 ～ 7 天
室间隔破裂	3 ～ 7 天
游离壁破裂	5 ～ 14 天

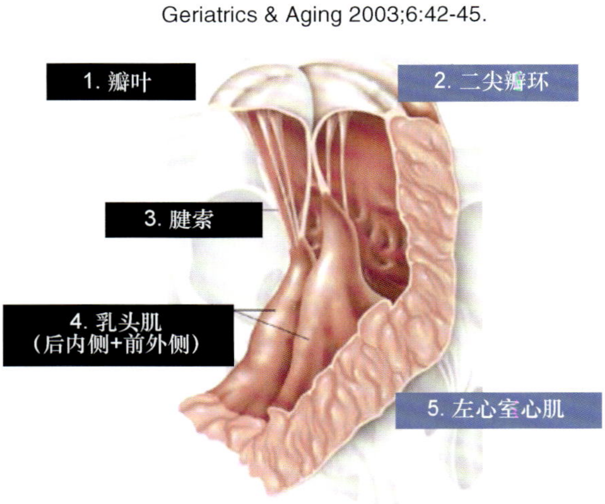

图 6.2　二尖瓣装置。二尖瓣装置的背景图像由 Geriatrics & Aging 授权使用

许多心肌梗死患者的左心室功能障碍可能很局限，在急性重度二尖瓣反流的情况下，可存在的左心室高动力状态，影响对心室壁运动异常的识别。正是由于这些原因，超声心动图对诊断这种潜在的威胁生命的状况非常有用。

后内侧乳头肌的血液供应由后降支单支提供，而前外侧乳头肌的血液供应由左前降支和左回旋支双重提供（图 6.3）[7]。因此，后内侧乳头肌的断裂概率比前外侧乳头肌的断裂概率大得多。急性乳头肌断裂涉及整个乳头肌是非常罕见的，更常见的是只影响乳头肌的一个亚头，导致部分瓣叶脱垂。值得注意的是，两个瓣叶的腱索均起源于两侧乳头肌，因此，在乳头肌完全断裂的情况下，两个瓣叶都会受到影响。

超声心动图发现

乳头肌断裂产生的急性二尖瓣反流束通常是偏心的，并与部分脱垂瓣叶方向相反（图 6.4 和图 6.5）。因为反流束是偏心的，反流束的严重程度常常被低估，其他相关影像表现还包括轻度的下壁运动异常，收缩期的左心房和舒张期的左心室可见团块样物质（断裂的乳头肌）附着于瓣叶脱垂节段。因反流病变为急性发生，左心房常无明显

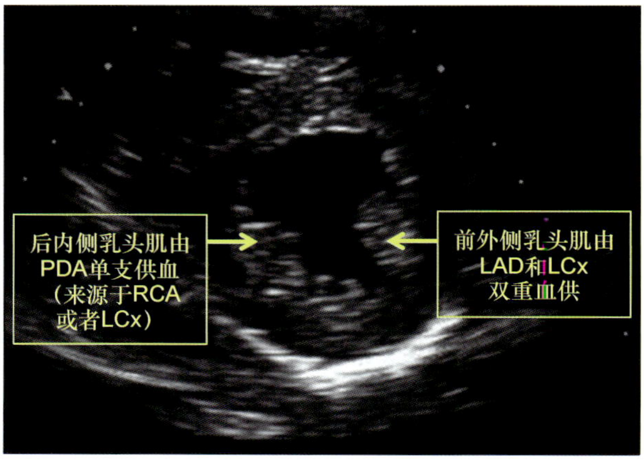

图 6.3　乳头肌血供。TTE 乳头肌水平的短轴视图；注意后内侧乳头肌为单支血供，而前外侧乳头肌为双重血供。LAD，左前降支；LCx，左回旋支；PDA，后降支；RCA，右冠状动脉

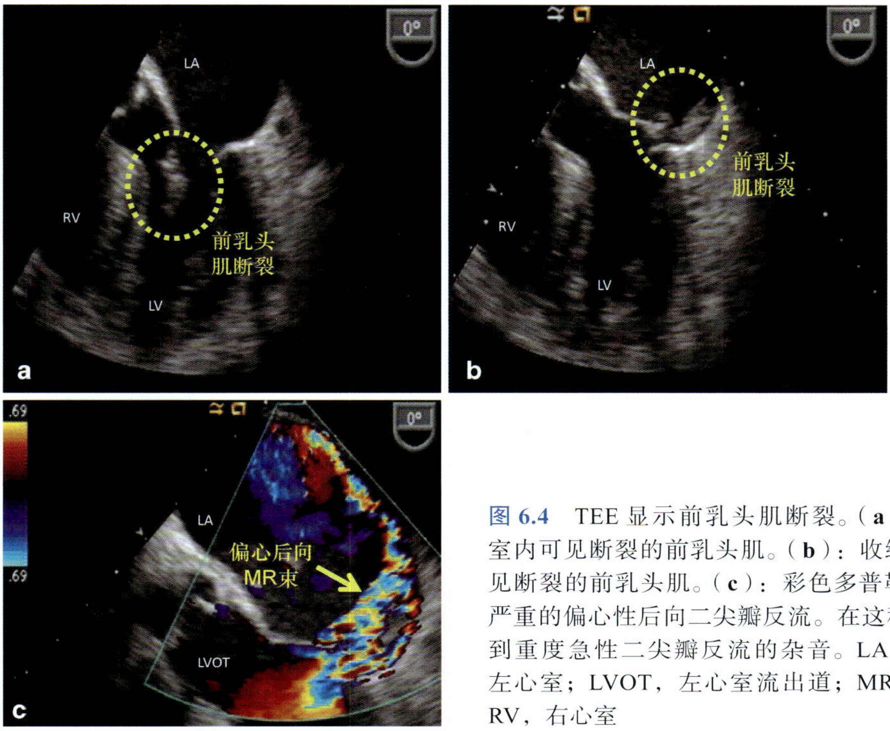

图 6.4　TEE 显示前乳头肌断裂。(**a**)：舒张期左心室内可见断裂的前乳头肌。(**b**)：收缩期左心房内可见断裂的前乳头肌。(**c**)：彩色多普勒影像显示非常严重的偏心性后向二尖瓣反流。在这种情况下可以听到重度急性二尖瓣反流的杂音。LA，左心房；LV，左心室；LVOT，左心室流出道；MR，二尖瓣反流；RV，右心室

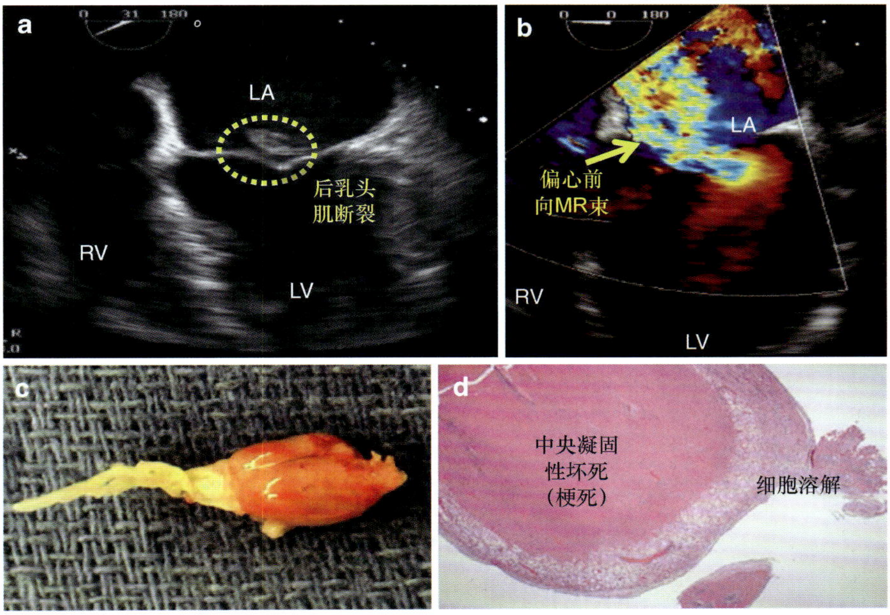

图 6.5　后乳头肌断裂。(**a**)：TEE 显示收缩期左心房内可见断裂的后乳头肌。(**b**)：TEE 彩色多普勒图像显示前向偏心的二尖瓣反流束。(**c**)：断裂乳头肌的大体手术标本。(**d**)：坏死断裂乳头肌的组织学图像。在这种情况下，可以听到严重急性二尖瓣反流的杂音。LA，左心房；LV，左心室；MR，二尖瓣反流；RV，右心室

扩大。因此，如果在相对正常大小的左心房发现偏心的二尖瓣反流，就应该怀疑为急性二尖瓣反流，同时如果在急性心肌缺血或梗死的临床背景下，还应该考虑乳头肌断裂的可能。

正如听诊发现中所讨论的，由于左心房和左心室之间收缩期压力能迅速达到平衡，急性二尖瓣反流的杂音往往很轻柔或者缺如。频谱多普勒示踪上是一个低速的三角形收缩期流速模式（图 6.6），通常伴随明显的、快速递减的早期舒张（E）波，与听诊时的 S_3 心音相对应。

室间隔破裂

临床表现

室间隔破裂典型的临床表现包括急性血流动力学异常，包括低血压、双心室功能衰竭（右侧大于左侧）和心肌梗死后新出现的粗糙杂音。室间隔破裂是急性心肌梗死的另一种少见但致命的并发症，常发生于急性心肌梗死后 3 ～ 5 天。室间隔破裂是非常严重的紧急状态，因此及时做出正确诊断对尽早进行手术或经皮室间隔破裂封堵是至关重要的。

急性室间隔破裂的杂音

室间隔破裂的杂音是非常响亮粗糙的全收缩期杂音，经常在整个心前区都可以听到，高达 50% 的急性室间隔破裂患者可触及震颤。

病理生理学

室间隔破裂发生在室间隔透壁梗死后，可发生在室间隔的任意解剖位置。任一供应室间隔血供的冠状动脉引起的心肌梗死均可导致室间隔破裂，包括左前降支分支、右冠状动脉后降支或优势型左回旋支（图 6.7）[7]。但是，室间隔破裂最常发生在前壁

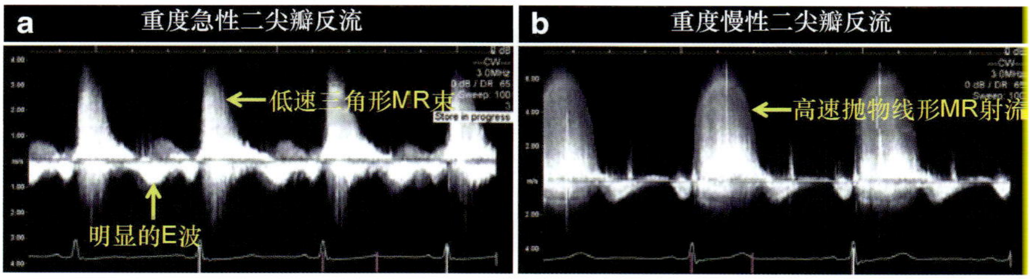

图 6.6　急性与慢性 MR 的频谱多普勒。(**a**)：重度急性二尖瓣反流中经过二尖瓣的连续多普勒图像。值得注意的是，左心室到左心房收缩期压力阶差较低并迅速消失，导致二尖瓣反流杂音比较柔和甚至听不到。(**b**)：重度慢性二尖瓣反流中经过二尖瓣的连续多普勒图像。E 波，舒张早期血流；MR，二尖瓣反流

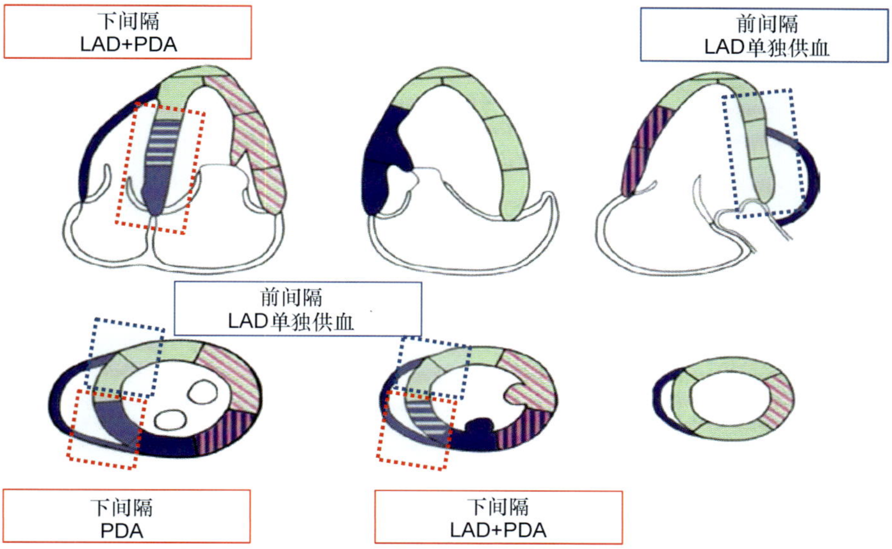

图 6.7　室间隔冠状动脉供血图。注意前间隔和下间隔的血供差异。图片由 Journal of American Society of Echocardiography 杂志授权使用。LAD，左前降支；PDA，后降支

心肌梗死。右心室和左心室之间由室间隔破裂形成的新的交通，导致左向右分流，血液从高压的左心室分流到低压的右心室[8]。

超声心动图发现

超声心动图识别室间隔破裂的关键是连续多普勒上有左向右的高速收缩期射流，彩色多普勒显像上室间隔右心室侧有收缩期湍流。由于常规切面有时很难捕捉，通常需要使用非常规的显像切面，沿室间隔上下进行彩色多普勒扫描，以确定病理性左向右分流。一旦彩色血流确定破裂部位，就可以关闭彩色多普勒显像，以 2D 成像帮助确定室间隔破裂部位。这些缺损通常为穿透心肌的不规则形状，大小从几毫米到几厘米不等，因此较难在超声中看到心腔连接情况（图 6.8）。

发热患者出现新发杂音

感染性心内膜炎

临床表现

感染性心内膜炎是一种心内膜表面的感染，最常见的是一个或多个心脏瓣膜感染或者心内植入装置（起搏线、导管、管道等）感染。它是一种少见的感染性疾病，在

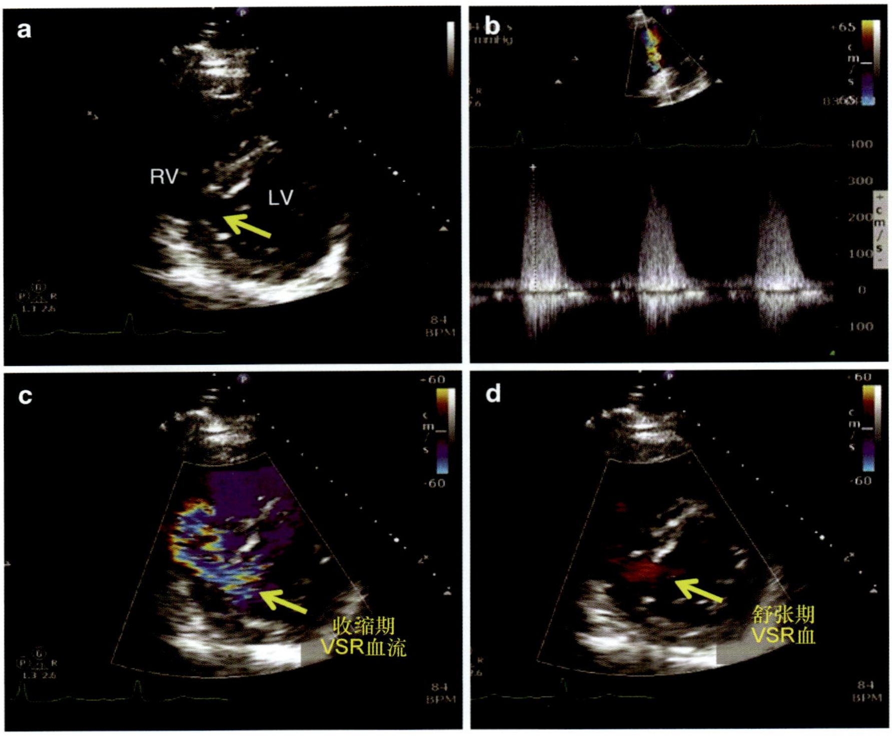

图 6.8　超声心动图所见室间隔破裂。(**a**)：TTE 视图室间隔破裂胸骨旁短轴显示室间隔连续性中断。(**b**)：频谱多普勒证实穿过室间隔破裂处的高速收缩期血流。(**c**)：彩色多普勒显像显示穿过室间隔破裂处的高速收缩期血流。(**d**)：彩色多普勒显像显示穿过室间隔破裂处的低速舒张期血流。在这种情况下，通常会听到一种粗糙的全收缩期杂音。LV，左心室；RV，右心室；VSR，室间隔破裂

大多数现代人群中年发病率为（3 ～ 7）人 /10 万人−年。感染性心内膜炎的临床表现差异很大，可以仅有非特异性亚急性或慢性症状，有的表现为急性快速进展的感染，引起瓣膜功能障碍进而导致血流动力学异常。半数以上的感染性心内膜炎患者会出现心脏并发症，这些患者往往由于瓣膜功能障碍导致心力衰竭或者由于瓣周脓肿导致传导异常而需要进入 ICU 治疗。

感染性心内膜炎的杂音

发热患者出现新的反流性杂音应警惕感染性心内膜炎。左心瓣膜病变较右心常见。因此，人们可能会听到主动脉瓣或二尖瓣反流的杂音。右心病变通常与静脉吸毒有关（涉及三尖瓣和较少见的肺动脉瓣），但也见于有右侧留置导管（如血液透析导管）或心内装置（起搏器、除颤器）植入者中。但是值得注意的是虽然大多数右心瓣膜感染是在静脉吸毒者中发现，但是这类患者出现左心瓣膜感染比右心瓣膜感染更为常见。

赘生物的超声心动图特征

感染性心内膜炎 Duke 诊断标准的主要标准之一就是超声心动图发现心内膜受累的证据[10]。因此，新发现的脓肿、人工瓣膜部分撕脱或发现赘生物都是 ICU 中患者出现新发反流性杂音时支持感染性心内膜炎诊断的证据。

赘生物是一种形状不规则的回声团块，有高度的活动性，可附着在瓣叶任何区域，但最常见部位为瓣叶闭合缘（图 6.9）。由于赘生物是松散的不规则结构，通常只能在某些切面中看到，因此在标准切面间缓慢扫描对于提高发现瓣膜赘生物的机会至关重要。大多数赘生物都活动度很大，且它们的活动往往与瓣膜本身活动无关。赘生物的活动常被描述为抖动、振荡或无规律的活动。赘生物容易在瓣膜的上游面形成，因此往往在二尖瓣或三尖瓣的心房侧以及主动脉瓣或肺动脉瓣的心室侧看到[11]。这些赘生物可能与急性瓣膜反流相关。急性主动脉瓣反流与前面描述的急性二尖瓣反流相似，由于收缩期左心室和主动脉的压力快速达到平衡，频谱多普勒显示为快速递减的频谱。重度主动脉反流的典型超声心动图表现包括胸主动脉远端和腹主动脉近端频谱多普勒显示的全舒张期血流逆流、很宽的主动脉瓣反流射流束。

超声心动图上没有单一的特异性表现可以明确地将某个团块样物质定义为赘生物。赘生物开始时是微小的感染定植灶，随着时间的推移逐渐发展成为团块样物质。因此，早期的赘生物可能太小而不能被看到。通常认为，至少 3 ～ 6 mm 大小的赘生物才能在 TTE 的被观察到。

还有一些异常超声回声可能被误认为赘生物，正确识别这些影像对提高超声诊断特异性非常重要。可能被误认为是赘生物的病变包括乳头状纤维弹性瘤、二尖瓣黏液

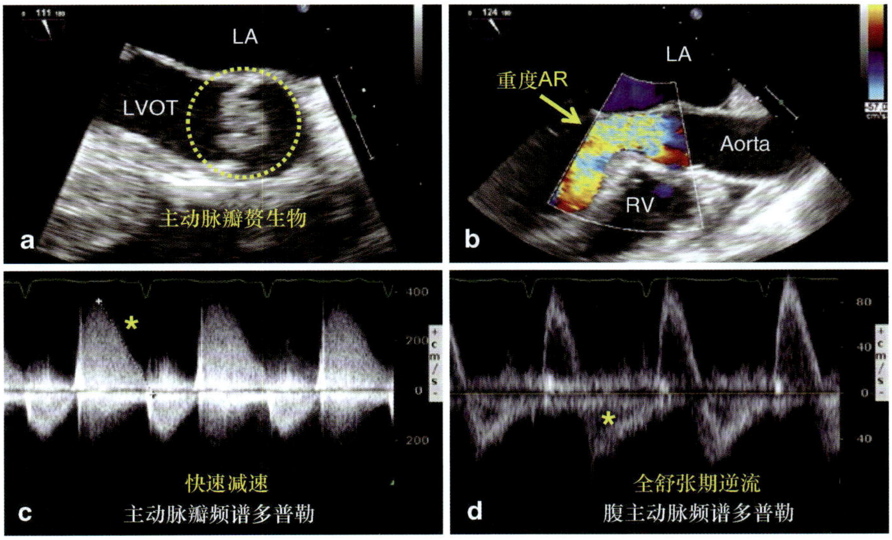

图 6.9　TEE 主动脉瓣感染性心内膜炎所见。(**a**)：主动脉瓣大赘生物。(**b**)：彩色多普勒显像显示表现为重度主动脉瓣反流所致湍流。(**c**)：频谱多普勒显示急性重度主动脉瓣反流时血流的快速减速。(**d**)：频谱多普勒显示腹主动脉全舒张期逆流，与重度主动脉瓣反流一致。在这种情况下，可以闻及急性重度主动脉瓣反流的杂音。AR，主动脉瓣反流；LA，左心房；LV，左心室；LVOT，左心室流出道；RV，右心室；Aorta，主动脉

瘤疾病、非细菌性血栓性心内膜炎（消耗性心内膜炎）、血栓（尤其是人工瓣膜）、波束宽度伪像和兰伯氏突起（Lambl’s excrescence）（图 6.10）。

休克患者的新发杂音

许多 ICU 中出现休克的危重患者在体格检查时可能没有杂音。一些患者可能有非心源性杂音，如感染性休克时常有的血流杂音。心源性休克杂音的病因包括已经讨论过的急性二尖瓣反流杂音（由急性心肌梗死或二尖瓣心内膜炎引起）和急性主动脉瓣反流杂音（由主动脉瓣心内膜炎引起）。休克相关杂音的其他病因包括 LVOT 梗阻和 A 型主动脉夹层。

伴 LVOT 梗阻的应激性心肌病

临床表现

LVOT 梗阻可以既往已经存在（如梗阻性肥厚型心肌病），也可以在疾病状态下出

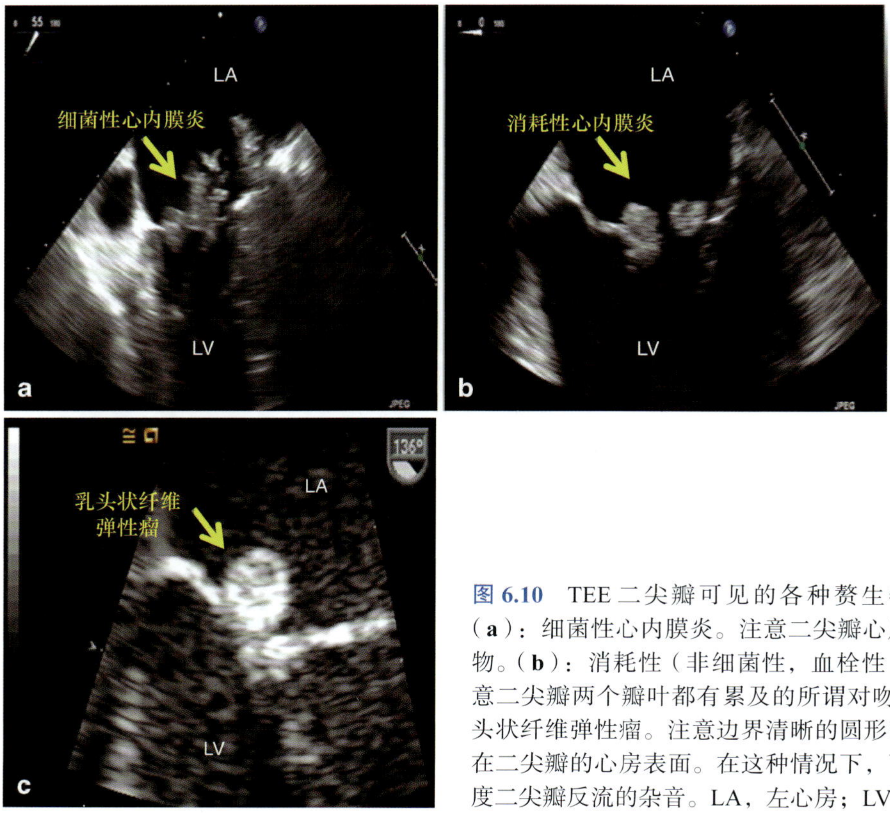

图 6.10　TEE 二尖瓣可见的各种赘生物及疑似团块。(**a**)：细菌性心内膜炎。注意二尖瓣心房侧松散的赘生物。(**b**)：消耗性（非细菌性，血栓性）心内膜炎。注意二尖瓣两个瓣叶都有累及的所谓对吻病变。(**c**)：乳头状纤维弹性瘤。注意边界清晰的圆形弹性纤维瘤附着在二尖瓣的心房表面。在这种情况下，可以听到急性重度二尖瓣反流的杂音。LA，左心房；LV，左心室

现，如应激性心肌病（也称为 Takotsubo 心肌病或心尖部球形综合征）。应激性心肌病是一种临床综合征，其特征是短暂的不伴冠状动脉阻塞性病变的局部左心室功能障碍，经常需要与急性心肌梗死相鉴别。应激性心肌病的真实发病率约为肌钙蛋白阳性急性冠脉综合征表现患者中的 1% ～ 2% 左右，但 ICU 研究发现，非心脏病诊断入院的患者中高达 28% 的患者存在应激性心肌病[12]。

部分应激性心肌病的患者会发生动力性 LVOT 梗阻，主要因心尖部收缩减弱时基底段心肌收缩增强引起。早期临床表现之一可能是出现收缩期杂音，同时 LVOT 梗阻的存在可能导致 ICU 患者发生休克。超声心动图发现有助于诊断，并对临床处理具有重要意义。

LVOT 梗阻的杂音

典型 LVOT 梗阻的杂音是高调、渐强渐弱的收缩中期杂音，胸骨左下缘最容易听到。由于和主动脉瓣狭窄的杂音性质相似，经常被误诊。然而，与主动脉瓣狭窄杂音不同，这种杂音不向颈动脉放射。改变后负荷和前负荷的动作也可帮助区分是 LVOT 梗阻的杂音还是其他杂音，如主动脉瓣狭窄的杂音。LVOT 梗阻的杂音在 Valsalva 动作时增强（降低前负荷），在握持动作时降低（增加后负荷）。

LVOT 梗阻的超声心动图特征

在经胸超声胸骨旁长轴或心尖三腔切面上，通常可以看到典型的二尖瓣收缩期前移（systolic anterior motion of the mitral valve，SAM）现象，即收缩中晚期出现二尖瓣前叶和室间隔贴近的现象。由于 M 超时相分辨率高，有助于更好地识别二尖瓣室间隔贴近现象，M 超还可以帮助识别收缩中期主动脉瓣突然部分关闭和收缩晚期主动脉瓣瓣叶粗糙扑动，这些都因收缩晚期流出道有动力性梗阻引起。二尖瓣瓣叶从内侧到外侧 SAM 现象的程度可能不一致，因此扫描不同切面时要轻微调整探头角度以证实流出道动力性梗阻的存在及其严重程度。

2D 和 M 超可以提供是否存在流出道梗阻的线索，多普勒技术可用于确定梗阻部位和梗阻严重程度。采用脉冲多普勒方法，采样容积从心尖部缓慢上移到基底部，并记录每一步流速，梗阻部位流速急剧增加，这一速度反映了梗阻的程度。连续多普勒将显示一个峰值延迟的高速收缩期射流（图 6.11）。

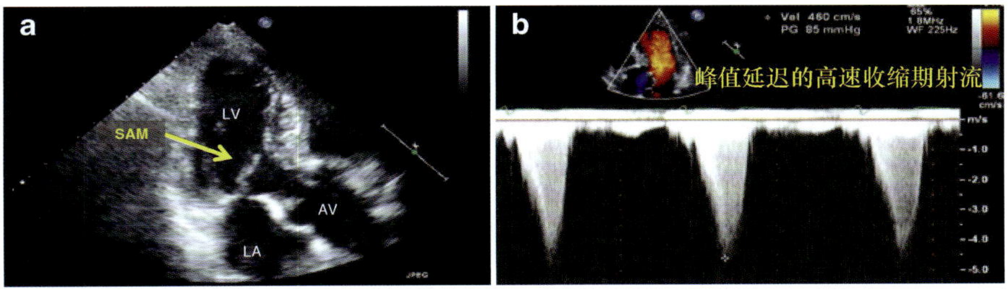

图 6.11　TTE 所见 LVOT 梗阻和 SAM 现象。（**a**）：二尖瓣收缩期前向运动伴随二尖瓣贴近室间隔。（**b**）：LVOT 梗阻时峰值延迟的高速收缩期射流。在这种情况下，可以听到典型的峰值延迟的收缩期杂音。AV，主动脉瓣；LA，左心房；LV，左心室；SAM，二尖瓣收缩期前向运动

A 型主动脉夹层

临床表现

主动脉夹层是一种罕见但危及生命的疾病，早期和正确的诊断对生存至关重要。急性主动脉夹层的典型表现是严重的胸痛和急性血流动力学异常。A 型夹层患者血流动力学急剧恶化和死亡的机制主要有以下几点：(1) 夹层破裂到心包导致心脏压塞，(2) 夹层撕裂到主动脉瓣导致重度的主动脉瓣反流，(3) 阻塞冠状动脉口导致急性心肌梗死[13]。

病理生理学

病理生理学变化始动因素是主动脉壁内膜撕裂，接着是主动脉中膜变性（囊性和中层坏死），最终血液通过裂口进入中膜，进一步将内膜与周围的中膜和（或）外膜分离，从而形成假腔。假腔可以保持为局限性，也可以进一步撕裂延伸到下游。

A 型主动脉夹层反流杂音

主动脉瓣反流在 A 型主动脉夹层的病例中非常常见，患者由于长期主动脉扩张导致慢性主动脉瓣反流，或由于主动脉夹层逆行延伸导致主动脉瓣瓣叶缺乏足够支持导致急性主动脉瓣反流。急性主动脉瓣反流的杂音通常是低频的舒张早期杂音，而慢性主动脉瓣反流的杂音则是高频的全舒张性杂音。由于通过主动脉瓣的血容量增加，也可能听到一种柔和的收缩期杂音。柔和的收缩期和低频舒张期主动脉瓣杂音的结合常被称为急性主动脉瓣反流的“往复”性杂音。此外，与急性二尖瓣反流杂音相似，急性主动脉瓣反流的杂音由于主动脉和左心室之间的压力很快达到平衡而很微弱，甚至没有。

A 型主动脉夹层的超声心动图特征

经食管超声心动图比 TTE 更易于识别夹层膜片，夹层膜片是动脉夹层部位分隔真假腔的可移动的膜片（图 6.12）。收缩期由于真腔的扩张，夹层膜片通常向假腔移动。膜片活动通常不依赖主动脉本身，应该在多个切面中证实膜片的存在，以避免将波束宽度伪像误认为夹层膜片。除了帮助确定真腔和假腔的位置，超声心动图还可用于诊断 A 型主动脉夹层的并发症，如急性主动脉瓣反流、心包积液（以及由此引起的心脏压塞）和左心室功能障碍（冠状动脉口夹层的情况下）。

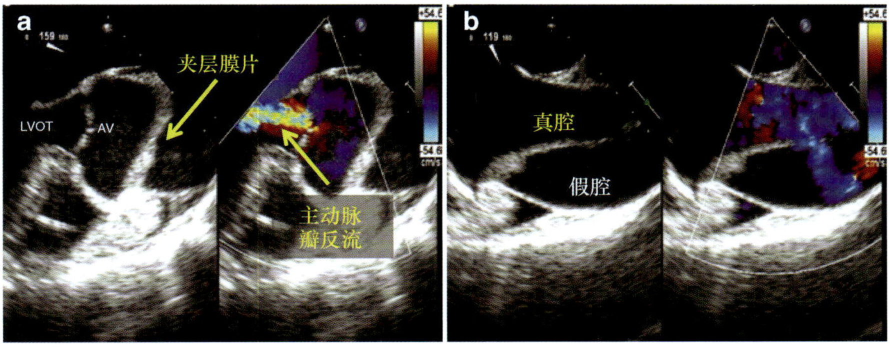

图 6.12　TEE 所见 A 型主动脉夹层。(**a**)：彩色多普勒显示主动脉瓣反流束及夹层膜片。(**b**)：主动脉夹层的真、假腔，彩色多普勒显示血流从真腔到假腔。在这种情况下，可以听到急性重度主动脉瓣反流的杂音。AV，主动脉瓣；LVOT，左心室流出道

已知人工瓣膜患者新出现杂音

瓣膜血栓

如前所述，CCU 患者的大多数新发杂音是反流性杂音，但有一个重要的例外，即人工瓣膜血栓形成时的狭窄性杂音。

临床表现

和生物瓣相比，机械瓣更容易发生血栓形成。严重的瓣膜血栓形成通常是抗凝不足的结果，虽然罕见但后果是非常严重的。人工瓣膜更常见的并发症是人工瓣膜退化、血管翳形成和不太严重的血栓形成。人工瓣膜患者出现机械瓣关闭咔嗒声的变化、新的心力衰竭症状、新的狭窄性杂音、卒中或其他血栓栓塞事件，需要考虑人工瓣膜血栓形成的可能。

人工瓣膜狭窄的杂音

人工瓣膜狭窄的杂音与自身瓣膜狭窄的杂音相似，后者没有机械瓣关闭的咔嗒声。

人工瓣膜狭窄的超声心动图特征

一般来说，超声心动图用于评估自身瓣膜狭窄的方法都可用于评估人工瓣膜狭窄。由于人工瓣膜在基线状态下比自身瓣膜狭窄，因此跨人工瓣的最大血流速度往往比正常的自身瓣膜要高一些。人工瓣膜的功能可以通过计算峰值流速、峰值和平均压力阶

差、有效瓣口面积（effective orifice area，EOA）、多普勒速度指数（Doppler velocity index，DVI）以及射流速度形态来评估（图 6.13）[14]。一般来说，平均跨瓣压差与基线相比显著增加时（排除高输出状态等其他原因），应怀疑人工瓣膜是梗阻。

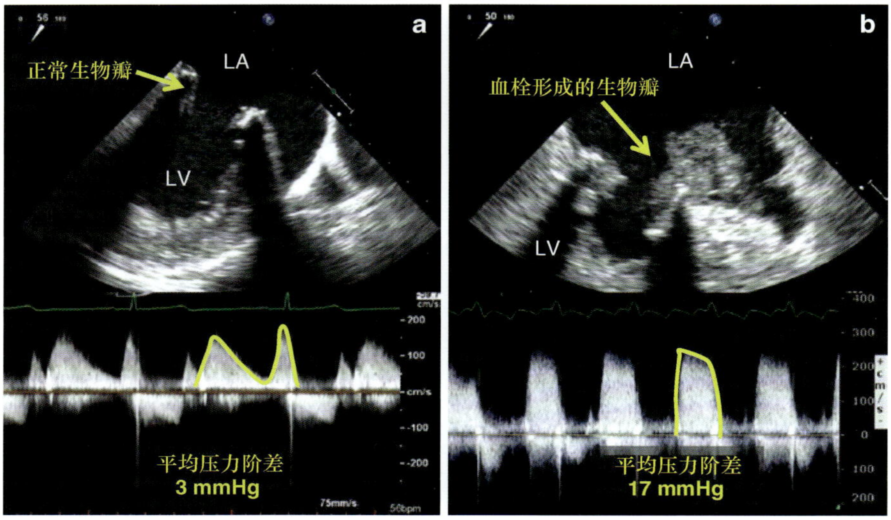

图 6.13　TEE 所见二尖瓣人工瓣血栓形成。(**a**)：二尖瓣人工瓣功能正常，左心房-左心室舒张期压差较低。(**b**)：二尖瓣人工瓣血栓形成，人工瓣狭窄，左心房-左心室舒张期压差明显增加。在这种情况下，可以听到重度二尖瓣狭窄的杂音。LA，左心房；LV，左心室；mmHg，毫米汞柱

参考文献

1. Lessard E, Glick M, Ahmed S, Saric M. The patient with a heart murmur: evaluation, assessment and dental considerations. J Am Dent Assoc. 2005;136:347–56; quiz 80–1
2. Bickley LS, Szilagyi PG, Bates B. Bates' guide to physical examination and history-taking. 11th ed. Philadelphia: Wolters Kluwer Health/Lippincott Williams & Wilkins; 2013.
3. David L, Dumitrascu DL. The bicentennial of the stethoscope: a reappraisal. Clujul Med. 2017;90:361–3.
4. Thygesen K, Alpert JS, Jaffe AS, et al. Third universal definition of myocardial infarction. J Am Coll Cardiol. 2012;60:1581–98.
5. Lavie CJ, Gersh BJ. Mechanical and electrical complications of acute myocardial infarction. Mayo Clin Proc. 1990;65:709–30.
6. Bursi F, Enriquez-Sarano M, Nkomo VT, et al. Heart failure and death after myocardial infarction in the community: the emerging role of mitral regurgitation. Circulation. 2005;111:295–301.
7. Lang RM, Badano LP, Mor-Avi V, et al. Recommendations for cardiac chamber quantification by echocardiography in adults: an update from the American Society of Echocardiography and the European Association of Cardiovascular Imaging. Eur Heart J Cardiovasc Imaging. 2015;16:233–70.
8. Birnbaum Y, Fishbein MC, Blanche C, Siegel RJ. Ventricular septal rupture after acute myo-

cardial infarction. N Engl J Med. 2002;347:1426–32.
9. Baddour LM, Wilson WR, Bayer AS, et al. Infective endocarditis in adults: diagnosis, antimicrobial therapy, and management of complications: a scientific statement for healthcare professionals from the American Heart Association. Circulation. 2015;132:1435–86.
10. Mylonakis E, Calderwood SB. Infective endocarditis in adults. N Engl J Med. 2001;345:1318–30.
11. Nishimura RA, Otto CM, Bonow RO, et al. AHA/ACC guideline for the management of patients with valvular heart disease: a report of the American College of Cardiology/American Heart Association Task Force on Practice Guidelines. J Am Coll Cardiol. 2014;63:e57–185.
12. Park JH, Kang SJ, Song JK, et al. Left ventricular apical ballooning due to severe physical stress in patients admitted to the medical ICU. Chest. 2005;128:296–302.
13. Goldstein SA, Evangelista A, Abbara S, et al. Multimodality imaging of diseases of the thoracic aorta in adults: from the American Society of Echocardiography and the European Association of Cardiovascular Imaging: endorsed by the Society of Cardiovascular Computed Tomography and Society for Cardiovascular Magnetic Resonance. J Am Soc Echocardiogr. 2015;28:119–82.
14. Zoghbi WA, Chambers JB, Dumesnil JG, et al. Recommendations for evaluation of prosthetic valves with echocardiography and doppler ultrasound: a report From the American Society of Echocardiography's Guidelines and Standards Committee and the Task Force on Prosthetic Valves, developed in conjunction with the American College of Cardiology Cardiovascular Imaging Committee, Cardiac Imaging Committee of the American Heart Association, the European Association of Echocardiography, a registered branch of the European Society of Cardiology, the Japanese Society of Echocardiography and the Canadian Society of Echocardiography, endorsed by the American College of Cardiology Foundation, American Heart Association, European Association of Echocardiography, a registered branch of the European Society of Cardiology, the Japanese Society of Echocardiography, and Canadian Society of Echocardiography. J Am Soc Echocardiogr. 2009;22:975–1014; quiz 82–4

第 7 章
超声心动图在急性神经综合征中的应用

Gregory Katz，Muhamed Saric
李丹　译　邓湘宁　校

摘　要　卒中是高收入国家的第三大死因。急性神经综合征可分为卒中和非卒中两种原因，心源性卒中将是本章的重点。本章概述了高、中度血栓栓塞风险的心血管疾病，包括主要解剖特征和超声心动图表现。

关键词　卒中，房颤，血栓

介绍

卒中是高收入国家的第三大死因，据估计，有 690 万 20 岁以上的美国人患有卒中。每年约有 80 万起卒中，直接和间接花费超过 350 亿美元。急性神经综合征可分为卒中和非卒中原因，心脏因素导致的卒中将是本综述的重点。

卒中亚型

卒中可分为缺血性和出血性两种不同的亚型。大约 87% 的卒中是缺血性的，一些出血性卒中由缺血性卒中转化而来[1]。根据急性卒中治疗（Acute Stroke Treatment，TOAST）Org 10172 试验的标准，缺血性卒中可进一步细分为五种不同的亚型。心脏和主动脉病变来源的卒中分为两组：（1）已明确的心源性卒中和（2）隐源性卒中，其中一些是心源性栓塞（图 7.1）。

有些患者有局灶性神经异常发现，临床特征提示可能为心源性和主动脉异常来源的栓塞（表 7.1），通过超声心动图可以明确诊断。提示可能是心源性栓塞的卒中特征包括突然出现症状，发病时出现严重的神经系统症状（NIH 卒中分级＞ 10），多个脑血管床梗死、合并其他部位的梗死、累及皮质或皮质下大豆纹区的梗死灶分布、高密度大脑中动脉征以及闭塞的大脑大动脉快速再通（图 7.2）[2]。

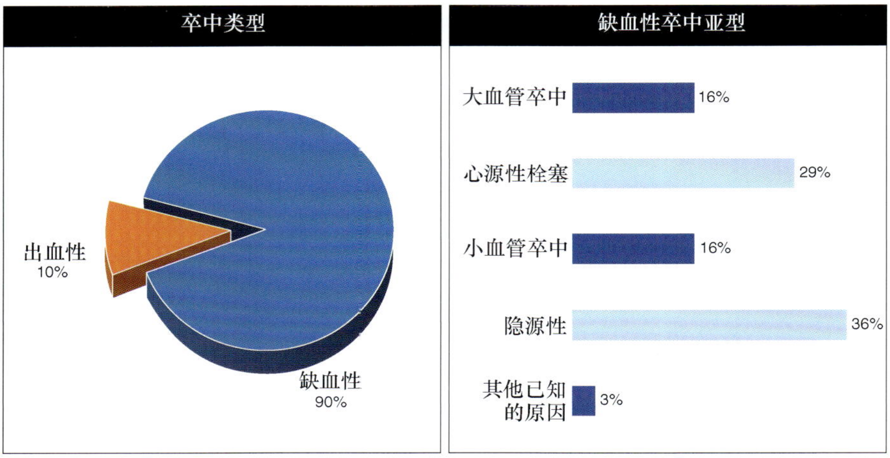

图 7.1　出血性和缺血性卒中的患病率。（左图）卒中类型和相对患病率。（右图）缺血性卒中的不同亚型。心脏受累的卒中包括心源性栓塞和一些隐源性卒中

表 7.1　提示病因为心源性卒中的因素

提示病因为心源性卒中的因素
之前无短暂性脑缺血发作，突然出现症状
卒中严重程度显著（NIHSS ＞ 10，年龄＞ 70 岁）
不同动脉分布的既往梗死
● 空间多样性（前循环和后循环梗死）
● 时间多样性（不同年龄的梗死）
系统性血栓栓塞的其他症状
累及皮质或皮质下大豆纹区的梗死灶分布
高密度大脑中动脉征（无严重同侧颈内动脉狭窄）
大脑大动脉闭塞的快速再通（神经血管超声反复评估）

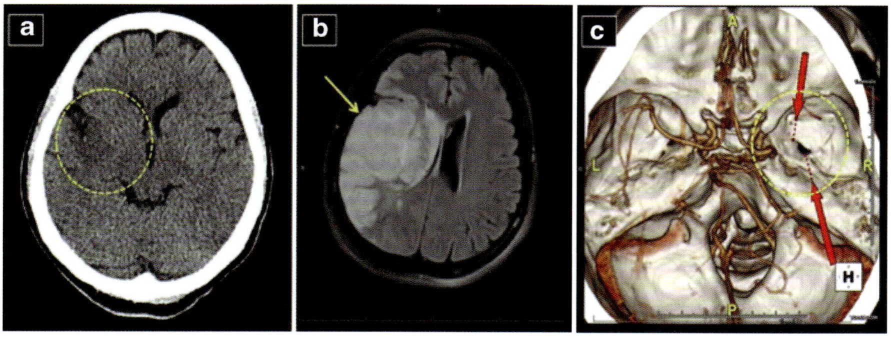

图 7.2　缺血性卒中的影像学表现。（**a**）头颅 CT 平扫见密集 MCA 征。（**b**）脑 MRI 显示右 MCA 卒中。（**c**）脑血管造影重建显示右 MCA100% 闭塞。MCA，大脑中动脉；CT，计算机断层扫描；MRI，磁共振成像

心源性栓塞占缺血性卒中的 15% ～ 40%，在没有明确的脑血管闭塞性疾病的情况下，诊断依赖于确定潜在病因[3]。在急性神经综合征患者中，超声心动图的主要作用是确定是否存在心源性栓塞，评估栓塞源是否可能是该综合征的潜在病因，并指导治疗策略。

心源性栓塞性卒中

并非所有心脏来源的栓子都有相同的栓塞潜能。血栓、赘生物、肿瘤碎片和动脉粥样硬化碎片具有最高的栓塞潜能。在表 7.2 中，基于栓塞潜能分类，列出了高栓塞潜能和栓塞可能性较小的心脏来源的栓子。急性主动脉夹层不论是否撕裂至颈动脉都是急性神经综合征的重要原因，本章也将讨论超声心动图对其的鉴别。欧洲心脏病学会（European Society of Cardiology，ESC）[4] 和美国超声心动图学会（American Society of Echocardiography，ASE）[5] 的专门指南就如何正确使用超声心动图确定心源性栓塞提供了深入的建议。

高栓塞风险心血管疾病

高栓塞风险心血管疾病包括血栓、赘生物、肿瘤和主动脉粥样斑块。

表 7.2　按栓塞潜能分类的心源性卒中来源

高栓塞潜能	中等栓塞潜能
心内血栓 • 房性心律失常：房颤、房扑 • 缺血性心脏病：近期心肌梗死，伴有左心室血栓的慢性缺血性心肌病 • 非缺血性心肌病伴左心室血栓 • 人工瓣膜和装置	**间隔缺损和异常** • 卵圆孔未闭 • 房间隔膨胀瘤 • 房间隔缺损
心内赘生物 • 自体瓣膜心内膜炎 • 人工瓣膜心内膜炎 • 非瓣膜性心内膜炎	**心内血栓前体** • 自发显影（烟雾状） • 无明显血栓的左心室壁瘤 • 二尖瓣脱垂
心内肿瘤 • 黏液瘤 • 乳头状弹力纤维瘤 • 其他肿瘤	**心内钙化** • 二尖瓣环钙化 • 钙化性主动脉狭窄
主动脉病变 • 主动脉粥样斑块 • 主动脉夹层	**瓣膜异常** • 纤维蛋白线 • 兰伯氏突起

血栓

房性心律失常引起急性神经综合征的风险主要取决于左心房（left atrium，LA），或更准确地说在左心耳（left atrial appendage，LAA）形成血栓的风险；这些血栓是心源性栓塞最常见的来源[6]。急性心肌梗死或严重左心室功能障碍患者，由于节段性或局灶性左心室壁运动异常，导致血流淤滞，左心室容易形成血栓。

房性心律失常

房颤与缺血性卒中之间的联系虽然复杂，但很重要。房颤是最常见的心律失常，年卒中风险从低风险患者的 1% 到高风险组的 15% 不等。大多数房颤的心源性栓塞事件与 LAA 血栓有关。LAA 血栓与 LA 体部血栓的比例取决于房颤的类型。在非瓣膜性房颤中，约 90% 的血栓位于 LAA。相比之下，瓣膜性房颤患者（主要定义为风湿性二尖瓣疾病的房颤），只有 2/3 的血栓位于左心耳，其余的血栓位于 LA 体部。

LAA 和 LA 血栓形成主要是由于血液淤滞，Virchow 三要素的其他两个因素，内皮损伤和高凝状态在这类患者中临床意义不大。当左心耳排空速度很快时，血栓形成通常被阻断；当发生心房功能障碍时，通常由于房颤、LA 扩大或二尖瓣病变，排空速度降低，左心耳成为血栓形成的潜在病灶。经食管超声心动图（transesophageal echocardiogram，TEE）是鉴别 LAA 血栓的金标准。

关键解剖特征

左心耳可出现四种不同的形态：仙人掌形、鸡翅形、风向袋形和菜花形。对于怀疑心源性栓塞卒中的患者，还应定量评价 LA 的大小。

超声心动图表现

在 LAA 中出现自发超声显影（spontaneous echo contrast，SEC）或烟雾状改变是红细胞叠连的标志，表明血液淤滞状态。SEC 可以发展成沉淀状（浓烟状）和真正的血栓（图 7.3）。血栓最常见于 LAA，但也可见于 LA 体部。SEC、沉淀和血栓都与系统性栓塞的风险增加有关。在 TEE 上用脉冲波多普勒评估 LAA 排空速度，发现速度小于 20 cm/s 时，发生栓塞的风险明显升高。

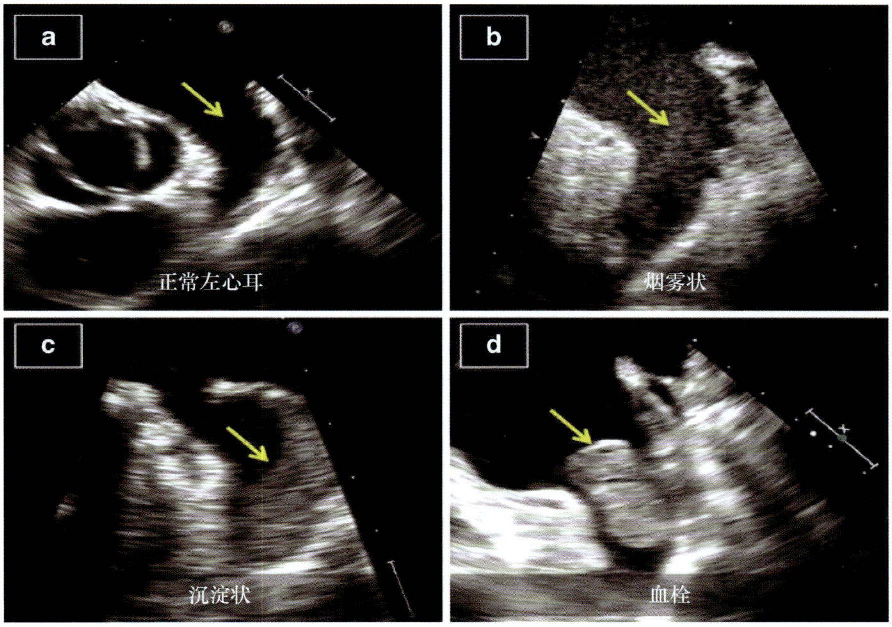

图 7.3　不同病理情况下左心耳超声表现。(**a**) LAA 没有血栓形成。(**b**) LAA 呈烟雾状。(**c**) LAA 呈沉淀状。(**d**) LAA 血栓。LAA，左心耳

替代成像

对于不能耐受或有 TEE 禁忌证的患者，心脏 CT 扫描可用于评估 LA 和 LAA 是否存在血栓，具有相当高的准确性。

心肌梗死与心力衰竭

在不同的研究中，心肌梗死后左心室血栓的发生率从 7% 到 20% 不等，前壁或心尖部梗死患者和射血分数降低患者的发生率最高[7-8]。左心室壁瘤的血栓发生率高达 50%。目前再灌注治疗降低了心肌梗死后左心室血栓的发生率。慢性心肌病随着心室扩大，心排血量减少导致血液淤滞，以及心尖肥厚型心肌病患者心尖外翻，发生左心室血栓的风险增加。

关键解剖特征

左心室血栓有三种不同的形态学表现：

1. 扁平附壁血栓——扁平，与心内膜平行，只有一个表面暴露于血液中。
2. 突出的血栓——多个表面暴露于血液中。
3. 活动性血栓——血栓全部或部分独立活动。

尽管活动性或突出性血栓最容易发生栓塞，但扁平附壁血栓患者也可能发生栓塞事件。

超声心动图表现

左心室血栓定义为：与心内膜有明显界限，在收缩期和舒张期均可见的左心室致密回声团块。一般位于左心室壁运动减低或无运动区域。超声心动图必须在两个垂直切面中显示血栓，以充分排除伪像，作出准确诊断。

超声心动图微泡造影剂的使用大大提高了超声心动图充分识别左心室血栓的能力（图 7.4 a，b）。超声造影剂的应用有助于降低技术难度导致诊断不充分的可能性。将超声心动图聚焦区移到心尖并降低混叠速度有助于更好地确定左心室内的血栓。

TEE 在鉴别左心室血栓方面用处有限，因为其在心尖部视野欠佳，且与食管中的传感器距离较远。

替代成像

心脏磁共振成像在识别左心室血栓方面比超声心动图具有更高的敏感性和特异性，尽管其易用性可能限制其在急性情况下的应用（图 7.4c）。

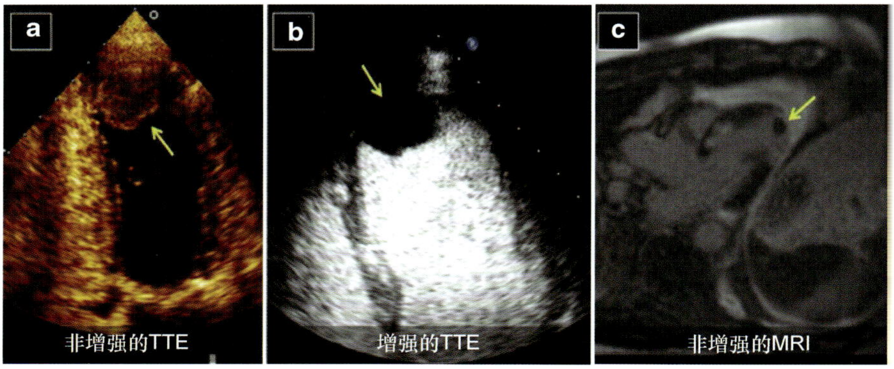

图 7.4　左心室血栓。(**a**) TTE 显示左心尖有血栓。(**b**) 超声心动图造影可增强 TTE 对血栓的检出能力。(**c**) MRI 显示左心室心尖部有血栓。TTE，经胸超声心动图；LV，左心室；MRI，磁共振成像

赘生物

心内膜炎

感染性和非感染性心内膜炎均可引起急性神经系统事件。大多数情况下，血培养阳性和超声心动图证据能够诊断感染性心内膜炎（infective endocarditis，IE）。全身性栓塞是 IE 的常见后果，在某些情况下，卒中可能是第一个临床表现。大多数全身性栓塞发生在开始抗菌治疗之前。虽然经胸超声心动图（transthoracic echocardiogram，TTE）对诊断心内膜炎有很高的特异性，但缺乏敏感性，特别是当存在人工瓣膜时；而且其在评估瓣叶穿孔方面效果欠佳。在以下情况时，TTE 应被视为一线检查。非感染性心内膜炎，也称消耗性心内膜炎，可导致富含纤维蛋白和血小板的瓣膜赘生物的形成，这些赘生物有很高的全身栓塞风险。消耗性心内膜炎常发生在患有严重的全身性疾病或高凝状态（如抗磷脂综合征）患者。

关键解剖和血流动力学特征

IE 由于瓣叶穿孔可导致急性严重瓣膜反流，应将 IE 视为急性瓣膜功能不全的潜在原因。一些临床表现有助于鉴别急性主动脉瓣关闭不全，包括左心室大小正常、脉压小和低血压，均提示左心室舒张压急剧升高，影响了前向血流和心排血量。急性主动脉瓣反流时，二尖瓣提早关闭，主动脉瓣叶对合不良。如果患者存在 LA 和左心室大小正常、左心房压明显升高、肺水肿或 LA 大 V 波等临床特征时，应怀疑二尖瓣反流为急性。

超声心动图表现

瓣膜赘生物、心内脓肿、人工瓣膜撕裂和新发瓣膜功能不全均可作为 IE 的诊断依据。

赘生物通常表现为与底部组织的回声特性不同的团块，附着在瓣膜叶上，其运动独立于瓣膜（图 7.5a）。虽然赘生物最常见于瓣膜，但偶可见于室壁心内膜或乳头肌上。治愈的赘生物通常比急性赘生物回声更强和发生钙化。感染性心内膜炎赘生物更常见于房室瓣的心房侧和动脉瓣的心室侧。

脓肿表现为无回声或回声不均匀的区域，通常邻近瓣膜结构。虽然主要位于瓣膜旁，但可以影响任何心肌区域。最常见于主动脉瓣，可导致瘘和假性动脉瘤形成（图 7.5b）。

人工机械二尖瓣使赘生物的诊断更复杂，由于人工瓣膜的声影，用 TEE 比用 TTE 显示更佳。在特定的临床情况下，瓣周反流应怀疑为 IE 的超声心动图表现。

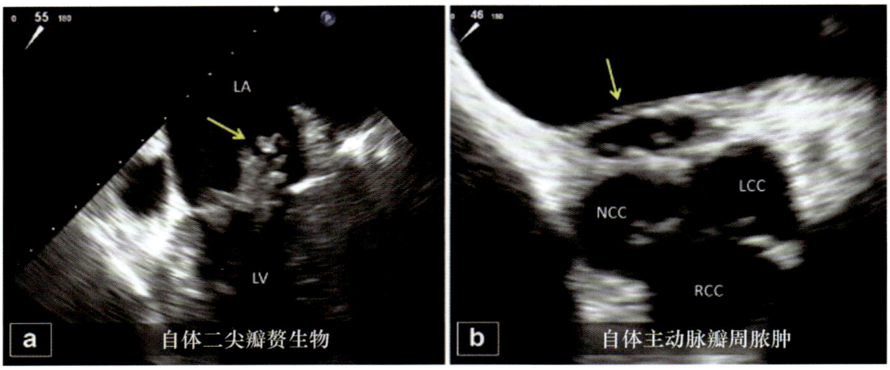

图 7.5　心内膜炎。(**a**) TEE 二尖瓣心房侧可见赘生物。(**b**) 主动脉瓣周脓肿形成。TEE，经食管超声心动图；LA，左心房；LV，左心室；NCC，无冠窦；RCC，右冠窦；LCC，左冠窦

鉴别诊断

心内膜炎的鉴别诊断包括许多可能被混淆为赘生物的结构，因此对患者的临床情况的透彻理解对于超声结果的准确解读至关重要。在自体瓣膜上，二尖瓣环钙化伴可活动的部分、多余的腱索、兰伯氏突起和乳头状弹性纤维瘤可被误认为赘生物。可被误认为 IE 赘生物的人工瓣膜的相关结构包括人工瓣膜缝合线、二尖瓣下组织残留和微空化作用（图 7.6）。

替代成像

超声心动图是诊断心内膜炎的首选影像学检查方法。CT 或 CMR 对诊断没有额外作用。

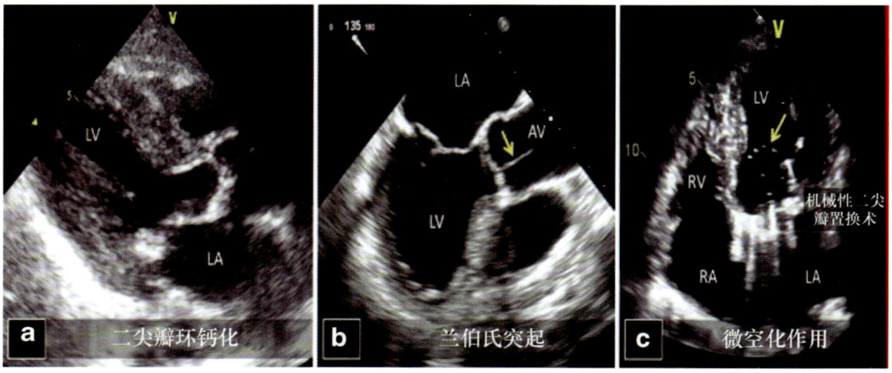

图 7.6　其他病理改变。(**a**) 严重的二尖瓣环钙化可被误认为是心内膜炎引起的赘生物。(**b**) 主动脉瓣上可见大的兰伯氏突起。(**c**) 机械二尖瓣的微空化作用，类似赘生物。LA，左心房；LV，左心室；AV，主动脉瓣；RV，右心室；RA，右心房；MVR，二尖瓣置换术

人工瓣膜

人工瓣膜是导致急性神经系统综合征的主要栓塞源，在急性栓塞事件中若存在人工瓣膜或心内装置，应怀疑栓塞与装置有关。

三尖瓣和二尖瓣人工瓣膜血栓形成多于主动脉瓣，年发病率高达 1%。血栓形成和栓塞的发生可以不伴有梗阻的症状，如呼吸困难或心力衰竭，通常发生在抗凝治疗不足时。

关键解剖和血流动力学特征

人工心脏瓣膜血栓或赘生物形成可伴有血流梗阻症状，包括新发杂音、呼吸困难、心力衰竭和心源性休克。右侧人工瓣膜血栓形成只在出现心内或肺内分流时才会导致急性神经综合征。

超声心动图表现

对于怀疑有人工瓣膜血栓形成的患者，TTE 和 TEE 均应进行。在严重梗阻的情况下，TTE 会显示异常的跨瓣彩色喷射血流，人工瓣膜跨瓣压升高，有效瓣口面积减小。TEE 通常用来检查瓣叶运动受限，异常的中心反流，生理性反流的消失，以及直接显示血栓（图 7.7a）。即使应用 TEE，部分瓣膜血栓形成的诊断也是具有挑战性的，必须在高度临床怀疑时才能做出诊断。

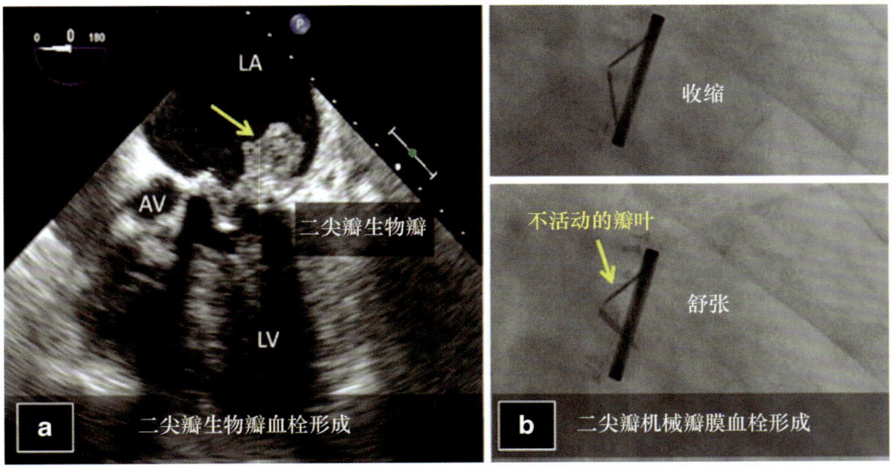

图 7.7　人工瓣膜。（**a**）TEE 显示二尖瓣生物瓣血栓形成。（**b**）X 线透视造影显示机械瓣膜血栓形成，舒张期间瓣叶活动受限，导致血流受限（下图）。瓣叶收缩期仍能正常闭合（上图）。LA，左心房；AV，主动脉瓣；LV，左心室；TEE，经食管超声心动图

鉴别诊断

人工瓣膜血栓形成的鉴别诊断包括人工瓣膜赘生物或纤维蛋白线。瓣膜血栓形成的血流动力学后果也可见于人工瓣膜狭窄和瓣膜尺寸不匹配。血管翳的形成，即假体瓣膜周围纤维组织的生长，也可引起假体瓣膜跨瓣压增高，但与全身血栓栓塞或急性神经综合征无关。

替代成像

X 线透视造影术常被用来评估机械瓣膜血栓形成。其在识别人工赘生物或心内装置血栓或赘生物本身方面的作用非常有限（图 7.7b）。门控心脏 CT 也可用于显示瓣叶运动受限。

心内肿瘤

原发性心脏肿瘤是一种罕见诊断，大多数呈良性，大多数并发症是由其引起的栓塞所致。黏液瘤和乳头状弹性纤维瘤（papillary fibroelastoma，PFE）是最常见的两种心内肿瘤，也是最常引起栓塞的心内肿瘤。栓塞的发生可以是由于肿瘤本身的一部分脱落所致，也可以是由于伴发的血栓所致。最常见的恶性心脏肿瘤是转移性疾病，其发病率是原发性心脏良性肿瘤的 20 倍，但与其相关的栓塞性疾病的发病率较低。原发性心脏恶性肿瘤往往发生在右心系统，更常导致肺栓塞而非全身性栓塞。心脏最常见的转移性恶性肿瘤是黑色素瘤，以及来自于肺、乳腺、结肠和胃的肿瘤。

关键解剖和血流动力学特征

心脏黏液瘤是最常见的良性心脏肿瘤，多见于女性，最常见于左心房。不太常见的是，患者可能有多发性黏液瘤，约 7% 的黏液瘤与 Carney 综合征有关，Carney 综合征是一种常染色体显性遗传病，伴有心脏和皮肤黏液瘤以及导致 Cushing 综合征的肾上腺皮质疾病。黏液瘤有时体积较大，导致二尖瓣阻塞，具有类似二尖瓣狭窄的临床症状和多普勒征象。

乳头状弹性纤维瘤是第二常见的心脏肿瘤，主要位于心脏瓣膜，最常见于主动脉，其次是二尖瓣。乳头状弹性纤维瘤来源于心内膜，无血管。它们很少引起瓣膜功能障碍，往往位于主动脉瓣的主动脉侧和二尖瓣的心室侧，这与常见的感染性心内膜炎相反。虽然通常无症状，但乳头状弹性纤维瘤最常见的症状是卒中、TIA 和肿瘤栓塞引起的心肌梗死。

超声心动图表现

心脏黏液瘤通常有一个柄附着在卵圆窝附近；也可见于左心室、右心房，不常见于右心室。黏液瘤常有蒂，表面光滑或易碎，可有坏死组织和局灶性钙化。黏液瘤常有部分血管化，在超声造影上可表现为部分增强。部分增强可区分黏液瘤与血栓、恶性肿瘤，血栓表现为不增强，恶性肿瘤表现为完全增强（图 7.8）。

乳头状弹性纤维瘤通常是活动的，边界清晰，质地均匀。通常描述为类似海葵状，有多个乳头状复叶，通过一个短的蒂附着在心内膜上（图 7.9）。虽然乳头状弹性纤维瘤的尺寸可以超过 20 mm，但它们的长度通常为 8 ～ 9 mm。TTE 和 TEE 诊断的敏感性分别约为 62% 和 77%。

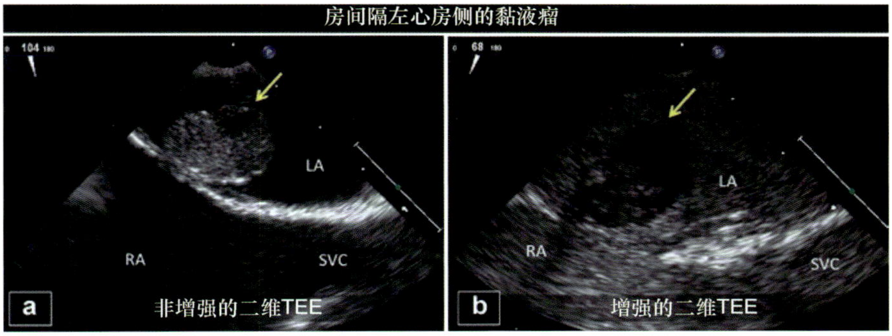

图 7.8　黏液瘤。（**a**）TTE 显示左心房黏液瘤附着在房间隔上。（**b**）超声造影显示左心房黏液瘤部分增强。TEE，经食管超声心动图；LA，左心房；RA，右心房；SVC，上腔静脉

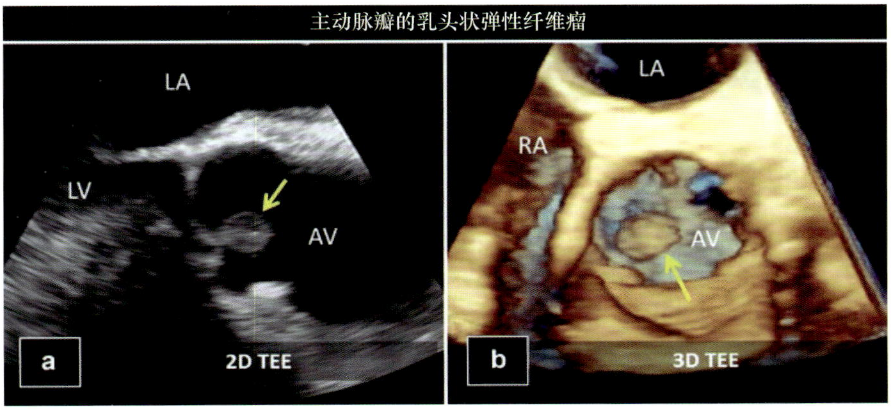

图 7.9　乳头状弹性纤维瘤（PFE）。（**a**）主动脉瓣主动脉侧 PFE 的二维影像学显像。（**b**）三维 TEE 的 PFE 显像。LA，左心房；LV，左心室；AV，主动脉瓣；TEE，经食管超声心动图

鉴别诊断

如前所述，最常见的心内占位是黏液瘤和 PFE。心内占位的鉴别诊断包括原发性和继发性，瓣膜病变还包括赘生物、瓣膜缝合线和兰伯氏突起。

替代成像

为了确定心内肿瘤的组织特征，心脏磁共振成像可以提高识别能力和组织分辨率。黏液瘤、转移性疾病和原发性心脏肿瘤通常在磁共振成像中可以更加清晰地显示。由于 PFE 通常发生在瓣膜上，因此在 TTE 和 TEE 上比其他成像更能显示其活动性。

主动脉病变

主动脉成像是评价疑似心源性栓塞所致神经症状的重要部分。主动脉粥样斑块是主动脉栓塞最常见的病因，可由血栓栓塞（主动脉血栓栓塞综合征，aortic thromboembolism syndrome，ATS）或胆固醇栓塞（胆固醇栓塞综合征，cholesterol emboli syndrome，CES）引起。ATS 是由于动脉粥样斑块上的血栓栓塞导致急性缺血或靶器官栓塞，而 CES 是由于多个小胆固醇晶体的栓塞导致栓塞，栓塞可导致较小的血管阻塞和由阻塞或炎症反应引起的靶器官损伤引起的症状。

神经症状常见于主动脉夹层患者，并可发生在没有胸痛或背痛的情况下。多达 29% 的急性主动脉夹层患者出现神经症状，其中三分之一的患者无疼痛表现。主动脉夹层的神经后遗症包括缺血性卒中、脊髓缺血、缺血性神经病变、缺氧性脑病、晕厥和癫痫发作[9]。急性主动脉夹层的快速准确诊断至关重要，因为在开始适当治疗之前，死亡率每小时增加 1%。最常用的分型方法是 DeBakey 和 Stanford 分型，以此将夹层部位进行分类，并决定药物治疗还是外科手术治疗。

关键解剖和血流动力学特征

动脉粥样硬化斑块是动脉粥样硬化在人类一生的过程中持续进展的表现，从无症状的斑块开始，随着时间的推移进展，导致动脉粥样硬化和动脉粥样硬化栓塞疾病的症状。

在主动脉夹层中，主动脉内膜的撕裂导致假腔的形成，假腔可以迅速地在主动脉的上下两端扩展。症状和体征通常是主动脉分支受累的表现，要么由于夹层的扩展，要么由于血流阻断导致的低灌注而发生。当主动脉瓣附近发生夹层时，可发生急性主动脉瓣反流，其血流动力学前面已讨论过。这些病例中也可见心包积液，伴有或不伴有机化，并可导致心脏压塞和血流动力学障碍。

超声心动图表现

主动脉粥样硬化的病理特征如下：严重斑块（图 7.10a）、壁内血肿（图 7.10b）和穿透性溃疡（图 7.10c）。

粥样硬化斑块位于主动脉内膜，可从粥样硬化进展为纤维粥样硬化，随后进展为伴有出血、溃疡和上覆血栓的复杂斑块。栓塞的风险随着斑块数量的增加而增加，而斑块的增加通常是从主动脉近端到远端。

当看到主动脉内膜片将管腔分为真腔和假腔时，可做出主动脉夹层的诊断。在大多数情况下，假腔血流可通过彩色多普勒检测到，但在假腔血栓形成或逆行剥离的情况下可能检测不到。应特别注意主动脉根部扩张、主动脉瓣反流和心包积液（图 7.11a）。

升主动脉最好在 TTE 胸骨旁长轴上成像，但有时也可以在心尖五腔心平面和剑突下平面看到。在老年患者中，TTE 对 A 型夹层的敏感性高达 78%，并可通过超声造影进一步提高。然而，如果临床怀疑，即使 TTE 阴性也不排除升主动脉夹层，在这些病例中，TEE 具有更高的检测敏感性，在某些一系列的切面中接近 98%。

主动脉伪像很常见，一些切面上发生率约为 44% ～ 53%，临床怀疑病例中有 3.5% 是由于伪像而被误诊的。在主动脉根部，伪像来自左心房；在升主动脉，伪像来自肺动脉。通常，M 型超声心动图根据它们的位置和运动，可以区分伪像和夹层膜片（图 7.11b）。

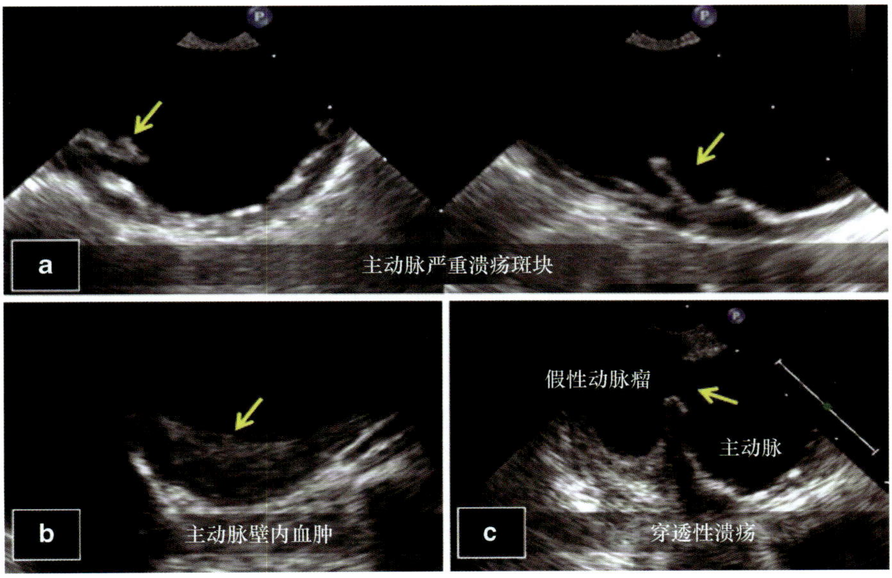

图 7.10　动脉粥样硬化的三种表现。（**a**）经食管超声心动图多平面显示主动脉严重溃疡斑块。（**b**）血管破裂引起的主动脉壁内血肿。（**c**）主动脉穿透性溃疡，血液外渗导致假性动脉瘤形成

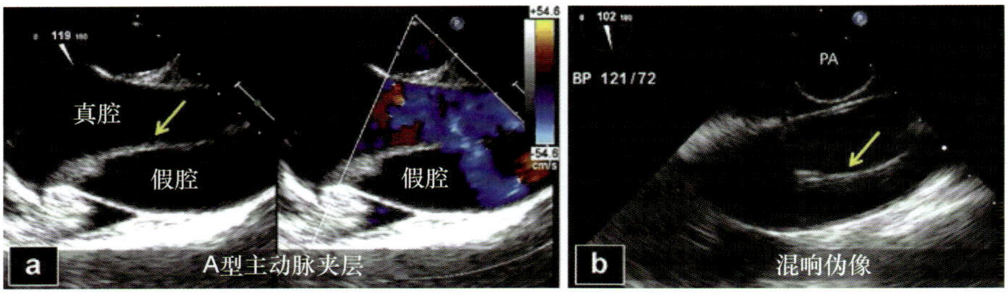

图 7.11　夹层。（a）A 型主动脉夹层，主动脉分为真假管腔，彩色多普勒血流显示管腔间有交通。（b）肺动脉混响伪像类似主动脉夹层。PA，肺动脉

鉴别诊断

急性主动脉夹层是急性主动脉综合征的一种。急性主动脉综合征还包括壁内血肿和穿透性动脉粥样硬化溃疡。壁内血肿的特征是主动脉壁成圆形或新月形增厚，一般厚度大于 5 mm。穿透性动脉粥样硬化性溃疡通常表现为主动脉壁边缘参差不齐的鸡蛋上的坑状突出，与严重弥漫性动脉粥样硬化有关。

替代成像

动脉粥样硬化斑块的评估可以通过 TEE、CT 或 CMR 来完成。替代成像方式对于 TEE 检测区域以外的主动脉远端斑块更有用。CT 和 CMR 在急性主动脉夹层的诊断中具有非常高的敏感性和特异性，在无禁忌证如肾功能受损的情况下，CT 和 CMR 可能是更准确的诊断方法。

中等栓塞风险的心血管病变

在卵圆孔未闭或房间隔缺损的情况下，心内分流可导致系统性栓塞。在怀疑有心源性病因导致急性神经综合征的情况下，必须排除其他高风险的心源性栓塞病因，然后才能得出心内分流是致病因素的结论，并应考虑治疗。

卵圆孔未闭与房间隔缺损

卵圆孔未闭（patent foramen ovale，PFO）或房间隔缺损（atrial septal defect，ASD）

患者的反常栓塞与卒中风险增加相关，在年轻患者中尤为明显[10]。虽然 PFO 在 25% 的正常人群中被发现，但一些数据表明，在患有急性神经性缺血的年轻患者中，PFO 患病率高达 40%。PFO 是胎儿循环的残余结构，是成人常见的肺循环旁路，通常由于左-右心房正压差而保持关闭。在右心房压力升高（通常在做 Valsalva 动作和急性或慢性肺动脉高压）的情况下，出现右向左分流，引起反常血栓栓塞导致急性卒中。房间隔膨胀瘤（atrial septal aneurysm，ASA）的存在可导致第一房间隔回缩，致使更大的房间隔分流，增加卒中的风险。ASA 可能使漏斗状血栓残余物通过未闭的卵圆孔而导致风险增加。

关键解剖和血流动力学特征

卵圆孔的解剖结构可以有很大的不同，从交通的小隧道，到左心房侧有脊的、大的、开放的 PFO，都可出现。如果卵圆窝向右心房或左心房有固定的移位，或向左右总偏移距中线＞ 15 mm，则诊断为 ASA（图 7.12）。

超声心动图表现

为了评估 PFO，必须检测是否存在从右向左的分流。常规的彩色多普勒评价是主要的显示方法，震荡生理盐水注射和降低 Nyquist 限值都能提高评价的敏感性。

为了寻找心内或肺内分流，可静脉注射混合生理盐水。注射应在平静时和 Valsalva 动作时各进行一次。房间隔向左心房侧的偏移可以作为右心房压适当升高的证据。在注射的三个心动周期内，心脏左侧出现微气泡表明存在 PFO（图 7.13）。目前的指南可能过分强调了左心出现气泡的时间（早期为心内分流，晚期为肺内分流）的重要性，以及计数气泡用于定量评估的重要性（＞ 20 个气泡意味着一个大分流）。通过评价气

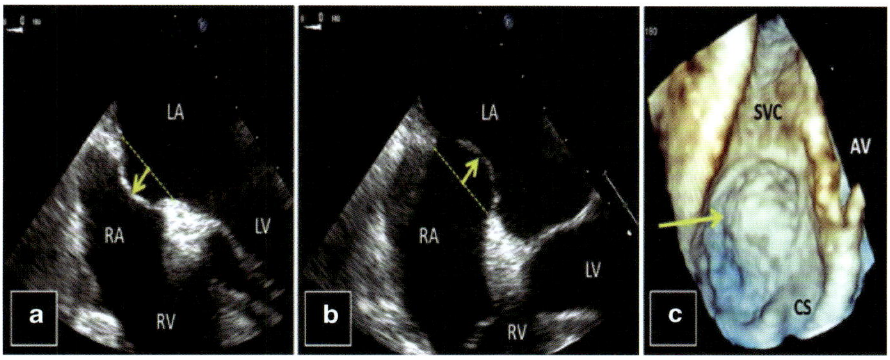

图 7.12　ASA。（a）房间隔膨胀瘤时突入右心房。（b）房间隔膨胀瘤突入左心房。（c）房间隔膨胀瘤向右心房突出的三维图像。RA，右心房；RV，右心室；LA，左心房；LV，左心室；CS，冠状窦；AV，主动脉瓣；SVC，上腔静脉

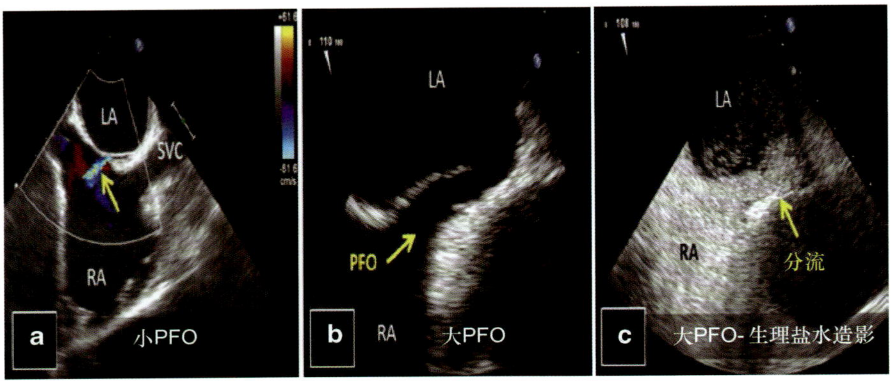

图 7.13　PFO。(**a**) 彩色多普勒显示小 PFO。(**b**) 无需彩色多普勒或混合生理盐水即可看到大的 PFO。(**c**) 大 PFO 中右心房和左心房之间存在交通，在气泡研究中有相当比例的气泡穿过房间隔。PFO，卵圆孔未闭；LA，左心房；LV，右心房；SVC，上腔静脉

泡出现的模式，可以实现更好的辨别；PFO 会以一股气泡的形式出现，且气泡消失迅速，而肺动静脉畸形则会显示气泡逐渐增多，消失得很慢。当 TTE 检测到分流时，应进行 TEE，以确认是否存在 PFO，排除其他分流，并在有临床指征时考虑能否将其关闭。如果计划在 TEE 期间做 Valsalva 动作，则在程序性镇静麻醉之前向患者提供 Valsalva 动作或咳嗽的说明可能会更有帮助。

替代成像

经颅多普勒通常可以通过检测静脉注射液体后大脑中动脉（middle cerebral artery，MCA）中的微气泡来提示是否存在从右向左的分流；然而 TEE 仍然是检测的金标准。

其他情况

在怀疑心源性栓塞导致的急性神经综合征的鉴别诊断中，还应考虑其他几种栓塞低风险的情况。根据栓塞的病因学可以进一步确定其特征。

- 血栓栓塞的前体病变，如超声造影或 CMR 左心耳或左心室壁瘤无显著的血栓，但发现 SEC，表现为烟雾或沉淀。
- 引起心内结构钙化的病因，如严重的二尖瓣环钙化或钙化性主动脉狭窄。
- 瓣膜异常，如纤维蛋白线或大的兰伯氏突起，即使栓塞风险小，在怀疑心源性栓塞导致的急性神经综合征的鉴别诊断中也应予以考虑。

虽然这些低风险的病变可能是系统性栓塞的原因，但临床医生必须排除与栓塞更密切相关的心内病因。

参考文献

1. Stroke Facts | cdc.gov. https://www.cdc.gov/stroke/facts.htm. Accessed 12 Nov 2017.
2. Celeste F, Muratori M, Mapelli M, Pepi M. The evolving role and use of echocardiography in the evaluation of cardiac source of embolism. J Cardiovasc Echogr. 2017;27(2):33–44. https://doi.org/10.4103/jcecho.jcecho_1_17.
3. Benjamin EJ, Blaha MJ, Chiuve SE, et al. Heart disease and stroke statistics-2017 update: a report from the American Heart Association. Circulation. 2017;135(10):e146–603. https://doi.org/10.1161/CIR.0000000000000485.
4. Pepi M, Evangelista A, Nihoyannopoulos P, et al. Recommendations for echocardiography use in the diagnosis and management of cardiac sources of embolism European Association of Echocardiography (EAE) (a registered branch of the ESC). Eur J Echocardiogr. 2010; 11(6):461–76. https://doi.org/10.1093/ejechocard/jeq045.
5. Saric M. Guidelines for the use of echocardiography in the evaluation of a cardiac source of embolism. J Am Soc Echocardiogr. 2016;29:1–42. https://doi.org/10.1016/j.echo.2015.09.011.
6. Fuster V, Ryden LE, Cannom DS, et al. ACC/AHA/ESC 2006 guidelines for the management of patients with atrial fibrillation executive summary: A report of the American College of Cardiology/American Heart Association Task Force on practice guidelines and the European Society of Cardiology Committee for Practice Guidelines (Writing Committee to Revise the 2001 Guidelines for the Management of Patients with Atrial Fibrillation) developed in collaboration with the European Heart Rhythm Association and the Heart Rhythm Society. Eur Heart J. 2006;27(16):1979–2030. https://doi.org/10.1093/eurheartj/ehl176.
7. Weinsaft JW, Kim HW, Shah DJ, et al. Detection of left ventricular thrombus by delayed-enhancement cardiovascular magnetic resonance. J Am Coll Cardiol. 2008;52(2):148–57. https://doi.org/10.1016/j.jacc.2008.03.041.
8. Senior R, Becher H, Monaghan M, et al. Contrast echocardiography: evidence-based recommendations by European Association of Echocardiography. Eur J Echocardiogr. 2008; 10(2):194–212. https://doi.org/10.1093/ejechocard/jep005.
9. Flemming KD, Brown RD, Friedrich I, Sirch J, Erbguth FJ. Acute cerebral infarction caused by aortic dissection: caution in the thrombolytic era. Stroke. 1999;30(2):477–8. https://doi.org/10.1161/01.str.0000254594.33408.b1.
10. Kerut EK, Norfleet WT, Plotnick GD, Giles TD. Patent foramen ovale: a review of associated conditions and the impact of physiological size. J Am Coll Cardiol. 2001;38(3):613–23. http://www.ncbi.nlm.nih.gov/pubmed/11527606. Accessed 12 Nov 2017.

第二部分

超声心动图
在心脏监护病房的应用

第 8 章
心脏监护病房中超声心动图对血流动力学的评价

Yuvrajsinh J. Parmar，Craig Basman，Itzhak Kronzon
杨涛　译　山缨　校

摘　要　超声心动图可以无创评估心脏血流动力学和心腔内压。简化伯努利方程可用于计算大部分腔室间压差。这些测量可有助于评估和管理心脏重症监护病房内患者。本章将重点介绍利用多普勒和其他超声心动图技术评估心脏重症监护病房内患者血流动力学。

关键词　多普勒，心排血量，心腔内压差

引言

超声心动图可以无创评估心脏的血流动力学和心腔内压。简化伯努利方程可用于计算大部分腔室间压差。这些测量可有助于评估和管理心脏重症监护病房内患者。本章将重点介绍利用多普勒和其他超声心动图技术评估心脏重症监护病房内患者血流动力学。

右心房压评估

下腔静脉内径及其随呼吸运动的变化可用于评估右心房压。将探头置于剑突下，超声束透过肝扫描至右心房时可以观察到下腔静脉。超声探头应垂直于下腔静脉。正常情况下，下腔静脉在距右心房 1 ～ 2 cm 处宽度＜ 2.1 cm，并且随着吸气运动内径减小 50% 以上。下腔静脉扩张且不随着呼吸而塌陷的“吸气试验”提示右心房压升高[1-3]。M 型超声心动图特别有助于测量内径以及吸气时内径的变化。表 8.1 显示了下腔静脉的特征（内径和呼吸变化）和估测的右心房压。图 8.1 显示了右心房压显著升高患者的二维图像和 M 型超声心动图。

表 8.1　评估右心房压时下腔静脉内径和呼吸运动的变化

下腔静脉大小和塌陷程度	估测的右心房压
扩张（＞ 2.1 cm）且塌陷不足（＜ 50%）	升高（10 ～ 20 mmHg）
正常（＜ 2.1 cm）但塌陷不足（＜ 50%） 扩张（＞ 2.1 cm）但塌陷（＞ 50%）	中度（5 ～ 10 mmHg）
正常（＜ 2.1 cm）且塌陷（＞ 50%）	正常 / 偏低（0 ～ 5 mmHg）

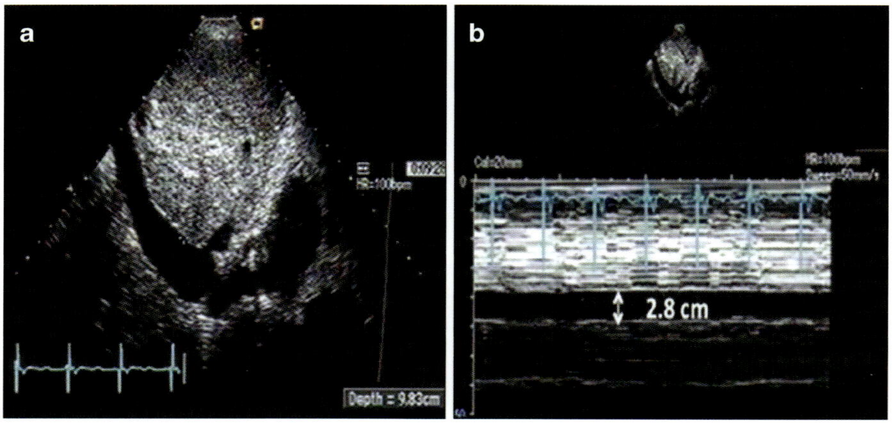

图 8.1　右心房压（RAP）的评估。（**a**）下腔静脉（IVC）在右心房入口处显著扩张（2.8 cm）。（**b**）M 型超声表明其直径在呼吸时缺乏变化。RAP 估计为 15 ～ 20 mmHg

右心室收缩压的评估

收缩期的三尖瓣可用于评估右心室收缩压。收缩期三尖瓣关闭，右心室和右心房之间存在压差。约 80% 的成年人有一定程度的三尖瓣反流（通常为轻度）。连续多普勒可用于测量三尖瓣反流束的峰值速度。在没有肺动脉狭窄的情况下，右心室收缩压可用来估测肺动脉收缩压。图 8.2 显示了右心房、右心室和肺动脉压的压力曲线。通过简化伯努利方程，该峰值速度可用于评估右心室和右心房之间的压差。因此，右心室收缩压（right ventricular systolic pressure，RVSP）等于三尖瓣反流（tricuspid regurgitant，TR）压差加上右心房压（right atrial pressure，RAP）。

$$\text{RVSP} = \text{TR 压差} + \text{RAP}$$

对于有左向右分流的室间隔缺损（ventricular septal defect，VSD）患者，可以通过测量收缩期 VSD 的压差来计算右心室收缩压。无主动脉瓣狭窄时，左心室的收缩压等于体循环收缩压。因此，右心室收缩压（right ventricular systolic pressure，RVSP）等于收缩压（systolic blood pressure，SBP）减去收缩期室间隔缺损（systolic ventricular

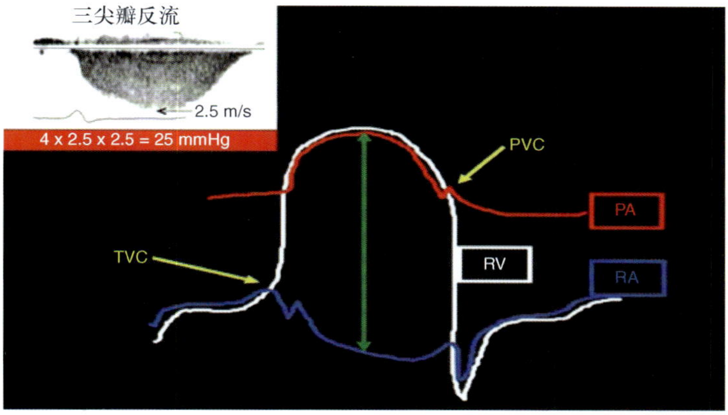

图 8.2　右心室（RV）收缩压的评估（见正文）。该示意图显示了在没有跨肺动脉瓣压差和显著的跨三尖瓣舒张期压差时正常的右心压力。收缩期跨三尖瓣的压差（绿色箭头）是产生左上角图示三尖瓣反流速度的原因。当反流峰值速度为 2.5 m/s 时，右心室和右心房之间的压差为 25 mmHg。PA，肺动脉压；PVC，肺动脉瓣关闭；RA，右心房压；TVC，三尖瓣关闭

septal defect，SVSD）压差。

$$\text{RVSP} = \text{SBP} - \text{SVSD 压差}$$

图 8.3 显示了一名心肌梗死后发生左向右分流 VSD 的患者右心室收缩压计算方法。

右心室舒张压的评估

没有三尖瓣狭窄时，右心室舒张压和右心房压相似。因此，右心室舒张压（right ventricular diastolic pressure，RVDP）等于右心房压（right atrial pressure，RAP）。可以使用下腔静脉内径来估算 RAP，并将该数值替代为 RVDP。

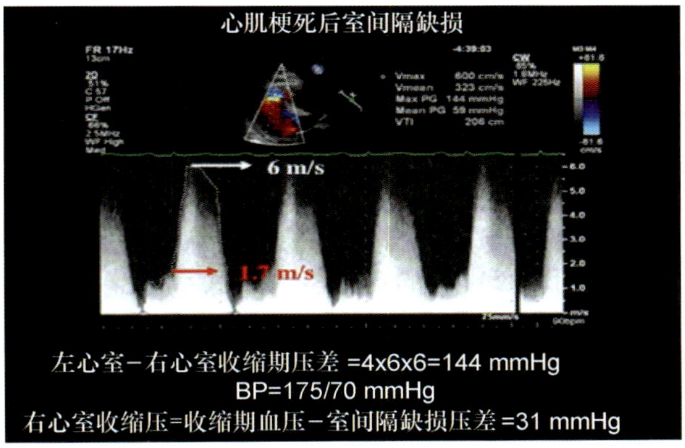

图 8.3　心肌梗死后室间隔缺损患者右心室收缩压的评估。注意，心脏收缩期（白色箭头）和心脏舒张期（红色箭头）都有血流。LV，左心室；RV，右心室

RVDP ＝ RAP

RVDP 也可以在存在左向右分流的 VSD 时进行计算。如果左心室舒张压高于右心室舒张压，则从左心室到右心室会有连续的舒张期血流。如果已知左心室舒张压，则 RVDP 为左心室舒张压（left ventricular diastolic pressure，LVDP）减去室间隔缺损（ventricular septal defect，VSD）舒张期压差。

RVDP ＝ LVDP － VSD 舒张期压差

肺动脉收缩压的评估

当没有肺动脉狭窄时，可以假设肺动脉收缩压等于右心室收缩压。因此，肺动脉收缩压（pulmonary artery systolic pressure，PASP）等于三尖瓣反流（tricuspid regurgitation，TR）压差加上右心房压（right atrial pressure，RAP）。

PASP ＝ TR 压差＋ RAP

但是，当存在肺动脉狭窄时，必须考虑跨肺动脉瓣的压差。可以首先计算肺动脉狭窄压差来计算 PASP。在这些患者中，肺动脉收缩压（pulmonary artery systolic pressure，PASP）等于右心室收缩压（right ventricular systolic pressure，RVSP）减去肺动脉狭窄（pulmonic stenosis，PS）压差。

PASP ＝ RVSP － PS 压差

肺动脉舒张压的评估

肺动脉瓣的反流速度可用来计算肺动脉和右心室之间的压差。大多数患者通常有一定程度的（轻微至轻度）肺动脉瓣反流。因此，肺动脉舒张压（pulmonary artery diastolic pressure，PADP）等于肺动脉瓣反流末期（PR）压差加右心室舒张压（right atrial pressure，RVDP）。

PADP ＝ PR 压差＋ RVDP

由于右心房压约等于右心室舒张压，因此，该方程式可简化为肺动脉舒张压（pulmonary artery diastolic pressure，PADP）等于肺动脉瓣反流（pulmonic regurgitation，PR）压差加右心房压（right atrial pressure，RAP）。

PADP ＝ PR 压差＋ RAP

在没有显著的三尖瓣反流的患者中，测量肺动脉瓣反流速度可能非常有助于评估肺动脉压。图 8.4 显示了一名肺动脉高压且无三尖瓣反流患者的肺动脉瓣血流连续多普勒描记。肺动脉瓣舒张末期反流速度为 2.5 m/s，表明舒张末期跨肺动脉瓣的压差为 25 mmHg。因此，肺动脉舒张期压至少在 25 mmHg 以上（25 mmHg 加上右心室舒张压或右心房压）。

平均肺动脉压的评估

当没有三尖瓣或肺动脉瓣反流时，可以通过 M 型超声心动图和脉冲多普勒评估肺动脉（pulmonary artery，PA）压。通常，心房收缩会导致肺动脉瓣提早开放，因为心房收缩后肺动脉舒张压低于右心房 / 心室压。因此。在严重肺动脉高压中，升高的肺动脉压阻碍心房收缩引起的肺动脉瓣叶运动。严重肺动脉高压患者的肺动脉瓣 M 型超声特征包括心房收缩过程中“a”斜坡的缺失。肺动脉压升高可导致肺动脉瓣收缩期过早关闭，在 M 型超声心动图上显示为“飞扬的 W 波”（图 8.5）。

平均 PA 压可以通过脉冲多普勒在接近肺动脉瓣处测量收缩期前向血流速度的加速时间来获得。加速时间与平均 PA 压成反比[4]。此评估的公式为：

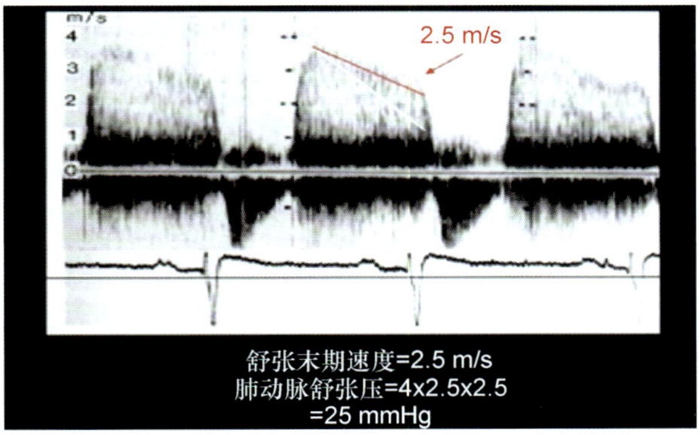

图 8.4　肺动脉高压患者肺动脉舒张压的评估。肺动脉瓣的连续多普勒显示舒张末期速度为 2.5 m/s。这表明肺动脉和右心室之间舒张末期压差为 25 mmHg

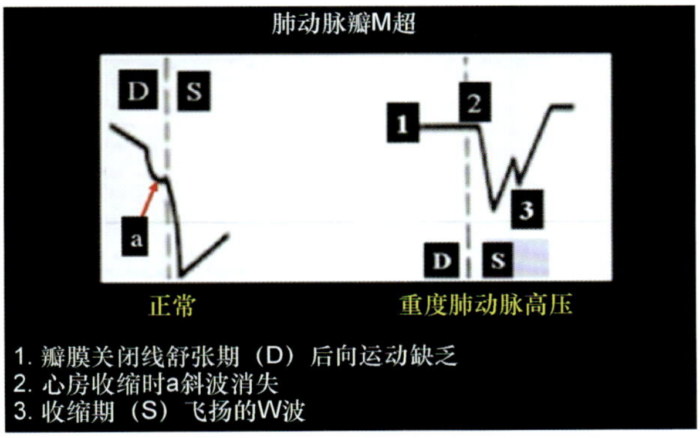

图 8.5　伴或不伴严重肺动脉高压患者肺动脉瓣 M 型超声心动图的对比

$$PAMP = 79 - (0.45 \times AcT)$$

其中 PAMP 是平均 PA 压，单位为 mmHg，AcT 是加速时间，单位为毫秒（ms）。

正常的加速时间大于 120 ms，小于 90 ms 与 PA 平均压大于 40 mmHg 相关。

平均 PA 压也可以通过肺动脉瓣反流束估算。图 8.6 显示了一名患者肺动脉瓣血流的连续多普勒描记，患者有明显的肺动脉高压，没有三尖瓣反流。舒张早期肺动脉瓣反流速度为 3.5 m/s，这表明舒张早期跨肺动脉瓣的压差为 49 mmHg。因此，平均肺动脉压至少 49 mmHg（49 mmHg 加上右心室舒张压或右心房压）。

左心室收缩压的评估

在没有主动脉瓣或左心室流出道梗阻的患者中，收缩期左心室与主动脉之间的压差可忽略不计。因此，左心室收缩压（left ventricular systolic pressure，LVSP）等于收缩压（systolic blood pressure SBP）。

$$LVSP = SBP$$

在有流出血流受阻的患者（例如主动脉瓣瓣膜下或瓣膜上狭窄），左心室和升主动脉之间存在压差。由于收缩期升主动脉压等于收缩压，因此左心室收缩压（left ventricular systolic pressure，LVSP）等于收缩压（systolic blood pressure，SBP）加上跨主动脉瓣（或瓣膜下或瓣膜上）的收缩期压差。

$$LVSP = SBP + \text{主动脉瓣压差}$$

跨主动脉瓣的压差可以通过连续多普勒测量获得。心脏导管检查记录峰-峰压差（peak-to-peak gradient，P2P），即主动脉收缩压峰值和左心室收缩压峰值之间的压差，多普勒超声心动图测量最大瞬时压差（maximum instantaneous gradient，MIG）。MIG 的数值通常高于 P2P（图 8.7）。大多数主动脉瓣重度狭窄患者，P2P 约为 MIG 的 70%。

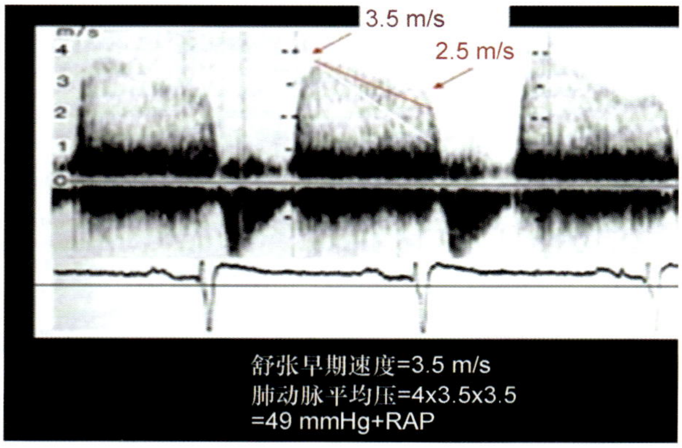

图 8.6　肺动脉高压患者肺动脉平均压的评估。肺动脉瓣舒张早期连续多普勒速度为 3.5 m/s。这表明肺动脉和右心室之间舒张早期压差为 49 mmHg

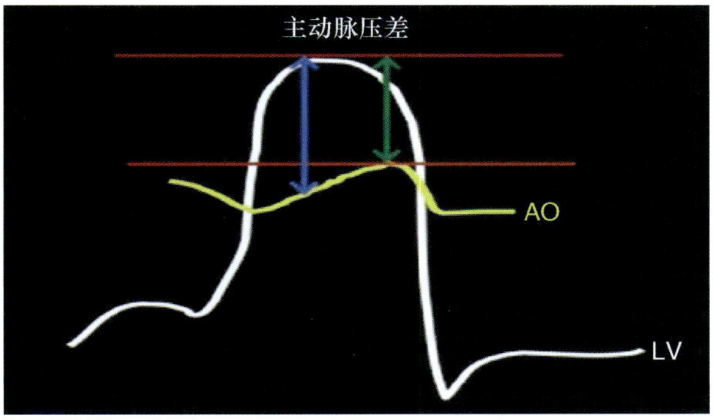

图 8.7　主动脉瓣狭窄的左侧压力曲线显示最大瞬时压差（蓝色箭头）和峰-峰压差（绿色箭头）

用多普勒超声计算平均压差后，可以通过计算 MIG 的 70% 来估算 P2P。然后将此数字加上收缩压来计算左心室收缩压。

$$\text{LVSP} = \text{SBP} + 70\%\ \text{MIG}$$

二尖瓣反流束可帮助估算 LVSP 和跨主动脉瓣压差。二尖瓣反流束的连续多普勒用来估算左心室和左心房之间的压差。左心室收缩压（left ventricular systolic pressure，LVSP）等于二尖瓣反流压差加左心房压。

$$\text{LVSP} = \text{MR 收缩压差} + \text{LAP}$$

二尖瓣反流束也可用来估算主动脉瓣狭窄患者的压差。图 8.8 显示了主动脉瓣狭窄患者的二尖瓣反流束，其血压为 120/80 mmHg。LVSP 可以基于二尖瓣反流束来计算（参见上文）。可以从 LVSP 和 SBP 计算主动脉压差。

$$\text{主动脉压差} = \text{LVSP} - \text{SBP}$$

左心室舒张压的评估

与右心房和右心室舒张压相似，左心房和左心室之间的舒张期压差很小，在没有

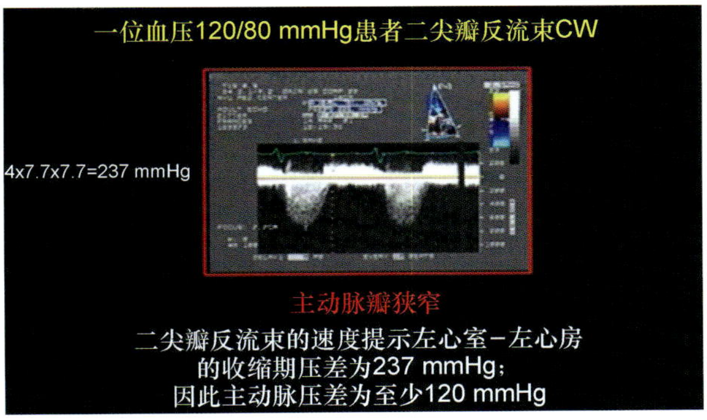

图 8.8　二尖瓣反流束的速度表明收缩期 LV-LA 的压差为 237 mmHg。因此，主动脉压差为 237 mmHg + LAP − 120 mmHg（SBP）

二尖瓣狭窄的情况下可以忽略不计。因此，左心房压（left atrial pressure，LAP）可以估算近似于左心室舒张压（left ventricular diastolic pressure，LVDP）。

$$LVDP = LAP$$

在有主动脉反流的患者中，反流束速度是主动脉和左心室之间舒张压压差所致。如果已知主动脉舒张压，则左心室舒张末压（left ventricular end-diastolic pressure，LVEDP）等于舒张压（diastolic blood pressure，DBP）减去舒张末期的主动脉瓣反流（aortic regurgitation，AR）的压差。在大多数患者中，主动脉压等于手臂的袖带压。

$$LVEDP = DBP - \text{舒张末期 AR 压差}$$

对于伴有左向右分流的 VSD 患者，如果右心房压（right atrial pressure，RAP）已知，估算右心室舒张压（在无三尖瓣狭窄的情况下），则可以计算 LVEDP。在这些患者中，RAP 和 VSD 舒张末期压差相加等于 LVEDP。

$$LVEDP = RAP + \text{VSD 舒张末期压差}$$

图 8.9 显示合并有主动脉瓣狭窄和主动脉瓣关闭不全患者的连续多普勒描记。主动脉瓣狭窄峰值速度为 4 m/s，舒张末期主动脉瓣反流速度也为 4 m/s，检查时血压为 150/80 mmHg。因此，左心室收缩压等于收缩压（150 mmHg）加主动脉收缩压差的 70%。由于主动脉最大瞬时压差为 64 mmHg，因此峰-峰压差为 64 mmHg 的 70%，即 45 mmHg。因此，左心室收缩压为 150 + 45 = 195 mmHg。左心室舒张压等于舒张压（80 mmHg）减去主动脉舒张压（64 mmHg），等于 16 mmHg。因此，该患者左心室压为 195/16 mmHg。

左心房压评估

多普勒超声心动图可用于估算左心室充盈压。跨二尖瓣和肺静脉血流的脉冲多普

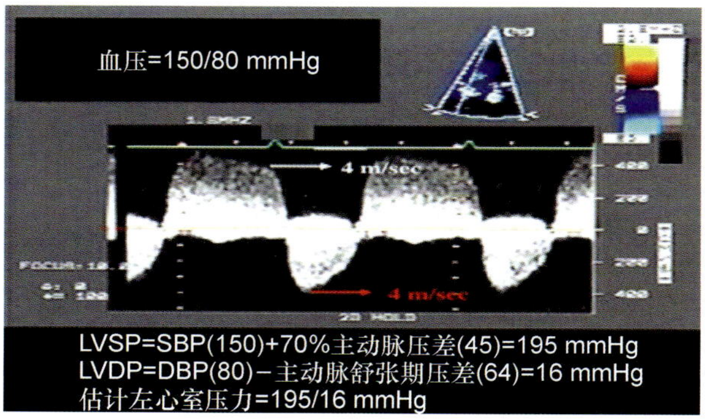

图 8.9　用连续多普勒（CW）计算合并主动脉瓣狭窄和关闭不全患者的左心室（LV）压（见正文）。主动脉瓣狭窄峰值速度（红色箭头）和舒张末期主动脉瓣反流速度（白色箭头）均为 4 m/s。Ao，主动脉；LVSP，左心室收缩压；LVDP，左心室舒张压；SBP，收缩压；DBP，舒张压；LV，左心室

勒，结合二尖瓣环外侧和间隔侧的组织多普勒，可以用来估算 LAP。正常血流特点是左心房压在 6 至 12 mmHg 之间。舒张功能受损时脉冲多普勒血流图可出现 E 波降低和 A 波升高，其对应左心房压为 13 ～ 19 mmHg（左心房压轻度升高）。跨二尖瓣血流假性正常化情况下，E-A 比值在 9 至 14 之间，伴 e′较低，对应的左心房压在 20 至 24 mmHg 之间。最后，限制性血流特点，E 波高，A 波低，且跨二尖瓣减速时间缩短（＜ 150 ms），通常其对应的左心房压大于 25 mmHg。另一种更简单的估算方法是跨二尖瓣血流 E 峰速度与组织多普勒（e′）的比值。通常，随着左心房压增加，E 波会变高而 e′变低。E/e′比值小于 9 提示左心房压正常，当比值大于 14 时，诊断左心房压升高（＞ 14 mmHg）具有高度特异性。Nagueh 等报道的一个方程[5]描述了 LAP 和 E/e′之间的关系。

$$LAP = 1.24 [(E/e') + 1.9]$$

可简化为如下方程：

$$LAP = E/e' + 4\ mmHg$$

二尖瓣反流患者（无主动脉瓣狭窄），心室收缩期左心房压（left atrial pressure during ventricular systole，LAS）等于收缩压（systolic blood pressure，SBP）减去二尖瓣反流（mitral regurgitation，MR）压差。

$$LAS = SBP - MR\ 压差$$

二尖瓣狭窄患者中，心室舒张期左心房压（left atrial pressure during ventricular diastole，LAP）等于左心室舒张末期压（left ventricular end-diastolic pressure，LVEDP）加二尖瓣平均跨瓣压。

$$LAP = LVEDP + 二尖瓣跨瓣压$$

左心房压也可通过彩色 M 超上的二尖瓣流入血流传播速度（Vp）来进行估算。Vp 测量红细胞在舒张早期从二尖瓣到达左心室心尖部的速度。Vp 是左心室舒张能力的间接度量。因此，Vp 越低表示左心室舒张越差，提示充盈压增高。

$$PAWP = 4.6 + 5.27 \times E/Vp$$

其中 Vp 是二尖瓣入口彩色 M 型血流传播速度，单位为 cm/s。E 是二尖瓣口的峰值血流速度，以 cm/s 为单位。

重点注意的是，使用多普勒超声心动图估算左心房压应假设不存在心房颤动、心室起搏、左束支传导阻滞、左心室辅助装置或二尖瓣疾病。

心排血量的计算

可以通过测量肺或体循环血流量来计算心排血量（cardiac output，CO）。在没有分流情况下，肺血流量等于体循环血流量（systemic blood flow，SBF）。左心室流出道的血流量通常用于计算每搏输出量。LVOT 血流量可以通过 LVOT 横截面积（cross-sectional area，CSA）乘以速度时间积分（velocity time integral，VTI）来计算。然后将每搏输出量（stroke volume，SV）乘以心率（heart rate，HR）来计算心排血量（图 8.10）。

$$SV = CSA_{LVOT} \times VTI_{LVOT}$$

$$CO = SV \times HR$$

心排血量也可以使用右心室流出道的血流或肺动脉的血流进行计算。

分流量的计算

房间隔或室间隔缺损患者的分流量可以通过肺循环血流量（pulmonary blood flow，PBF）中减去体循环血流量（systemic blood flow，SBF）来计算（图 8.11）。

$$分流量 = PBF - SBF$$

另一种计算方法是，将缺损口面积（defect orifice area，DOA）乘以分流处速度时间积分（defect orifice area，VTI）和心率（heart rate，HR）来估算分流量。图 8.11 是一个计算 ASD 分流量的示例，左向右分流口面积为 1.2（半径为 0.6 cm），VTI 为 80 cm，HR 为 100 次 / 分。分流量可使用下面的公式计算得到。

$$分流量 = DOA \times VTI_{分流} \times HR$$

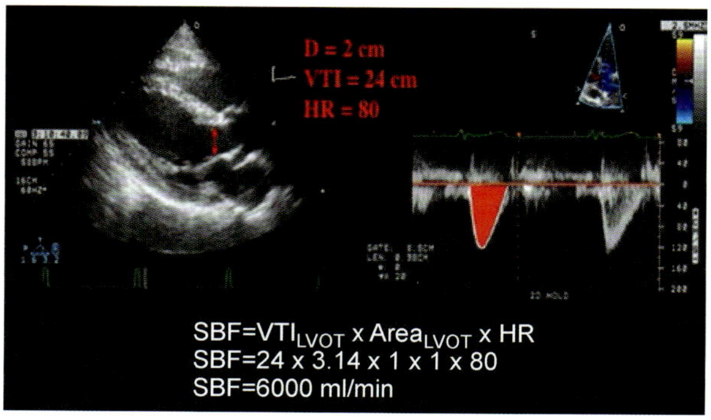

图 8.10　体循环血流量计算。直径（D）是通过胸骨旁长轴切面（左）LVOT 处测量，VTI（右）是将脉冲多普勒置于 LVOT 处测量

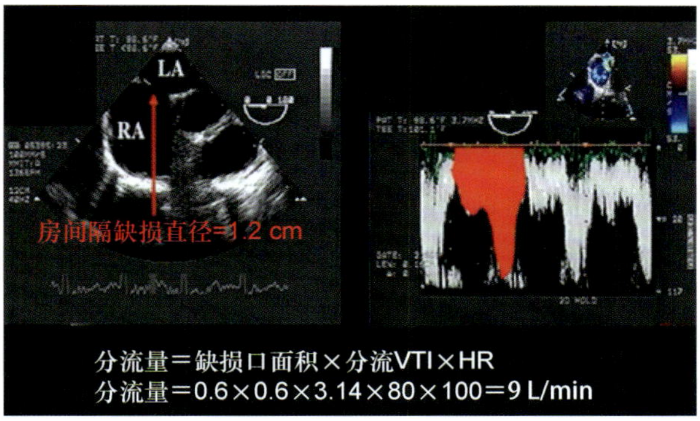

图 8.11　ASD 左向右分流量计算。红色箭头标记 ASD 缺口的直径（左）。红色阴影区域（右）显示缺损处分流的 VTI

肺血管阻力的估计算

肺血管阻力（pulmonary vascular resistance，PVR）定义为压差与流经肺血管床血流的比值，以 Wood 为单位。按有创检查方法，可以使用以下公式来计算 PVR：

$$PVR = (PAMP - LAMP)/PBF$$

其中 PAMP ＝肺动脉平均压，以 mmHg 为单位，LAMP ＝左心房平均压，以 mmHg 为单位，而 PBF ＝肺循环血流量，以 L/min 为单位。

PVR 与 PA 压成正相关（因此也与 TR 最高血流速度正相关），而与 RVOT 的每搏输出量（通过脉冲多普勒无创伤性测量，在 RVOT 近肺动脉瓣处测量 VTI）成反比。因此，PVR 可通过以下多普勒公式[6]计算：

$$PVR = 10[(\text{TR 峰速度}/VTI_{RVOT}) + 0.16]$$

其中 PVR 以 Wood 为单位，TR ＝三尖瓣反流，以 m/s 为单位，VTI_{RVOT} ＝右心室流出道的速度时间积分，以厘米为单位（图 8.12）。

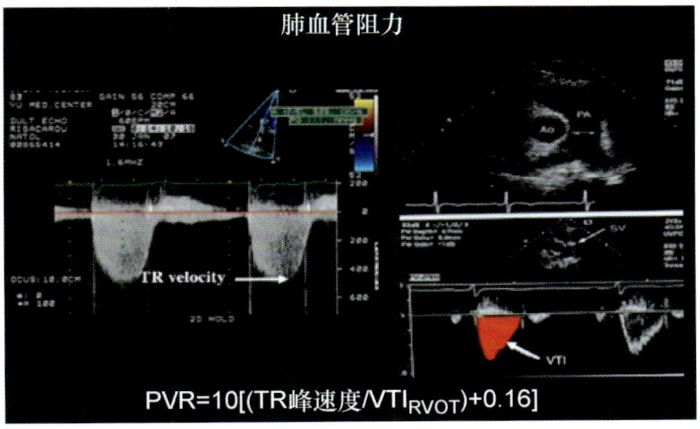

图 8.12　ROVT 处通过 TR 峰速度和 VTI 无创测量 PVR，以 Wood 为单位

总结

通过运用多普勒超声心动图，可以无创地评估心腔内压。超声心动图获得的血流动力学信息可以与侵入性检查方法相媲美。因此，对心脏重症监护病房的患者进行全面的超声心动图检查是非常重要的。这些信息对评估和管理无有创血流动力学监测的CCU患者特别有用。

参考文献

1. (2007) Doppler echocardiography and color flow imaging: comprehensive non invasive hemodynamic assessment, chapter 4. In: Oh JK, Seward JB, Tajik JA (eds) The echo manual, 3rd edn. Lippinkot Williams and Wilkins. Philadelphia, PA. pp 59–79.
2. Otto C, editor. Textbook of clinical echocardiography. 5th ed. Philadelphia, PA: Elsevier–Saundres; 2013. p. 159.
3. Rudski LG, Lai WW, Afilalo J, Hua L, Handschumacher MD, Chandrasekaran K, Solomon SD, Louie EK, Schiller NB. Guidelines for the echocardiographic assessment of the right heart in adults: a report from the American Society of Echocardiography endorsed by the European Association of Echocardiography and the Canadian Society of Echocardiography. J Am Soc Echocardiogr. 2010;23:685–713.
4. Mahan G, Dabestani A, Gardin J, et al. Estimation of pulmonary artery pressure by pulsed Doppler echocardiography. Circulation. 1983;68(suppl III):367.
5. Nagueh SF, Middleton KJ, Kopelen HA, et al. Doppler tissue imaging: a noninvasive technique for evaluation of LV filling pressure. J Am Coll Cardiol. 1997;30:1527–33.
6. Scapellato F, Temporrelli PL, Eleuteri E, et al. Accurate noninvasive assessment of pulmonary vascular resistance in patients with chronic heart failure. Am J Cardiol. 2001;37:1813–9.

第 9 章
心脏监护病房心脏床旁即时超声的应用

Allison Selby，Eyal Herzog，Edgar Argulian
张锋　译　梁思颖　校

摘　要　心脏即时超声（point-of-care cardiac ultrasound，POCUS）作为体格检查的辅助手段，越来越普遍地应用于患者的评估，特别是危重患者的评估。技术的进步使这些设备变得更小而可携带，从而使心内科医生、重症监护科医生及急诊科医生使用起来更加方便。POCUS 的应用可提高诊断的准确性，并提供有价值的诊断信息，从而大大提高治疗水平。

关键词　即时，心包积液，胸痛

引言

心脏即时超声（point-of-care cardiac ultrasound，POCUS）是一种床旁针对危重患者的检查，其适应证越来越广泛，使用越来越多。手持式电池驱动设备的发展使得这项技术的应用更频繁，包括非心内科医生在急诊室和重症监护室对该设备的使用。美国重症医学学会和急诊医生协会已经发布了 POCUS 的使用指南，且认识到了其潜在优势[1]。POCUS 的作用包括解决特殊的临床问题，提高诊断的准确性，以及辅助体格检查获取更多信息。由于超声结果会影响医疗诊治，因此 POCUS 为危重患者提供有了价值的信息[2]。

POCUS 已显示在低血压、心搏骤停、创伤、胸痛和心脏手术患者的评估中发挥着很大作用[3]。在这些情况下，危重患者或不稳定患者可以通过床旁超声检查进行快速的评估，从而确认体格检查的结果，以及进行快速的鉴别诊断。POCUS 在低血压患者中特别有用，通过对左心室功能、右心室功能、心包积液、下腔静脉内径的评估，可以作出仅凭体格检查难以明确的诊断。

心脏即时超声设备

POCUS 有很多不同的名称，包括手持式超声、手持式心脏超声、聚焦性超声心动图、床旁心脏超声以及快速心脏超声[4]。有多种的机器用以进行这项操作，从小型手持设备、电池供电机器到便携式超声机器。这些设备的重量一般在 2 到 12 磅之间，价格在 8000 美元到 30 000 美元之间不等。技术的发展也促进了超声技术的应用。操作者的智能手机或平板电脑在连接探头后可以变成便携式超声仪。一些较新的设备具有触摸屏幕。一些设备可以将图像无线上传到云数据库[5]。一些设备还可以兼容不同类型的探头。相控阵探头用于心脏及肺部超声。线阵探头可用于血管检查。用于腹部研究的曲线阵探头在某些设备上也可以使用。

手持设备在成像能力方面具有很大差异。手持式机器通常包括 2D 和彩色多普勒成像，可由检查者携带。这些较小的设备是体格检查的理想辅助工具，可用以解答一些临床问题。然而，大多数手持设备并不能发现所有的异常。缺乏频谱和组织多普勒以及 3D 图像的采集，使得这些小型设备在评估特殊心脏疾病时，无法进行完整的超声心动图检查。随着手持设备的不断发展，未来的设备将可能配备频谱多普勒[5]。这些小型手持设备的局限性是屏幕较小，以及成像质量有限。这些设备在缩放功能、降低扇形宽度、调整速度标尺、改变超声声束聚焦以及调整探头频率方面也受限，从而导致了图像质量的降低。这些局限性，加上一些医生对于超声心动图的解释和图像采集方面的经验有限，导致对超声心动结果的解释比较困难[4]。

一些较大的便携式机器配备了频谱多普勒和 M 型超声。有限的超声心动图和聚焦性超声心动图也存在不同之处：后者是为回答某个具体临床问题而进行的简短的检查，前者是只有较少数量图像的检查。有限的超声心动图通常包含全部类型的心脏检查，包括 2D、彩色多普勒、频谱多普勒和 M 型，通常由超声科医生或Ⅱ / Ⅲ级超声心动图医生完成。POCUS 可由经过 POCUS 训练的医生完成，对结果进行解读。有限的超声心动图和 POCUS 的记录也不同——前者需要记录正式的报告；后者记录检查结果，作为体格检查结果的一部分[4]。POCUS 不等同于超声心动图检查，且常常随后进行完整的经胸超声心动图（transthoracic echocardiography，TTE），来确定 POCUS 的结果，以寻找其他不易被 POCUS 发现的异常。

左心室功能的评估

体格检查结果对于检测左心室收缩功能障碍的敏感性和特异性具有较大差异，其取决于检查者的水平和培训级别，同时也取决于心力衰竭的严重程度[2]。研究表明，在心力衰竭的体征中，敏感性和特异性存在很大差异，其中 S_3 敏感性为 11% ～ 51%，特异性为 85% ～ 98%。此外，异位的心尖搏动点不容易被检查者发现[6]。一些患者通过体格检查提示左心室收缩功能障碍的证据不足，在这些患者中，POCUS 特别有助于评估射血分数（ejection fraction，EF）和升高的左心室充盈压。

重症患者的超声心动图评估通常很困难。重症监护治疗病房（intensive care unit，ICU）患者经常因插管而活动受限，从而限制了高质量图像的采集，并且导致某些超声心动图切面很难被获取。一些研究表明，在这些患者中，可以在胸骨旁长轴切面肉眼主观估测 EF[7]。胸骨旁切面可在患者仰卧位时采集，其对患者体位的依赖性较小。图 9.1 显示了一个具有严重左心室功能障碍患者的胸骨旁长轴切面图像。心尖切面的图像更难获取，通常需要患者改变体位至左侧卧位，这在 ICU 患者中可能受限。心尖短缩等问题可导致左心室功能测量不准确。在获取心尖图像时，由于技术有限，例如小型手持设备探头的穿透力有限，会降低图像质量以及对图像解读的准确性。考虑到所有这些因素，建议在经验不足的操作者中采用胸骨旁长轴图像进行左心室功能的评估[4]。E 点室间隔分离（E-point septal separation，EPSS）是超声心动图中左心室功能障碍的另一个标志，也可通过胸骨旁长轴切面图像显示出来。EPSS 是二尖瓣前叶与室间隔之间最近的距离。当左心室功能下降时，二尖瓣打开变慢且开放减少，致使 EPSS 变大[7]。急诊科超声研究者进行的一项研究发现，EPSS 值大于或等于 7 mm 与严重的左心室功能障碍（EF 小于或等于 30%）显著相关[8]。

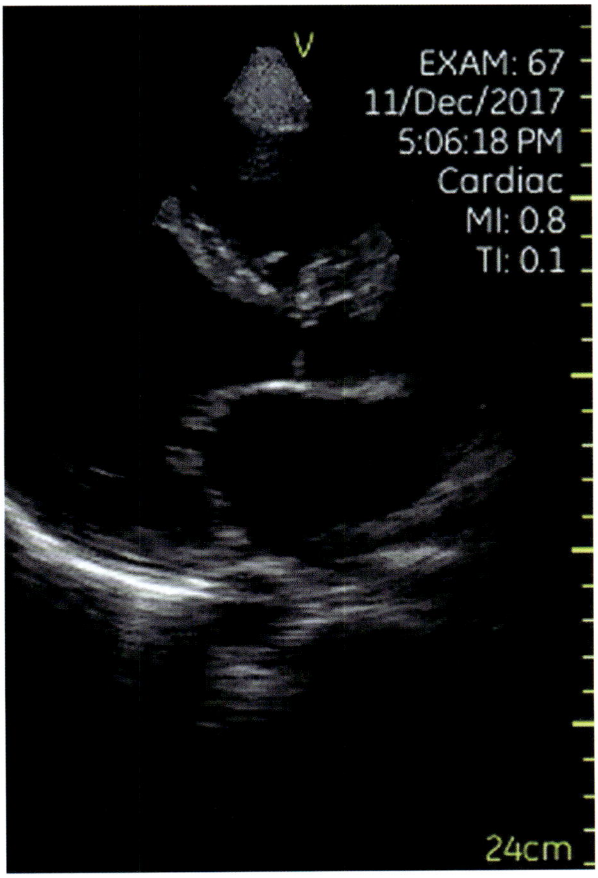

图 9.1　胸骨旁长轴切面显示一位扩张型心肌病和严重左心室功能障碍的患者

除了对左心室 EF 的肉眼评估之外，其他 POCUS 的发现也可以评价左心室收缩功能。左心房扩大是临床上左心室充盈压升高的显著标志，对于心肌病、二尖瓣疾病和房颤的患者具有预后价值。通过胸骨旁长轴图像，可以快速地评估左心房前后径，并与 4 cm 标准参考值进行比较[2]。此外，Kimura 等提出了一个标准，建议比较左心房大小与同一胸骨旁长轴切面上舒张末期的主动脉内径。比值＞1 表示中度及以上左心房扩大，从而提示临床上显著的心力衰竭[9]。肺血管充血和胸腔积液也可通过 POCUS 检测出来，并协助识别急性失代偿性心力衰竭。肺水肿在超声上表现为 B 线的存在，这是由胸膜增厚和间质水肿引起的[10]。它们表现为类似“彗星尾”的超声伪像，相对于肺底而言，当这种现象出现在肺尖时，对于诊断急性失代偿性心力衰竭具有更高的特异性[11]。胸腔积液也可在 POCUS 上识别出来。双侧胸腔积液常常提示急性失代偿性心力衰竭[2]，特别是与之前提到的其他发现同时出现时。在超声心动图上，可以在胸骨旁长轴切面看到左侧胸腔积液，其位于降主动脉胸段的后方。右侧胸腔积液最好在肋下切面观察。

超声心动图对于左心室功能的快速评估是非常有价值的，基于超声心动图的发现，可以导致医疗决策上的重大变化。因此，对于心内科医生以及在重症监护室和急诊室的非心内科医生，这项技术已经成为大家感兴趣的领域。医生接受训练的水平不同，对于 EF 的判断可能不同，EF 的判断会关系到治疗策略。因此有研究比较了经过有限的超声心动图训练的 ICU 医生与有经验的心内科医生，对于左心室功能评估的差异。研究显示急诊科和 ICU 医生能够准确地评估左心室功能。一项研究中 ICU 医生进行了 44 例危重患者的床旁 TTE，结果显示 ICU 医生与超声心动图医生对于左心室功能障碍（分为正常、轻-中度减低以及重度减低）判断具有显著的一致性。此外，ICU 医生正确地识别出了 92% 的左心室功能正常的患者，以及 80% 的左心室功能异常的患者；两者均达到统计学意义[12]。在另一项研究中，急诊科医生进行了 3 小时的有限的超声心动图培训课程后，对 115 名患者进行左心室 EF 的评估。研究显示急诊科医生和超声心动图医生的正式报告相比，86.1% 的结果是一致的[13]。两组之间相关性最好的是在正常 EF 组中，其次是低 EF 组，而中度 EF 组的相关性最小。用 POCUS 来诊断左心室功能障碍，不等待正式的标准超声心动图检查及报告，可以缩短实施适当医疗措施的时间；一项研究显示了两者的平均用时相差 18 小时[4]。

Panoulas 等的研究显示体格检查后进行 POCUS，可以提高左心室收缩功能障碍检出的敏感性和特异性，医学生和低年资医生经过 2 小时 POCUS 的培训，检出的敏感性从 26% 提高至 74%，特异性从 85% 提高至 94%[14]。在另一项由 Kimura 等进行的研究中，13 名住院医生经过 2 小时 POCUS 的 2D 图像培训，对门诊患者包括无症状左心室功能障碍的患者进行评估。通过超声的使用，在这 13 名住院医生中，10 名住院医生提高了左心室功能障碍检出的准确性。此外，82% 住院医生获得的超声图像质量良好。这些研究显示，即使非心内科医生经过简单培训后，也能提高左心室功能障碍诊断的准确性。

瓣膜病的评估

仅通过体格检查发现瓣膜病，常取决于多个因素，包括检查者的能力、患者的体位、病变的严重程度和存在的瓣膜病变数目。当对杂音有疑问时，POCUS 可以提供更多的信息。在 POCUS 上配备彩色多普勒，增加了识别瓣膜病变的敏感性。然而，并非所有的手持设备都具有频谱多普勒；因此这些设备对于病变严重程度的定量具有局限性，在这些病例中，通常建议转诊做一次完整的超声心动图。

POCUS 通过显示主动脉瓣和二尖瓣瓣叶运动受限，能发现显著的瓣膜狭窄。用 POCUS 发现主动脉瓣叶开放受限的敏感性和特异性分别为 85% 和 89%，这与体格检查发现收缩末期杂音的结果相似[2]。一项研究使用袖珍超声心动图，并用肉眼观察主动脉瓣狭窄的严重程度，采用评分系统来定义主动脉瓣瓣叶的活动度。对瓣叶无活动受限、轻度或重度活动受限，分别给予 0 分、1 分或 2 分。这项研究发现，肉眼评估主动脉瓣狭窄≥ 4 分对重度主动脉瓣狭窄诊断的敏感性为 85%，特异性为 89%。此外，≥ 3 分对于中重度主动脉瓣狭窄诊断的敏感性为 84%，特异性为 90%[16]。在这些情况下，POCUS 可以帮助选择合适的患者转诊至正式的超声心动图检查。在这些手持设备上也可进行彩色多普勒的检查，若受累瓣膜处显示有湍流经过，则提示有临床意义的狭窄。

POCUS 可用于反流性病变的识别。2D 图像显示瓣膜存在二尖瓣脱垂或瓣叶闭合不良，可提示检查者注意是否存在反流性病变。使用彩色多普勒甚至可以发现轻度二尖瓣反流，其敏感性为 82%，特异性为 93%。最好由本领域的专家来准确判定病变严重程度。由于轻度反流性病变常常没有临床意义，如果因为轻度反流性病变而转诊至正式的超声心动图检查，特别是如果患者的左心室功能也正常时，这样的做法不被认可且经济上也不划算[2]。POCUS 发现的中度或重度病变可能影响临床决策。图 9.2 显示了采用手持式超声机采集的一位重度二尖瓣反流患者的胸骨旁长轴的图像。

POCUS 可用于检测心内膜炎患者的瓣膜功能障碍，尽管它与 TTE 类似，在检测赘生物的能力方面是有限的。在这些病例中，POCUS 可用于对体格检查的补充。然而，大多数手持设备没有频谱多普勒，因此不能通过瓣膜压力阶差，来确定病变的严重程度。在梗阻性肥厚型心肌病（hypertrophic obstructive cardiomyopathy，HOCM）的病例中，POCUS 可以在 2D 图像中用以发现室间隔肥厚，以及收缩期二尖瓣瓣叶前移（systolic anterior motion of the mitral leaflet，SAM）。室间隔肥厚被定义为室间隔厚度＞ 15 mm[17]。在可行 M 型超声的设备中，SAM 的程度可进一步定义和分级，根据室间隔与二尖瓣前叶的接触程度，在收缩期时，两者接触＜ 30% 为Ⅱ级，两者接触＞ 30% 为Ⅲ级。POCUS 评价 HOCM 的局限性是很多设备缺少 M 型成像以及频谱多普勒，不能定量评价左心室流出道（left ventricular outflow tract，LVOT）压力阶差。一些病例已显示 POCUS 对诊断很有作用[18]。

使用 POCUS 评估瓣膜病可以导致假阳性的超声结果。这些假阳性可导致并不必要的 TTE 检查。在 Martin 等进行的一项研究中，住院医生给 345 名患者进行了 POCUS

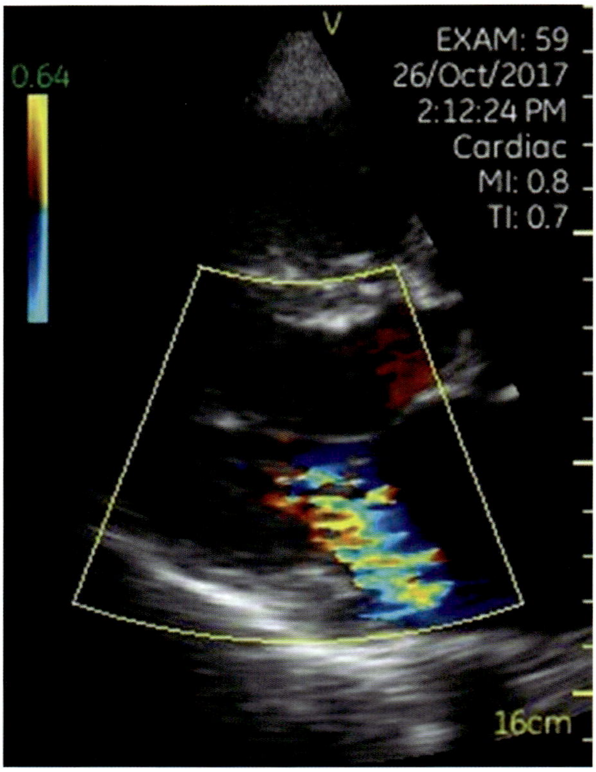

图 9.2　手持超声机胸骨旁长轴切面显示严重二尖瓣反流

的检查，评估了左心室功能、心包疾病、心脏肥大以及瓣膜疾病。当体格检查加上 POCUS 时，对部分因素的评估变得更为准确，然而对于主动脉瓣反流、二尖瓣反流以及主动脉瓣狭窄的发现，并没有因为使用 POCUS 而变得更准确[19]。POCUS 在评估瓣膜病中的作用仍需要进一步研究。

右心室功能的评估

提示右心室扩大的体征包括左胸骨旁隆起以及右侧可闻及 S_3，然而这些体征发生率较低且准确率不高[2]。POCUS 对右侧心脏结构的评估，有助于评估低血压患者是否为肺栓塞（pulmonary embolism，PE）。27% ～ 55% 的 PE 患者存在右心扩大、新发三尖瓣反流或左心室高动力，这些征象的出现可能对医疗决策产生重大影响，包括不稳定患者给予溶栓治疗[3]。然而没有这些征象不足以排除这个诊断。右心室可以在胸骨旁长轴、胸骨旁短轴、心尖四腔切面以及剑突下切面进行评估，所有这些图像都可以在 POCUS 设备上获得。右心室大小的评估最好在胸骨旁短轴及心尖四腔切面上进行。在视觉上，正常的右心室应小于左心室大小的 2/3。右心室中度扩张指右心室 / 左心室＞ 2/3。重度扩大是指右心室大小与左心室相等或大于左心室，右心室 / 左心室＞ 1[20]。图 9.3 显示了一例重度右心室扩大的患者。用心尖切面评估左心室功能时，心尖短缩可使右心室形状改变，导致对右心室大小及功能的评估产生错误。此外，在急性 PE 及肺动脉高压的病例中，胸骨旁短轴图像上可见室间隔变平或“D 形室间隔”，提示右心室压力超负荷。图 9.4 显示了一例重度肺动脉高压的患者，室间隔变平呈 D 形。在大多数手持设备上没有频谱多普勒，限制了肺动脉高压定量的评估，肺动脉高压的定量评估通常在标准超声心动图上通过三尖瓣血流的连续波（continuous wave，CW）多普勒测量。使用 POCUS 在 ICU 内评估低血压患者，尤其适用于 PE 患者因血流动力学不稳定而不能进行 CT 扫描的情况。

当单独采用超声心动图诊断不清时，POCUS 联合静脉超声检查可以提高 PE 诊断的灵敏度。一项基于 ICU 的单中心研究观察了在 173 名 PE 患者中，联合使用静脉超声检查急性肺心病（acute cor pulmonale，ACP）的发病率。ACP 的超声心动图标准是右心室与左心室舒张末期面积比大于或等于 0.6，且伴有反常的室间隔运动。该研究发现，近端（主肺、右肺或左肺动脉）血栓或血流动力学不稳定的患者，在 POCUS 上 100% 有右心张力高或下肢静脉血栓的征象，两者发生率分别为 87% 和 74%[21]。

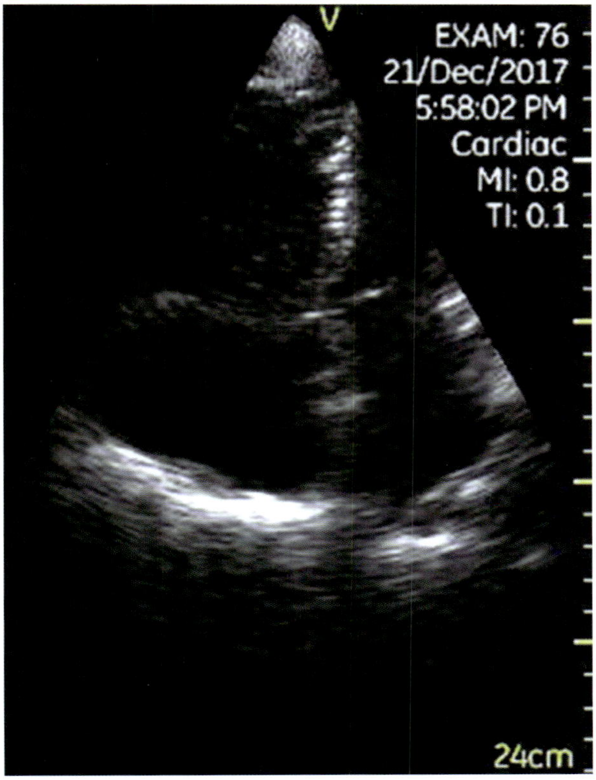

图 9.3　手持超声机心尖四腔切面显示右心室显著扩大

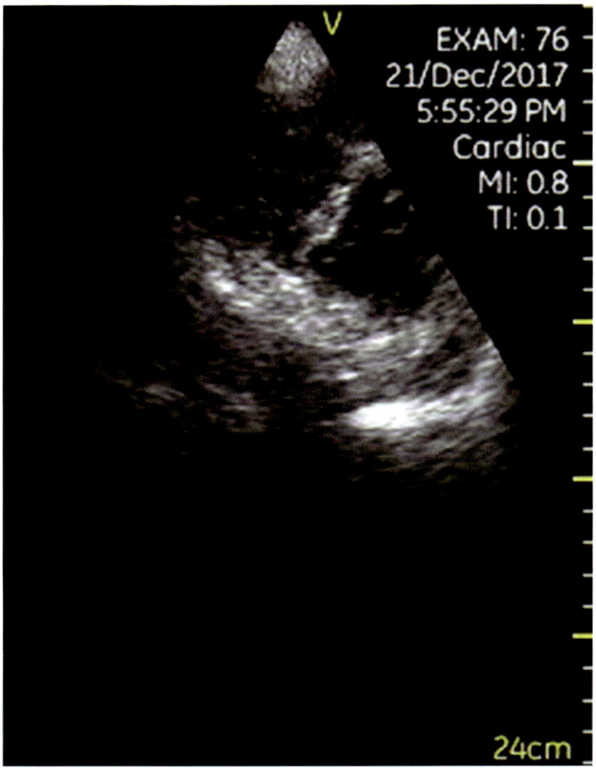

图 9.4　胸骨旁短轴切面显示一位重度肺动脉高压患者室间隔变平呈 D 形

心包疾病的评估

对于低血压患者评估是否存在心包积液或心脏压塞是非常重要的。心包积液有多种表现，从呼吸困难到心源性休克。典型的体征包括 Beck 三联征和奇脉的敏感性有限[2]。心脏压塞的发生取决于心包内液体积累的速度，而不是积液的多少。因为心脏压塞可快速进展导致休克发生，大多数急诊室和 ICU 的 POCUS 方案包括心包积液的评估，对于诊断为低血压的患者可以快速地排除心包积液。

心包积液的多少可以从多个切面进行评估。如前所述，剑突下和胸骨旁长轴的图像更容易获得。图 9.5 显示了一位心包积液患者的剑突下图像。心包积液应在舒张期测量，小于 1 cm 为少量，1 至 2 cm 之间为中量，大于 2 cm 为大量[22]。心包积液的精确测量及定量在某些手持设备上受限。在心尖四腔图像和剑突下图像中，可观察到右心房收缩期的塌陷，当心脏压塞时，发生于右心室舒张期的塌陷之前。有临床意义的右心房塌陷定义为：塌陷的时间＞ 1/3 的心脏周期。POCUS 的局限性之一是在所有设备上均缺乏 ECG 门控以及 M 型图像，这使得评估更加困难。右心室舒张期塌陷是心脏压塞诊断中最具特异性的发现。右心室舒张期塌陷可在胸骨旁长轴、剑突下以及心尖切面观察到。用 POCUS 采集心脏压塞图像的局限性为缺少频谱多普勒，导致无法获得

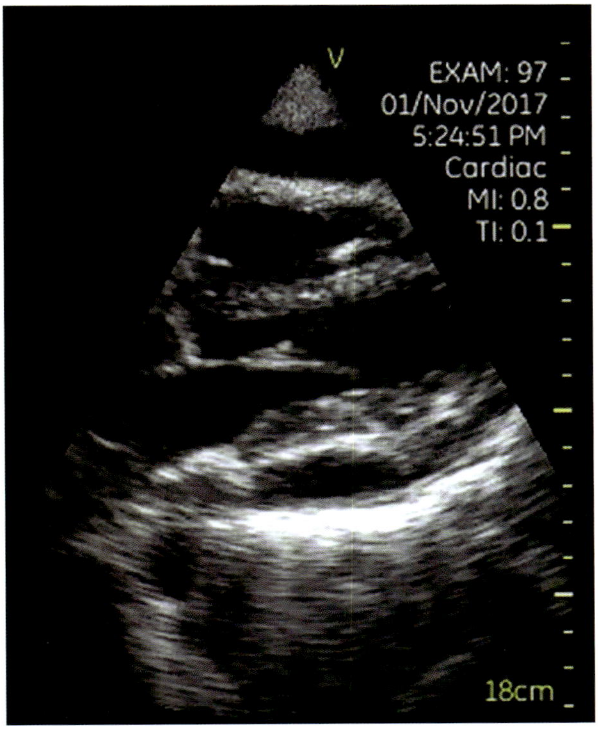

图 9.5　手持超声机剑突下切面显示心包积液

跨二尖瓣和三尖瓣血流随呼吸的变化。下腔静脉扩张及缺乏呼吸变化度均支持心脏压塞的诊断，这将在之后的章节讨论。

研究发现，非心内科医生进行 POCUS 操作，对于发现积液有很高的敏感性和特异性[23]。在 Mandavia 等进行的一项研究中，急诊科医生经过超声培训后，进行了超声心动图的操作。在进行的 515 例超声心动图检查中，103 名患者诊断为心包积液。在这项研究中，急诊科医生发现心包积液的敏感性为 96%，特异性为 98%，整体准确性为 97.6%[24]。

容量状态的评估

在危重患者中，低血容量和液体反应性的评估对于评价患者是否需要容量复苏或利尿是至关重要的。体格检查评估容量状态的方法，包括颈静脉怒张，具有敏感性和特异性，但是在特定的患者群体应用受限，例如病态肥胖的粗颈患者以及插管患者[2]。在这些患者中，POCUS 显得特别有帮助。使用超声或超声心动图评估下腔静脉可精确地估测血管内容量状态。研究发现下腔静脉内径和呼吸变化度与中心静脉压（central venous pressure，CVP）有很好的相关性[3]。下腔静脉可在剑突下切面显示。下腔静脉最准确的测量位置应该位于肝静脉的远端[25]。图 9.6 显示了通过手持超声采集的剑突

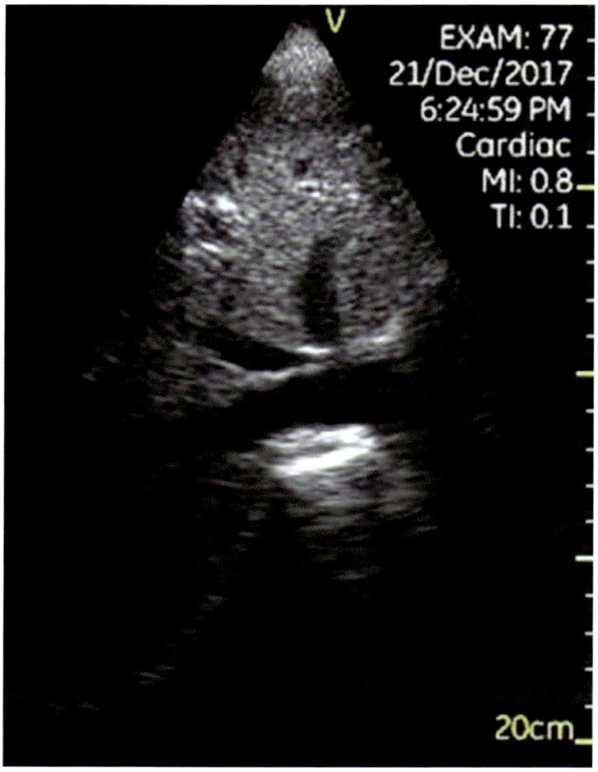

图 9.6　手持超声机剑突下切面显示下腔静脉

下下腔静脉的图像。为了评估下腔静脉塌陷率和呼吸变化度，检查者应该让患者吸气并同时采集图像。美国超声心动图协会指南中给出了如下定义：下腔静脉内径≤ 2.1 cm 且吸气塌陷率＞ 50%，提示右心房压正常，为 3 mmHg，范围为 0 ～ 5 mmHg；下腔静脉内径＞ 2.1 cm 且吸气塌陷率＜ 50%，提示右心房压为 15 mmHg，范围为 10～20 mmHg[26]。大多数手持设备缺少线性测量，限制了下腔静脉内径的准确测量；然而，在这些设备上可以通过肉眼评估下腔静脉的大小和塌陷率。对机械通气情况下的患者进行测量时，下腔静脉内径评估是受限的。机械通气时胸腔内压力增加，血液回流至右心房的压力增加，导致在吸气时下腔静脉充盈。因此，在插管患者中，右心房压力的评估不应该根据下腔静脉的塌陷率和内径。然而，对于下腔静脉小于 1.2 cm 的患者，可认为右心房压小于 10 mmHg[25]。在这些患者中，下腔静脉扩张指数可预测液体反应性，研究发现临界值为 18%[26]。

当对颈部静脉的体格检查比较困难或是模棱两可时，也可以用超声来确定颈静脉的高度。一项在 ICU 里进行的研究比较了在重症患者中测定 CVP 的三种方法：用超声测量颈内静脉高度与宽度的比值（高宽比）、下腔静脉内径以及下腔静脉吸气塌陷百分比（塌陷指数）。这个研究发现，相比下腔静脉塌陷指数或颈内静脉高宽比，下腔静脉最大内径是一个更好的估计中心静脉压的方法[27]。

局限性

基于前述，POCUS 已被证明在评价左心室功能、右心室功能、心包积液和心脏压塞、容量状态以及瓣膜病变方面是一个有效的工具。当采用 POCUS 后，基于这些发现，医疗决策可发生重大变化。然而，用 POCUS 诊断上述结构异常的准确性有差异。表 9.1 总结了 POCUS 在评估这些异常时的准确性。根据现有的数据，瓣膜病仍需要开展进一步的研究。评估瓣膜病缺乏准确性，是由于大多数超声以及手持设备配有 2D 和彩色多普勒，而没有完整超声心动图使用的频谱多普勒，不能确定病变严重程度。随着技术的进步，频谱多普勒很可能会被引入到更新的设备中。

POCUS 的另一个公认的局限性是心脏超声的质量以及解读取决于检查者的水平。众多研究表明，相比心内科医生和超声科医生，不同领域和不同培训水平的医生解读 POCUS 时的诊断精确度也是在可接受范围内的。同时，精确评估心脏异常需要心脏超声的高度专业知识，且超出了 POCUS 的使用范围。因此，在重症监护治疗病房和急诊室里，应谨慎地开展 POCUS 项目，尤其需要注意操作者的培训、执业范围、文件记录以及法医学方面的内容。过分依赖 POCUS 的发现，尤其是缺乏培训的检查者进行操作，可能会导致不正确的诊断和治疗。

总结

POCUS 被认为是一种有效的工具，在重症患者中可作为体格检查的辅助手段。在上述临床情况下，心内科医生、急诊科医生或 ICU 医生均可使用 POCUS 进行操作，

表 9.1　采用 POCUS 发现结构异常疾病的总结

结构异常	特征	典型切面	局限性
左心室功能	肉眼评估，EPSS	胸骨旁长轴，心尖	声窗不佳 心尖短缩
左心房扩大	前后径 主动脉与左心房比值	胸骨旁长轴	声窗不佳
右心室功能	右心室扩大，运动减低，室间隔变平	胸骨旁短轴，心尖	心尖短缩
瓣膜疾病	瓣叶受限，瓣叶粘连，钙化，彩色多普勒发现异常	胸骨旁短轴，心尖	大多数设备缺少频谱多普勒
心包积液	积液的肉眼评估，多少，右心房 / 右心室塌陷	剑突下	不能进行积液的测量，缺乏频谱多普勒、M 型和心电图门控来诊断心脏压塞
中心静脉压	下腔静脉充盈，呼吸变异度	剑突下	声窗不佳，插管患者较困难

其结果解读也是比较准确的。诊断这些临床情况，能显著影响临床决策，减少修订临床决策的时间。随着技术的进步，POCUS 设备的图像质量以及功能进一步改善，变得更先进，能进行更加全面的评估。

参考文献

1. Whitson MR, Mayo PH. Ultrasonography in the emergency department. Crit Care. 2016;20(1):227. https://doi.org/10.1186/s13054-016-1399-x.
2. Kimura BJ. Point-of-care cardiac ultrasound techniques in the physical examination: better at the bedside. Heart. 2017;103(13):987–94. https://doi.org/10.1136/heartjnl-2016-309915.
3. Arntfield RT, Millington SJ. Point of care cardiac ultrasound applications in the emergency department and intensive care unit—a review. Curr Cardiol Rev. 2012;8(2):98–108.
4. Spencer KT, Kimura BJ, Korcarz CE, Pellikka PA, Rahko PS, Siegel RJ. Focused cardiac ultrasound: recommendations from the American Society of Echocardiography. J Am Soc Echocardiogr. 2013;26(6):567–81. https://doi.org/10.1016/j.echo.2013.04.001.
5. Chamsi-Pasha MA, Sengupta PP, Zoghbi WA. Handheld echocardiography: current state and future perspectives. Circulation. 2017;136(22):2178–88. https://doi.org/10.1161/CIRCULATIONAHA.117.026622.
6. McGee S. Evidence-based physical diagnosis. 3rd ed. Philadelphia, PA: Elsevier Saunders; 2012. p. 320–36.
7. Mark DG, Ku BS, Carr BG, Everett WW, Okusanya O, Horan A, et al. Directed bedside transthoracic echocardiography: preferred cardiac window for left ventricular ejection fraction estimation in critically ill patients. Am J Emerg Med. 2007;25(8):894–900. https://doi.org/10.1016/j.ajem.2007.01.023.
8. McKaigney CJ, Krantz MJ, La Rocque CL, Hurst ND, Buchanan MS, Kendall JL. E-point septal separation: a bedside tool for emergency physician assessment of left ventricular ejection fraction. Am J Emerg Med. 2014;32(6):493–7. https://doi.org/10.1016/j.ajem.2014.01.045.
9. Kimura BJ, Kedar E, Weiss DE, Wahlstrom CL, Agan DL. A bedside ultrasound sign of cardiac disease: the left atrium-to-aorta diastolic diameter ratio. Am J Emerg Med. 2010;28(2):203–7. https://doi.org/10.1016/j.ajem.2008.10.006.
10. Picano E, Pellikka PA. Ultrasound of extravascular lung water: a new standard for pulmonary congestion. Eur Heart J. 2016;37(27):2097–104. https://doi.org/10.1093/eurheartj/ehw164.
11. Liteplo AS, Marill KA, Villen T, Miller RM, Murray AF, Croft PE, et al. Emergency thoracic ultrasound in the differentiation of the etiology of shortness of breath (ETUDES): sonographic B-lines and N-terminal pro-brain-type natriuretic peptide in diagnosing congestive heart failure. Acad Emerg Med. 2009;16(3):201–10. https://doi.org/10.1111/j.1553-2712.2008.00347.x.
12. Melamed R, Sprenkle MD, Ulstad VK, Herzog CA, Leatherman JW. Assessment of left ventricular function by intensivists using hand-held echocardiography. Chest. 2009;135(6):1416–20. https://doi.org/10.1378/chest.08-2440.
13. Randazzo MR, Snoey ER, Levitt MA, Binder K. Accuracy of emergency physician assessment of left ventricular ejection fraction and central venous pressure using echocardiography. Acad Emerg Med. 2003;10(9):973–7.
14. Panoulas VF, Daigeler AL, Malaweera AS, Lota AS, Baskaran D, Rahman S, et al. Pocket-size hand-held cardiac ultrasound as an adjunct to clinical examination in the hands of medical students and junior doctors. Eur Heart J Cardiovasc Imaging. 2013;14(4):323–30. https://doi.org/10.1093/ehjci/jes140.

15. Kimura BJ, Amundson SA, Willis CL, Gilpin EA, DeMaria AN. Usefulness of a hand-held ultrasound device for bedside examination of left ventricular function. Am J Cardiol. 2002;90(9):1038–9.
16. Abe Y, Ito M, Tanaka C, Ito K, Naruko T, Itoh A, et al. A novel and simple method using pocket-sized echocardiography to screen for aortic stenosis. J Am Soc Echocardiogr. 2013;26(6):589–96. https://doi.org/10.1016/j.echo.2013.03.008.
17. American College of Cardiology Foundation/American Heart Association Task Force on Practice Guidelines, American Association for Thoracic Surgery, American Society of Echocardiography, American Society of Nuclear Cardiology, Heart Failure Society of America, Heart Rhythm Society, et al. ACCF/AHA guideline for the diagnosis and treatment of hypertrophic cardiomyopathy: a report of the American College of Cardiology Foundation/ American Heart Association Task Force on Practice Guidelines. J Thorac Cardiovasc Surg. 2011;142(6):e153–203. https://doi.org/10.1016/j.jtcvs.2011.10.020.
18. Dinh V, Tseeng S, Jafry Z, Alice B, Schaefer M, Nakashioya J. Cases that count: use of POCUS for the diagnosis and management of hypertrophic obstructive cardiomyopathy: American College of Emergency Physicians; [cited 2017]. https://www.acep.org/_Ultrasound-Section-Microsite/Cases-that-Count--Use-of-POCUS-for-the-Diagnosis-and-Management-of-Hypertrophic-Obstructive-Cardiomyopathy/.
19. Martin LD, Howell EE, Ziegelstein RC, Martire C, Whiting-O'Keefe QE, Shapiro EP, et al. Hand-carried ultrasound performed by hospitalists: does it improve the cardiac physical examination? Am J Med. 2009;122(1):35–41. https://doi.org/10.1016/j.amjmed.2008.07.022.
20. Marcolini E. Critical care emergencies, an issue of emergency medicine clinics of North America. 1st ed. Philadelphia, PA: Elsevier; 2014.
21. Mansencal N, Redheuil A, Joseph T, Vieillard-Baron A, Jondeau G, Lacombe P, et al. Use of transthoracic echocardiography combined with venous ultrasonography in patients with pulmonary embolism. Int J Cardiol. 2004;96(1):59–63. https://doi.org/10.1016/j.ijcard.2003.05.029.
22. Klein AL, Abbara S, Agler DA, Appleton CP, Asher CR, Hoit B, et al. American Society of Echocardiography clinical recommendations for multimodality cardiovascular imaging of patients with pericardial disease: endorsed by the Society for Cardiovascular Magnetic Resonance and Society of Cardiovascular Computed Tomography. J Am Soc Echocardiogr. 2013;26(9):965–1012. e15. https://doi.org/10.1016/j.echo.2013.06.023.
23. Ceriani E, Cogliati C. Update on bedside ultrasound diagnosis of pericardial effusion. Intern Emerg Med. 2016;11(3):477–80. https://doi.org/10.1007/s11739-015-1372-8.
24. Mandavia DP, Hoffner RJ, Mahaney K, Henderson SO. Bedside echocardiography by emergency physicians. Ann Emerg Med. 2001;38(4):377–82. https://doi.org/10.1067/mem.2001.118224.
25. Miller A, Mandeville J. Predicting and measuring fluid responsiveness with echocardiography. Echo Res Pract. 2016;3(2):G1–G12. https://doi.org/10.1530/ERP-16-0008.
26. Mok KL. Make it SIMPLE: enhanced shock management by focused cardiac ultrasound. J Intensive Care. 2016;4:51. https://doi.org/10.1186/s40560-016-0176-x.
27. Prekker ME, Scott NL, Hart D, Sprenkle MD, Leatherman JW. Point-of-care ultrasound to estimate central venous pressure: a comparison of three techniques. Crit Care Med. 2013;41(3):833–41. https://doi.org/10.1097/CCM.0b013e31827466b7.

第 10 章
心脏监护病房非心脏床旁即时超声的应用

Nick Pakzad，Ismini Kourouni，Joseph P. Mathew，Gopal Narayanswami
刘志鹏　译　陈少敏　校

摘　要　床旁即时超声（point-of-care ultrasonography，POCUS）已经成为 CCU 重症患者评估和管理的重要手段。针对心脏、肺部、腹部及血管的全身床旁超声检查有助于休克、急性呼吸衰竭及多器官功能障碍的诊断，并给予及时的治疗。床旁即时超声培训可以提高 CCU 床旁常规操作的安全性和成功率。

关键词　胸腔积液，肺水肿，中心导管

引言

床旁即时超声（point-of-care ultrasonography，POCUS）也称为重症超声（critical care ultrasonography，CCUS）或全身超声（whole-body ultrasound，WBU），是临床医生为回答临床问题，或辅助侵入性操作，而进行的聚焦性超声检查。检查在床旁进行，由同一个临床医生进行结果的解读，从而对患者进行快速、准确的评估[1-4]。从实际临床情况出发，以解决临床问题为目的的床旁即时超声，可以在体格检查的基础上，提供更多的信息，并显著提高操作的成功率和安全性[5-8]。

床旁即时超声是危重医学过去 10 年最重要的新技术，提高了对危重症患者的治疗水平。床旁便携式超声机的问世促使心脏和非心脏床旁即时超声的培训得到广泛开展，很快成为重症监护室的标准配置[1，9]。这一章节主要讲述当 CCU 患者发生休克、急性呼吸衰竭及多器官功能障碍时，非心脏床旁即时超声在评估和管理中的作用[10]。

超声的基本原理

为了能够理解并准确解读超声图像，检查者首先要有超声的基本原理知识，并熟悉超声机器和检查模式。现代的超声机使用的声波频率为 2 ～ 15 MHz，声波由陶瓷转

换器的震动晶片发出。这些晶片可以发射和接受声波，再依据返回的声波的强度、时间及空间位置在屏幕上成像[10-11]。

超声波通过不同的组织时，会在每个组织的界面部分反射。超声波对实质器官及液体穿透性好，但不能穿过气体或骨骼，所以在进行超声心动图及胸部超声检查时肋骨常造成阻挡。由于骨骼能反射几乎全部的超声波，因此骨骼常表现为一个白色边缘伴随后方黑色声影。和骨骼一样，气体能反射全部的超声波，当声波遇到气体时会产生混响伪像，呈现出“A 线”或“气线”[11]。

当进行 B 型超声时，膈肌及胸膜等亮的结构为**强回声**，这一类回声结构可以传导及反射超声波。相反，当超声波穿过液体腔等结构时，不会产生任何反射，没有反射信号传回转换器，所以表现为**无回声区**或黑色区。超声波对液体具有良好的穿透性，因此可以清楚地显示液体周围的组织。低振幅超声波被显示为灰色声影，或**低回声区**。在两种明显不同反射组织的边界，可以出现线型图像，来区分两种组织。超声波在软组织中，由于传播速度和反射程度不同，其超声图像可表现为白色、灰色及黑色平面或边界[11]。表 10.1 列出了不同组织的声像图表现。

设备和图像采集

便携式超声机配备多种传感器（又称探头），根据其发射超声波的频率和探头的宽度不同，具有不同的用处（表 10.2）。**线阵探头**可以发出高频率（5 ～ 15 MHz）超声波，对浅表器官有很高的分辨率。CCU 中可用来进行血管超声检查，血管穿刺时可用来定位，还可以检查深静脉血栓，也能检查胸膜除外气胸。由于穿透性有限，不能

表 10.1　不同组织的声像图表现

灰阶	声像图表现	组织结构	代表器官
	无回声	纯液体	胸腔或心包积液
			腹水
			膀胱
			动脉或静脉血管
	低回声	浓稠液体，血栓实变组织，组织 / 器官	血性胸腔或腹水
			深静脉血栓
			肺炎
			肝、脾、肾、肠管
			脂肪、淋巴结、神经
	高回声	骨骼 / 钙化 强界面	肋骨、肾或胆囊结石 胸膜、心包 膈肌、神经、肌腱

表 10.2　超声探头特性

探头	频率	特性	用途
线阵探头 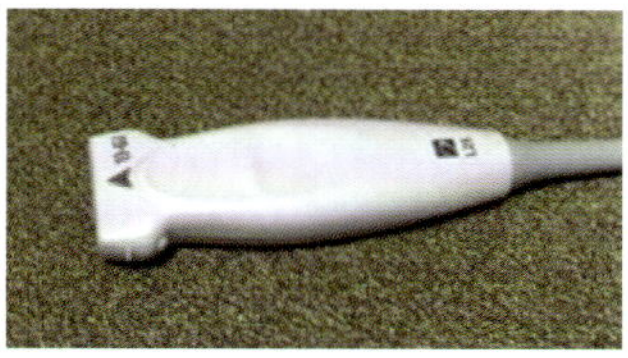	5 ～ 15 MHz	高频率 对浅表组织良好的分辨率 检查深度有限	血管穿刺 深静脉血栓 胸膜 软组织和肌肉成像
相控阵探头 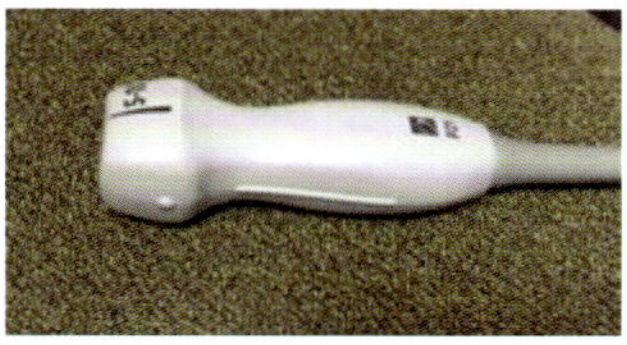	1 ～ 5 MHz	低频率 宽度小 较好的穿透性	心脏 肺部 / 胸膜 腹部
微凸探头 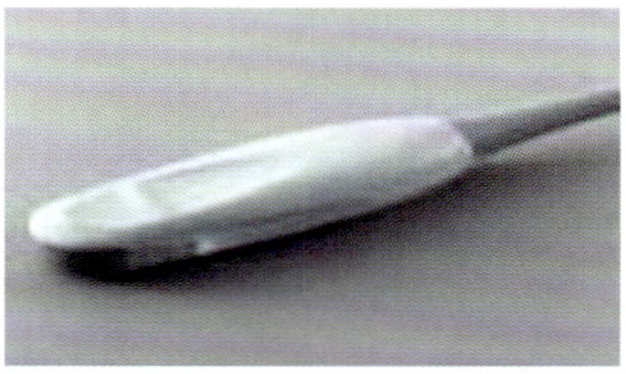	5 ～ 8 MHz	宽度小 较好的分辨率	肺部 腹部 血管 神经
曲线探头 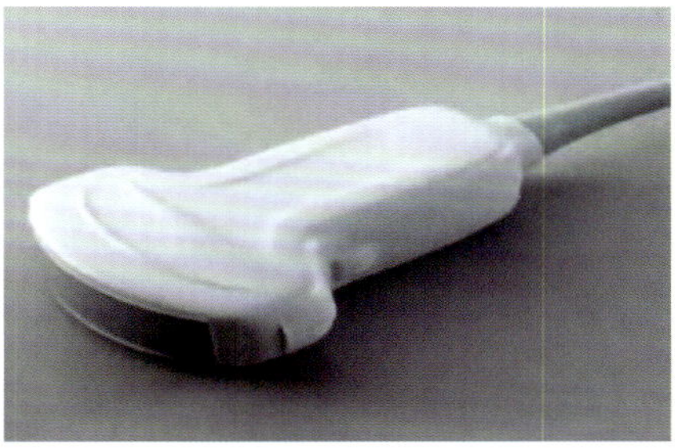	1 ～ 8 MHz	低频率 低分辨率 多用途 足够的穿透深度	腹部 / 盆腔成像 FAST 检查 肺部 / 心脏

用来检查深部组织。**相控阵探头**频率低（1 ～ 5 MHz），有良好的穿透性及小扇面，可以通过肋间隙进行扫查，对 CCU 患者进行心脏、肺及腹部深部器官检查。**曲线探头**频率最低（1 ～ 8 MHz），是多功能探头。因扫查扇面大，适合检查腹腔及盆腔器官，可以进行 FAST 检查，即创伤重点关注腹部超声检查（focused abdominal sonography for trauma，FAST），也能同时从剑突下对心脏进行检查。

便携式超声机对不同部位的检查有图像预设置（如心脏和腹部检查），即对不同器官显像设置不同的分辨率、帧频及探头位置标识。了解这个很重要，如果用检查腹部的预设条件进行心脏超声检查，图像会左右颠倒，而且帧频也不适合心脏成像。所有的探头都会有位置标识，与显示屏的位置标识相对应，也就是说探头位置标识侧的结构会显示在屏幕位置标识的同一侧，有助于操作者进行定位及探头操作。靠近探头的结构会显示在显示屏的顶端（近场区），而远离探头的结构会显示在底部（远场区）。手持探头如同持铅笔一样稳定（图 10.1），同时要灵活操控以获得最佳图像[11]。

为了获得高质量的超声图像，应调整合适的**增益**及成像深度。增益是整个图像的亮度，合适的增益应该能显示出不同组织的最大分辨率。不恰当的增益调节可以导致对图像的错误解读。在控制区可以调整**成像的深度**，让感兴趣的结构显示在屏幕的中央。另外，操作者还应熟悉便携式超声机的其他操作：如何**冻结**图像，并用 **caliper** 键进行测量，如何**储存**和修剪图像，如何应用 **M** 超及**多普勒超声**。

床旁即时超声的实际应用

CCU 中重症超声检查总体来说主要针对重要的器官组织来解决目前的临床问题，主要的扫查范围包括：胸部（肺部和胸膜）、心脏、部分腹部器官及血管（深静脉血栓检查）。优先检查重点关注的器官（比如患者发生休克时先扫查心脏，患者发生呼吸衰竭时先扫查肺部）。CCU 中的重症患者可以应用标准化的多器官检查方法。虽然临床上需要有重点关注的检查，但研究表明多器官或全身的超声检查可以提高临床诊断正确率[4, 16-17]。超声检查应结合患者的其他临床资料，然后再对患者进行综合的再评估。

心肺衰竭是 CCU 患者进行床旁即时超声最常见的指征。CCU 患者病情突然恶化，可以用床旁即时超声快速除外气胸、大面积肺栓塞、心脏压塞、瓣膜破裂及腹腔内出血。床旁即时超声能帮助鉴别不明原因休克的状态：梗阻性、心源性、低血容量性及分布性[4, 16-18]。当患者发生急性呼吸衰竭时，重点关注心脏、肺及深静脉的超声检查

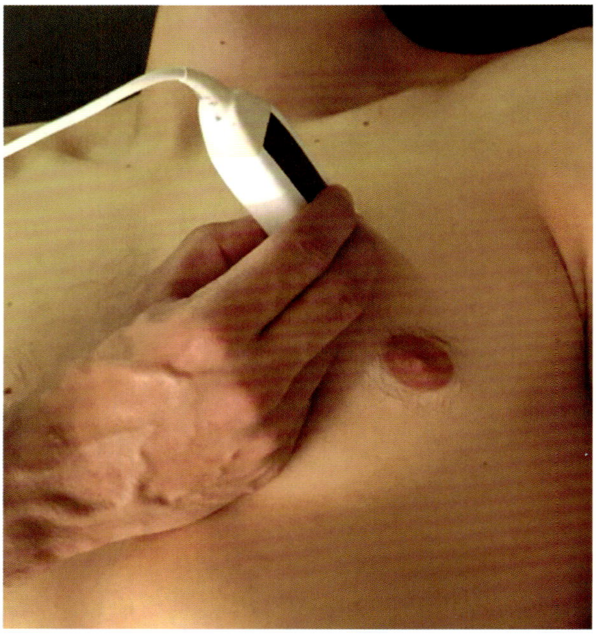

图 10.1 正确手持探头的方法。手掌置于患者体表以便更好地操控探头

可以鉴别呼吸衰竭的原因[19]。评价下腔静脉的内径及变化率，结合心脏及肺的超声检查可以指导液体复苏。在容量管理中，通过肺超声监测血管外肺水可以防止过度补液，减少患者的呼吸机通气时间[20]。

胸部超声检查

基本原理

由于超声波不能通过充满气体的组织，肺部一直以来被认为不适合超声检查。当肺部气体减少，肺泡里存在液体、血性及脓性渗出时，超声上会发生变化。由于气体可以几乎完全反射声波，在生理及病理状态下，胸膜线是反射超声波的起源。肺超声与肺内气体与液体的比例相关，大多数肺部的病变（如肺水肿、肺炎、气胸、胸腔积液及肺不张）都累及肺周边部位，因此超声波可以区别气体和液体，产生伪像[16，21]。肺超声正是应用动态超声伪像来解释临床情况。

肺和胸膜检查

低频相控阵探头（1 ～ 5 MHz）或微凸探头（5 ～ 8 MHz）常用于胸部肋间隙扫查[15]。高频线阵探头（5 ～ 15 MHz）由于超声声束发射方向及扫查深度受限（通常小于 8 cm），常用来扫查胸膜[21]。进行胸部超声检查时，探头应垂直于肋间与患者身体长轴平行，探头标识朝向患者头部（图 10.2）。大多数便携超声机的腹部检查条件可用于胸部超声检查，通常设置的扫查深度为 16 cm，标识位于屏幕左上角，为获得最优化的图像应调节适当的增益及扫查深度。

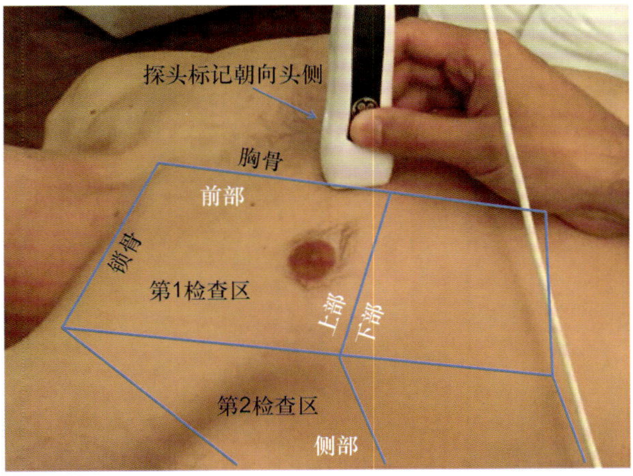

图 10.2　胸部超声的肺区。第 3 区（后区）没有显示

一个完整的胸部检查通常将胸部分为三个区：沿腋前线和腋后线分为前、侧、后三个区，每一个区又分为上、下两部分（图 10.2）[15]。所以完整的胸部扫查包括 12 个区域，每侧 6 个区域（图 10.3）。一般来说，应该从上至下，检查每一个区域（图 10.4）。Lichtenstein 提出了目标指导的肺部超声（lung ultrasound，LUS）扫查，即急诊床旁肺部超声（Bedside Lung Ultrasound in Emergency，BLUE）方案，每侧肺部扫查 4 个点（图 10.5）[19]。

每个检查区的扫查均沿肋间隙进行，**前检查区**常用于气胸、肺泡-间质综合征如肺水肿、肺炎引起的肺实变的检查；**侧检查区**检查需识别主要的解剖标志，包括肝、肾、脾及高回声的膈肌，以及评估膈肌上方的胸腔积液、肺不张及肺实变。**后检查区**检查（BLUE 方案的第 4 检查点）是容易被忽视的位置，常能发现胸腔积液及肺实变，对于长期卧床的重症患者非常重要。

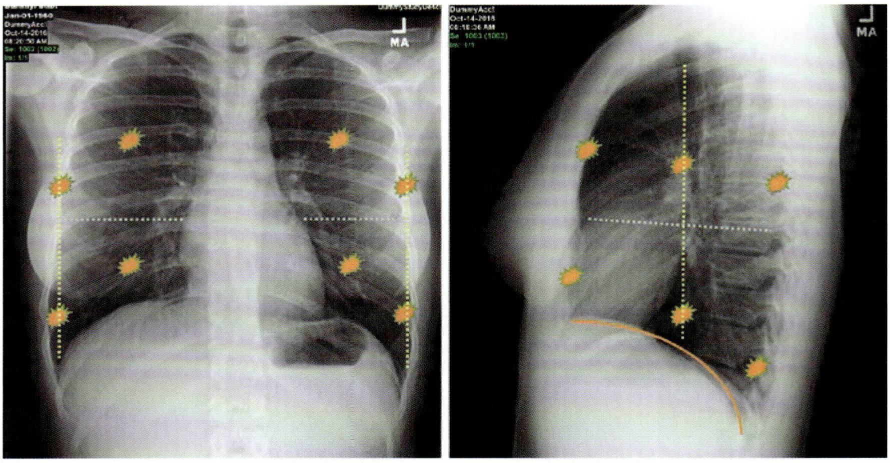

图 10.3　每侧胸部的 6 个扫查点

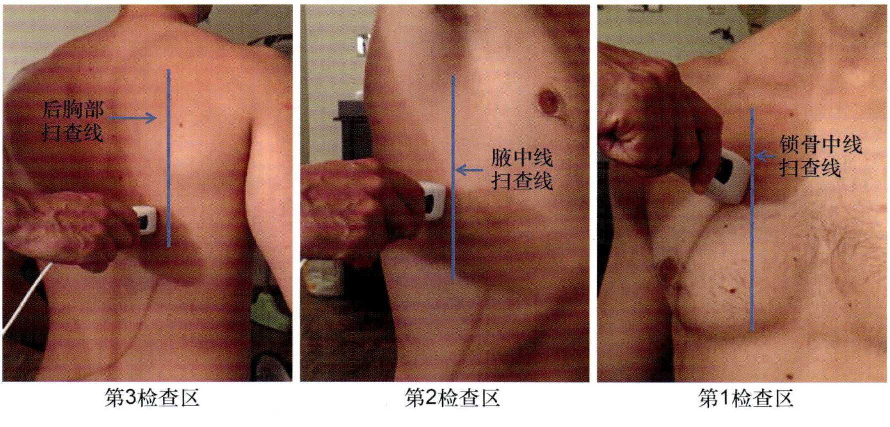

图 10.4　三个肺区的扫查线

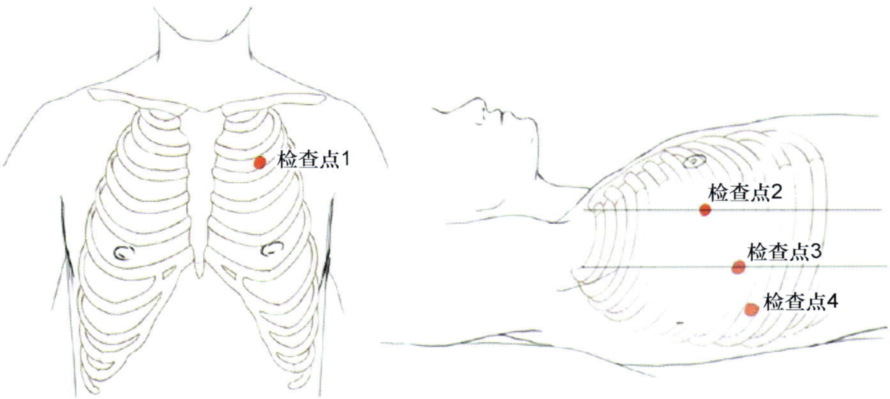

图 10.5　BLUE 方案

肺和胸膜正常及异常表现

胸部超声检查有五大重要征象，表 10.3 描述了肺和胸膜超声检查所见的征象。表 10.4 总结了 CCU 患者常见的肺超声表现及相应的疾病。

肺滑动征

吸气时肺扩张，脏胸膜相对于壁胸膜和胸壁滑动，表现为高回声胸膜线出现微小闪烁（图 10.6），使用高频探头扫查更为明显。肺滑动征提示两层胸膜贴合（可以除外气胸），患者肺正常通气。胸部特定位置检查可见肺滑动征可以 100% 除外气胸[15，22]。心脏跳动引起的胸膜线搏动称为**肺搏动征**，同样可以除外气胸[23]。胸膜腔存在气体时（气胸），由于超声波不能穿过气体，导致肺滑动征及肺搏动征消失。呼吸暂停或低通气（如单肺插管通气）、胸膜粘连术后及广泛的肺实变都能导致肺滑动征消失。

A 线

A 线表现为高回声线，是胸膜线的混响伪像（图 10.7）。相邻两条 A 线间距与探头至胸膜线的距离相等。A 线又称为“气”线，但气体可以在胸膜腔，也可以在肺实质。肺滑动征提示气体在肺实质，肺滑动征消失则提示气体在胸膜腔。所以，A 线及肺滑动征同时存在提示特定部位的肺通气良好。标准切面上，相邻上、下两根肋骨、胸膜线、A 线像一只飞出屏幕的蝙蝠，称为**蝙蝠征**（图 10.8）[19，21]。

B 线

B 线又称彗尾或肺火箭征，呈垂直胸膜的射线样回声，从胸膜一直延伸至屏幕底

表 10.3　正常及异常肺超声征象

征象	肺超声表现	临床意义
A 线	胸膜线的平行反射或混响 高回声，间距和皮肤与胸膜的距离相等	出现在正常肺 “气”线——肺或胸膜腔的气体
B 线	“彗星尾”或“肺火箭”征——垂直的高回声混响伪像，起源于胸膜线，延伸至屏幕底端 与肺滑动同步运动，消除 A 线。表明胸膜下肺小叶间隔水肿	大于 3 条 B 线＝肺间质病变 大量弥漫 B 线提示间质综合征 局灶性 B 线常见于肺炎、肺梗死及肿瘤
肺滑动征	胸膜线随呼吸滑动或闪烁 表明脏胸膜及壁胸膜贴合良好	正常肺 气胸、呼吸暂停、肺纤维化、ARDS 及胸膜粘连时消失
肺搏动征	壁胸膜上脏胸膜随着心脏跳动的微弱、有节律的运动	正常肺 除外气胸
沙滩征	正常 M 超图像，高回声胸膜上的线，及其深部的点状回声，表明正常肺滑动	正常充气肺 除外气胸
条码征或平流征	异常 M 超图像，胸膜上、下方均呈线性	肺滑动消失 见于气胸
肺点	脏胸膜、壁胸膜分离的转折点——肺滑动征间歇性出现和消失的图像变化	气胸的特征性表现
肺肝样变 / 肺实变	肺内充气消失，肺呈现强回声；肺泡内充满液体或炎性细胞或肺不张	常见于肺不张或肺炎
动态支气管充气征	实变肺组织中随呼吸运动出现的回声灶	见于肺炎
静态支气管充气征	不随呼吸运动的高回声区	见于肺不张
碎布征	实变的肺与正常肺组织边界	常见于肺实变，但没有整个肺叶实变
窗帘征	充气肺组织间歇性遮挡所覆盖的器官	正常征象
血细胞比容征	积液可以分为不同回声的层次	常见于血性胸腔积液或细胞成分较多的积液（如恶性胸腔积液）
肺飘动征（水母征）	塌陷肺组织在胸腔积液中飘动	胸腔积液中压缩的肺组织
正弦波征	胸腔积液的患者，M 超脏胸膜和壁胸膜靠近、分离	胸膜增厚与胸腔积液的鉴别
浮游征	胸腔积液中的粒状物质	常见于复杂性胸腔积液

端。B 线随着肺滑动而移动，消除 A 线，B 线提示肺小叶间隔增厚或肺泡内渗出（如肺炎或肺水肿）。生理状态下，前胸部可以见到单一 B 线或重力依赖区少量 B 线。前肺部出现＞ 3 条 B 线为病理状态。局灶性 B 线提示局部渗出性病变（如局限性肺炎）。广泛的双侧 B 线提示间质综合征，如肺水肿、肺炎、急性呼吸窘迫综合征（acute respiratory distress syndrome，ARDS）或间质性肺病（interstitial lung disease，ILD）[19，24-25]。

表 10.4　肺超声表现

肺超声表现	临床意义
A 线伴肺滑动征	正常充气的肺
A 线不伴肺滑动征＋肺点	气胸
B7 线	肺小叶间隔病变
B3 线	肺泡-间质综合征
局灶性 B 线消失	肺栓塞、肺肿瘤
肺肝样变＋动态支气管充气征	肺炎
肺肝样变＋静态支气管充气征	肺不张
不分隔的无回声区	单纯胸腔积液
伴间隔的回声区	复杂性胸腔积液

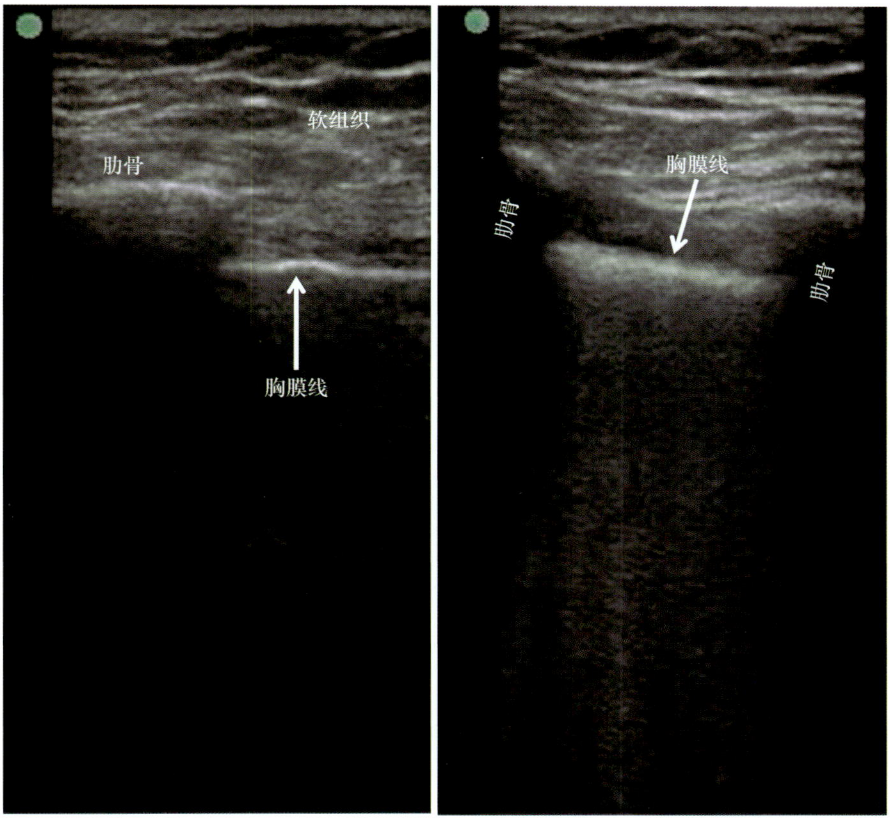

图 10.6　线阵探头检查正常胸膜线及肺滑动

肺泡实变

当正常充满气体的肺泡充满液体、炎性细胞或肺不张时，超声波可以穿过病变的肺泡显示胸膜下有回声的组织。实变的组织中可见模糊、点状高回声区，称为支气管

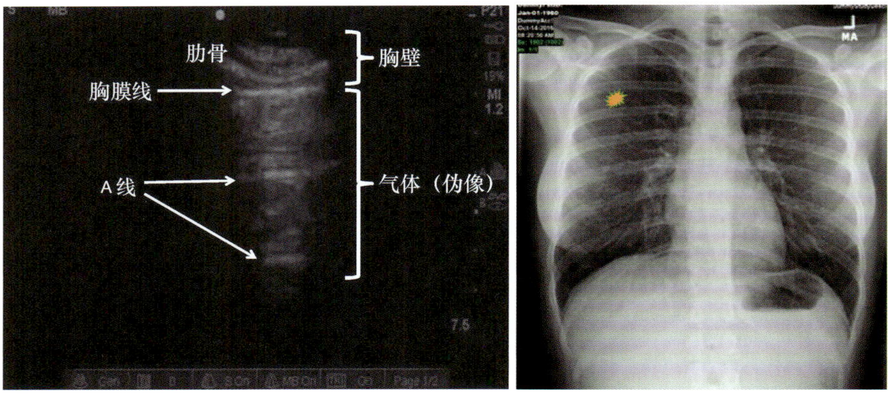

图 10.7　相控阵探头检查前胸部 A 线的标准切面

图 10.8　在任何情况下，蝙蝠征是确定肺表面的基本步骤

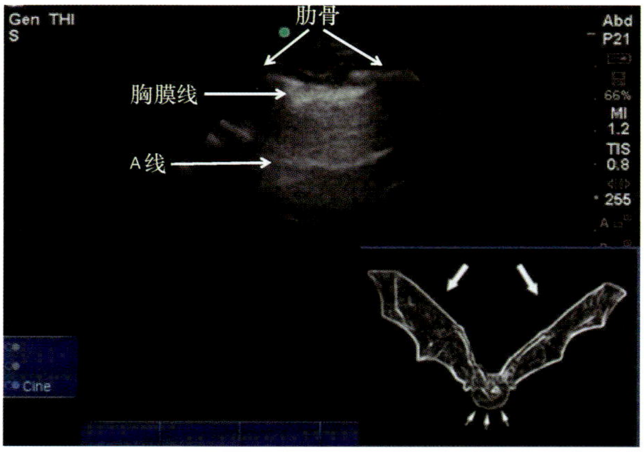

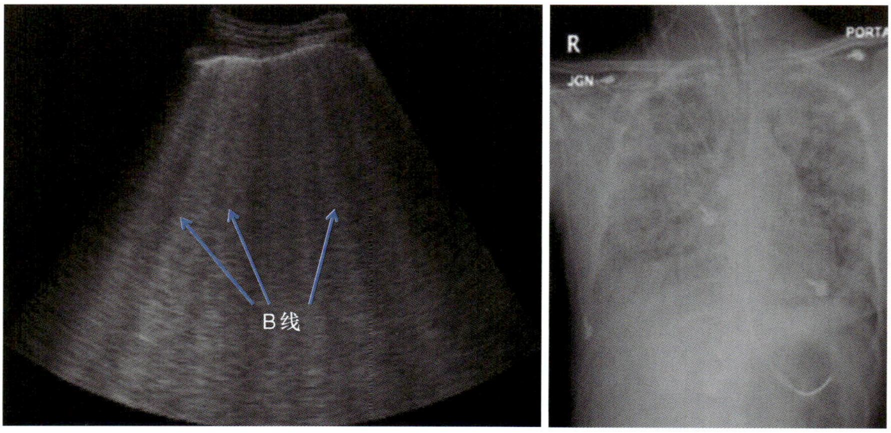

图 10.9　ARDS 患者多条 B 线

充气征，表明支气管腔中残存气体。肺炎与肺不张都可以引起实变，而且不容易鉴别。压缩性肺不张周边常环绕透声好的胸腔积液，受压后体积变小；而肺炎导致的实变，通常不会有体积变化。肺炎导致肺组织实变通常称为“肺肝样变”[15, 19]（图 10.10）。

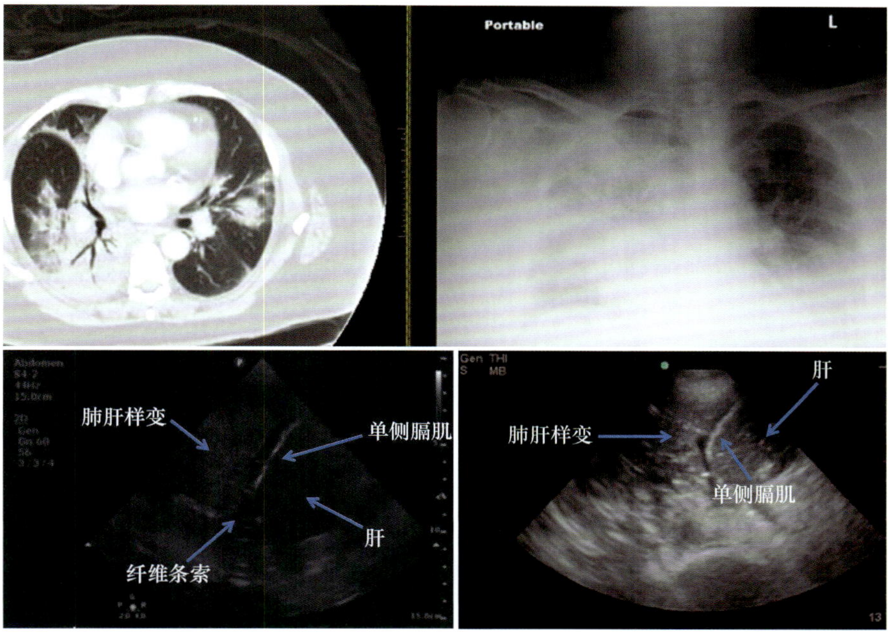

图 10.10　肺肝样变，提示肺实变或肺不张导致肺气减少

此外，移动的支气管充气征或动态支气管充气征诊断肺炎特异性较高（94%），而静态支气管充气征见于正在被吸收的肺不张[26]。图 10.11 示一位重症肺炎患者肺实变及肺炎旁胸腔积液。

胸腔积液

超声可以快速诊断胸腔积液及判断积液性质，同时提高胸腔穿刺的安全性[7]。由于胸腔积液及肺实变组织在胸部 X 线检查上都表现为不透光区，所以超声检查在区分

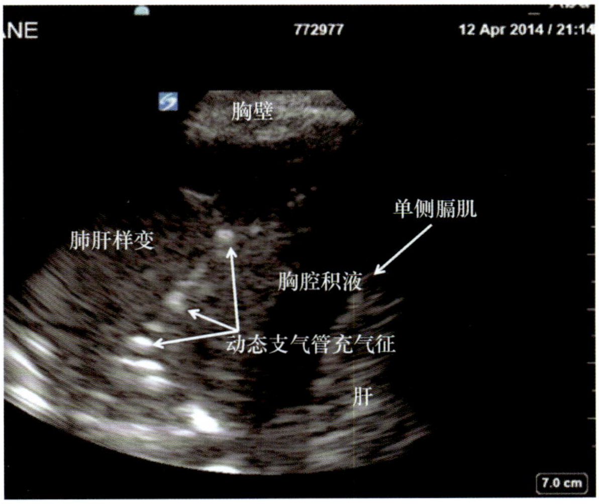

图 10.11　肺实变内的支气管充气征

两者方面明显优于胸部 X 线[27]。超声声像图上胸腔积液表现为无回声或低回声，而肺实变或肺不张为等回声。胸腔积液的三个特征性表现：无回声区，与胸壁、膈肌及肺组织有明显的分界，不张的肺组织和膈肌的运动（图 10.12）。超声检查还能对积液进行定量及定性分析。多数操作者目测积液的量，有一个方法可以大概的定量分析，在腋中线上测量膈肌顶端到最近的肺组织的距离（mm），再乘 20，就是胸腔积液大约的量[28-29]。

无回声区见于单纯的胸腔积液，渗出性或漏出性都有可能。有分隔或位置局限的积液提示复杂性胸腔积液，常需要胸腔穿刺取样，可能需要胸腔置管或外科引流（图 10.13）。胸腔积液中被压缩的肺组织来回摆动被称为“**肺飘动**”或“**水母征**”（图 10.14）。絮状等回声漂浮物常见于复杂性积液即“**浮游征**”[30]。同理，细胞成分较多的积液（如血性胸腔积液）表现为“血细胞比容征”，是积液中等回声或高回声的细胞成分在重力的作用下沉积、分层所致（图 10.14）[30]。

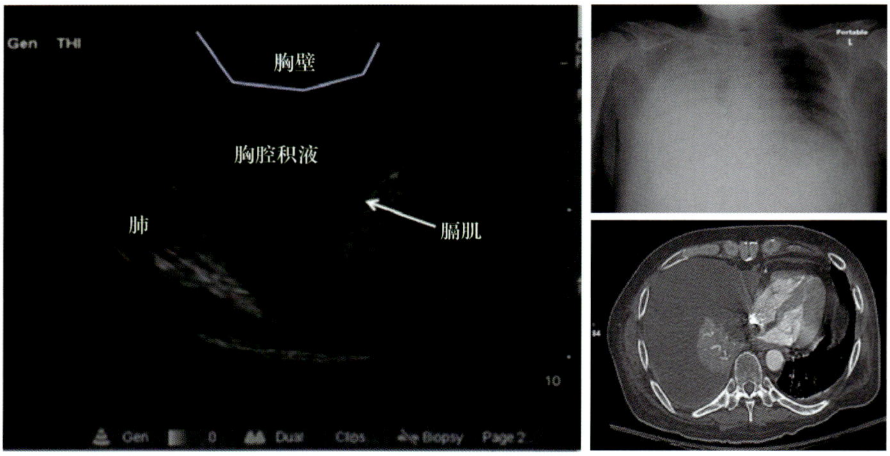

图 10.12　相控阵探头在右侧肺区探查胸腔积液，胸部 X 线片及 CT 检查上均显示为右侧肺部的不透亮区

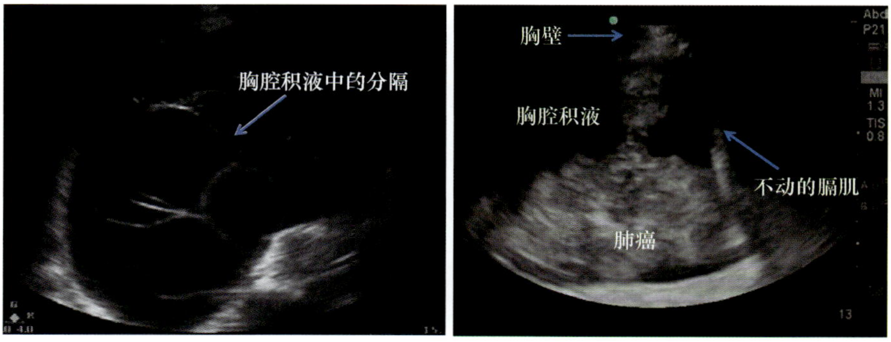

图 10.13　复杂胸腔积液的例子

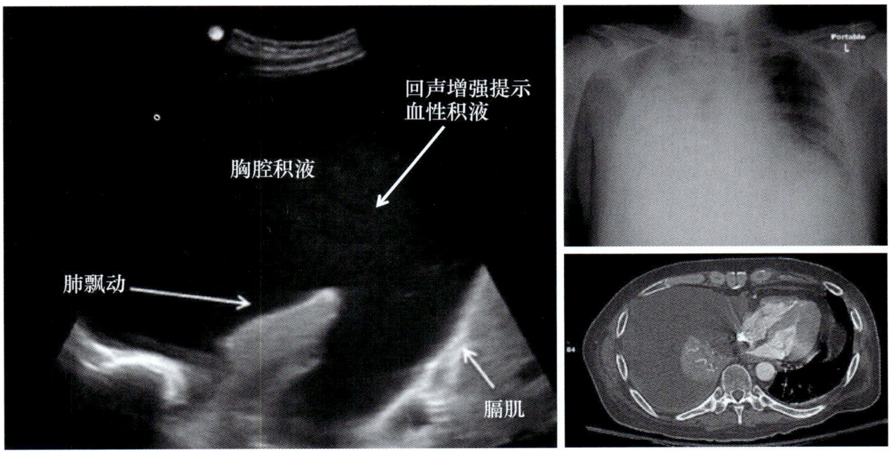

图 10.14　胸腔积液中的肺飘动或水母征

CCU 中胸部超声的临床应用

肺泡间质综合征的检查

CCU 患者在很多情况下会发生肺泡间质综合征，常见于肺水肿、间质性肺炎和 ARDS。弥漫性双肺 B 线见于静水压升高性肺水肿，或 ARDS 患者肺通透性增加导致的水肿。可以通过 B 线的数量来评价肺部病变的程度，每条 B 线相隔 7 mm 称为 **B7 线**，代表水肿或增厚的肺小叶间隔（与肺部 X 线片的 Kerley B 线或肺 CT 检查增厚的小叶间隔意义相同）。每条 B 线相隔 3 mm 称为 **B3 线**，比 B7 线更为密集，提示肺泡水肿或肺泡渗出（与肺部 X 线片的片状模糊影或肺 CT 磨玻璃样改变意义相同）。前胸部 B 线数量越多，肺部气体 / 液体比值越就越低，肺部的病变就越严重。

肺超声发现早期肺血管充血比胸部 X 线检查更敏感。新发的 B 线提示早期的肺水肿，提示肺血管楔压升高（pulmonary artery occlusion pressures，POAP，＞ 18 mmHg），对液体复苏治疗帮助很大[31]。弥漫性 B 线可以有效鉴别急性肺水肿和慢性阻塞性肺疾病，而胸部 X 线检查不能鉴别[24]。应用利尿剂治疗肺水肿时，临床医生还可以应用肺超声监测 B 线数量和胸水量来评价治疗效果。简化的肺超声检查法通过监测前胸部 B 线数量来反映血管外肺水的量，等同于应用经肺热稀释法评价效果[20]。最近的研究发现肺超声还可以评价机械通气患者应用呼气末正压（positive end-expiratory pressure，PEEP）进行肺复张或肺复张通气的效果[32]。同样，对撤除呼吸机患者在进行自主呼吸试验时应用肺超声观察肺充气减少情况，可以预测患者拔管后呼吸窘迫的发生[33]。

LUS 能鉴别静水压升高肺水肿及 ARDS。ARDS 患者胸膜下可见实变[34]。心脏和肺部联合超声不仅可以鉴别心源性肺水肿及 ARDS，还可以明确 CCU 患者发生呼吸衰竭低氧血症的复杂病因[35]。应用线阵探头观察胸膜还能区分肺水肿及肺间质疾病导致的弥漫性 B 线，肺水肿时胸膜线光滑，肺纤维化时胸膜线不规则或呈锯齿样改变。表 10.5 总结

表 10.5　间质综合征常见原因的鉴别

	急性肺水肿	慢性心力衰竭	ARDS	肺纤维化
临床发病	急性	慢性	急性	慢性
B 线数量	＋＋＋＋	＋/＋＋/＋＋＋	＋＋＋＋	＋/＋＋/＋＋＋
B 线分布情况	多发 散在 双侧	多发 散在 双侧重力依赖区	非均匀分布 部分区域不受累	常见于后肺底部
其他超声表现	双侧胸腔少量积液	双侧胸腔积液	胸膜下实变 可能存在胸腔积液	胸膜线不规则
超声表现	异常	异常	可能正常	可能正常

了上述几种情况肺超声的特征性表现。

检查气胸

LUS 诊断气胸的敏感性大于 95%[36]。CCU 进行机械通气的患者及近期接受中心静脉置管的患者，可以应用 LUS 快速除外发生气胸。探头沿锁骨中线长轴方向，从第 2 肋间隙到第 3 肋间隙进行检查，依次向下或侧向移动探头，多个肋间扫查以便全面检查胸膜腔[15]。通过检查中心静脉置管前、后的肺滑动征，可以快速排除气胸。肺滑动征阳性对气胸的阴性预测值为 100%[22]。病理状态下，脏胸膜与壁胸膜间存在气体时，肺滑征消失。注意低通气、大面积肺不张、ARDS、胸膜粘连及严重肺纤维化时肺滑征也是阴性。同理，B 线的存在或肺搏动征阳性也可以除外发生气胸[23, 25]。

如果肺滑动征不容易辨认，可应用线阵探头进行胸膜扫查。正常肺和胸膜的 M 超表现为**沙滩征**，高回声的胸膜上呈线条样，深处呈颗粒状，代表正常胸膜滑动（图 10.15a）。发生气胸时，胸膜线上、下方均呈线条样改变，称为**平流征**或**条码征**，提示胸膜滑动消失（图 10.15b）[36]。**肺点**的发现可以诊断气胸，特异性 100%，但敏感性为中度。正常肺滑动与肺滑动消失的交界点称为肺点（图 10.16）[37]。肺点也可以帮助确定气胸的范围及定位胸腔穿刺的部位。LUS 也可以用来观察胸腔闭式引流后肺通气的情况，及夹闭或拔出引流管后肺复张情况[38]。肺大泡的超声表现与气胸极为相似，如图 10.17 所示。

评价膈肌功能

低温、心脏外科手术或心脏射频消融治疗时均可发生膈神经损伤或麻痹。CCU 患者、心脏外科术后发生呼吸衰竭及呼吸机撤机困难的患者，可以快速评价膈肌功能。应用相控阵探头在侧胸部沿腋前线及腋中线确定肝或脾位置，再确认高回声的膈肌。由于左侧膈肌定位困难，需要更靠近背侧进行扫查。接着运用 M 超测量膈肌运动位移，正常男性平静呼吸时是 1.8 cm，深呼吸可达 7.5 cm。超声检查膈肌运动小于 10 mm

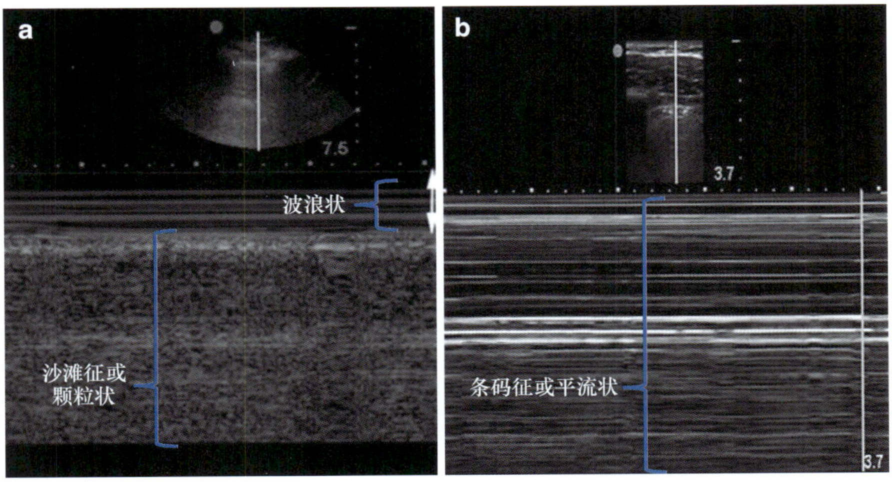

图 10.15　（a）沙滩征；（b）平流征或条码征

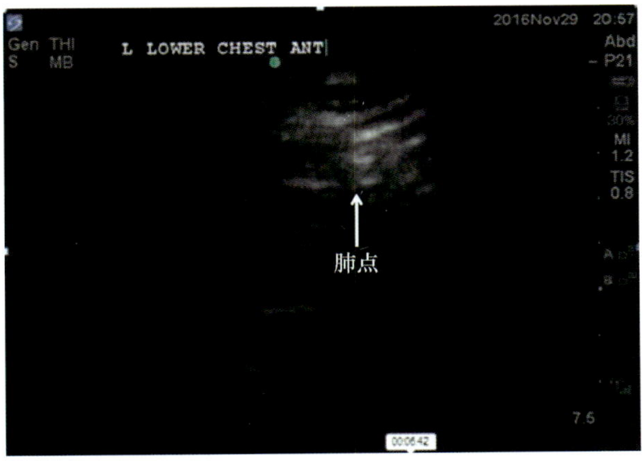

图 10.16　肺点是正常肺与气胸的交界点

或出现矛盾运动，表明膈肌功能障碍，提示患者撤机困难[21]。图 10.18 是一例肌萎缩侧索硬化患者左侧膈肌二维和 M 超图像。应用线阵探头在肋下缘可以测量膈肌厚度（图 10.19）。延长机械通气时间患者膈肌变薄、收缩力减弱。吸气末及呼吸末膈肌厚度变化率大于 30% 可以预测患者脱机成功率高。

CCU 患者急性失代偿的快速评估

如上文所讲，CCU 患者出现急性呼吸窘迫时，可以应用 LUS 进行评估。双侧胸部三个检查区出现 A 线伴随肺滑动提示正常肺充气，病因可能是气道疾病（如哮喘或慢性阻塞性肺疾病）或肺血管疾病或其他代谢性疾病。肺滑动征消失伴弥漫 A 线，提示操作者需进一步寻找肺点或应用 M 超寻找条码征来除外气胸发生。双侧 B 线伴胸腔积液，同时胸膜线光滑，提示急性心源性肺水肿。双侧 B 线伴胸膜下实变，但部分区域不受累，提示 ARDS。单侧 B 线或肺实变合并动态支气管充气征常提示肺炎[15]。胸部

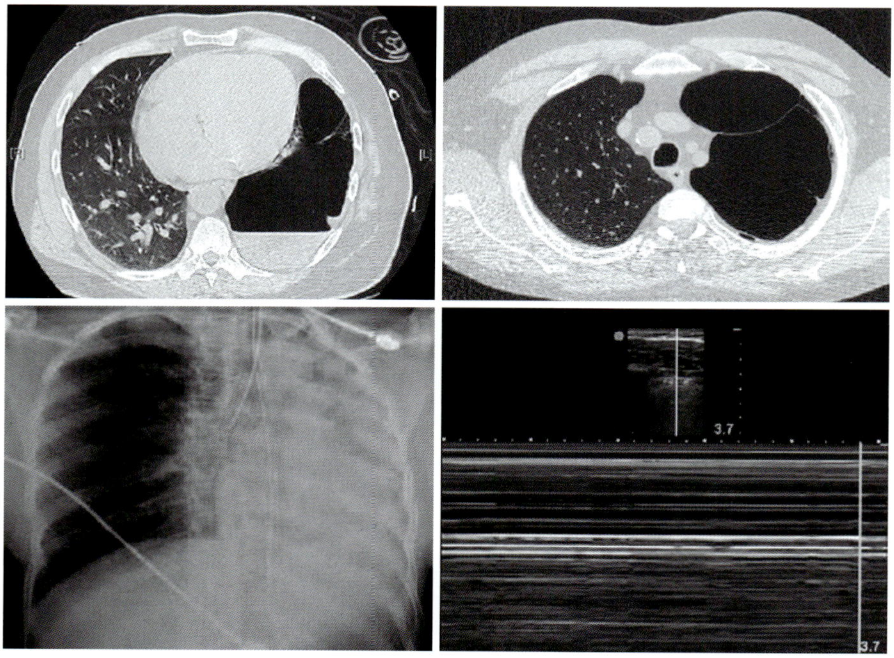

图 10.17　类似气胸的超声表现。所有的表现都有，包括缺乏肺滑动征

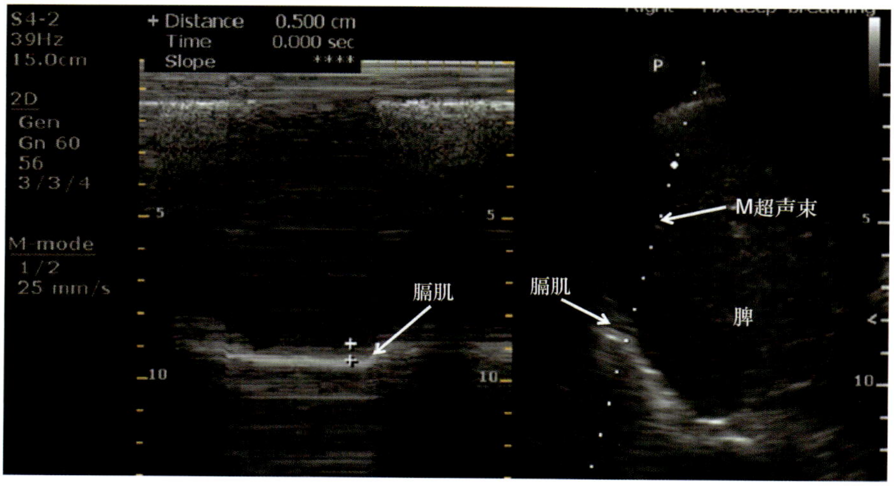

图 10.18　M 超上膈肌运动幅度下降

超声联合目标指导的超声心动检查，如果发现右心室负荷增加或血栓，可以诊断为急性肺血栓栓塞症[40]。

Daniel Lichtenstein 提出了 BLUE 方案，即针对急性呼吸衰竭患者的简单、目标指导的肺超声，联合 DVT 的检查（图 10.20）。对临床情况不知情的检查者按流程检查 BLUE 方案四个检查点，并进行下肢静脉超声检查，快速诊断的正确率为 90%。与其他方案相比，此方案方案有非常高的敏感性和特异性[19]。住院医师和其他临床医生能

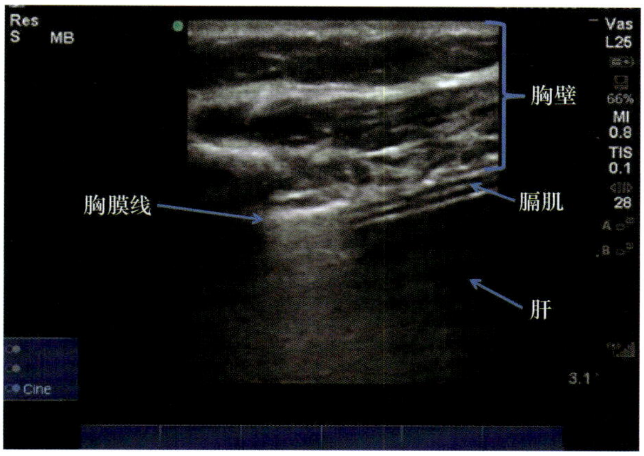

图 10.19　线阵探头显示膈肌

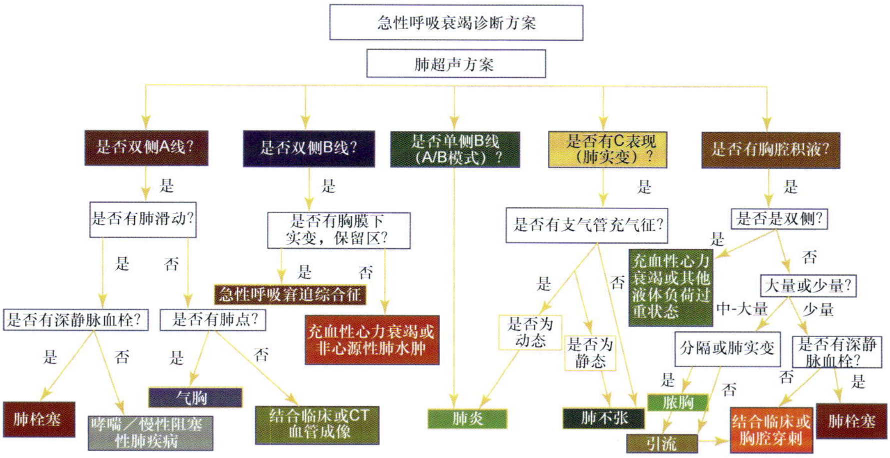

图 10.20　针对急性呼吸困难患者肺超声检查方案及流程

轻松掌握经胸超声检查技术，并对呼吸困难患者作出正确诊断[41]。

胸腔操作

进行胸腔穿刺或者胸腔置管时，超声辅助已成为标准诊疗方法，不仅可以增加穿刺成功率还能减少气胸和器官损伤发生[7]。在 CCU 进行胸腔操作时，全面的检查方法非常有帮助[29]。

1. 定位解剖标志。应用相控阵探头，位置标识朝向头端，定位膈肌下方结构如肾、肝或脾，然后定位膈肌。由于其他结构有时被误认为是胸腔积液，所以需确定积液是无回声区；确定胸壁边界、膈肌和肺组织的边界，不张的肺组织和膈肌呈动态变化。

2. 确定积液的量。目测或定量评价积液的量，可以安全进行引流，确认穿刺部位无肺组织。评价积液的超声特征。

3. 定位肋间动脉。用线阵探头及彩色多普勒确认穿刺部位没有血管，尤其是老年患者，肋间血管常弯曲走行。

4. 测量最大及最小距离。应用标尺，估计皮肤至胸腔的距离，以及皮肤至不张肺组织的距离。

5. 超声定位胸腔引流。多数临床医生常应用超声确定最佳穿刺引流位置，而不是超声引导下穿刺。常扫查定位点的相邻上、下两肋间隙来确定最佳穿刺进针点。标记穿刺点后，将按穿刺操作流程进行无菌消毒及局部麻醉，沿下肋上缘进针避免损伤肋骨下缘的血管及神经。通过手指触诊肋骨及肋间隙穿刺，缓慢进针直至有积液流出。

下腔静脉超声：评价休克患者的容量状态及液体复苏反应

下腔静脉内径受呼吸运动、血容量及右心功能的影响。下腔静脉可以用来评价患者血管内容量状态。补液治疗后心排血量增加（大于 15%）认为液体复苏有反应。自主呼吸状态及机械通气时，下腔静脉内径及呼吸变化率有所不同，自主呼吸时下腔静脉超声可评估右心房压（即无创监测中心静脉压）。CCU 机械通气患者下腔静脉呼吸变化率可以预测补液治疗的反应。

检查技术

患者平卧位时，肋下心脏切面可以显示 IVC，即将相控阵探头放在剑突下，标识朝向患者头侧。或者把探头水平置于剑突下，标识朝向患者左侧获得剑突下四腔心切面（图 10.21）。确定右心房位于屏幕顶端，然后逆时针转动探头，并使探头稍垂直于身体，使探头标识朝向患者头侧。可以看到下腔静脉显示于肝内，肝静脉汇入下腔静脉并引流入右心房。表 10.6 描述了下腔静脉及与之并行的主动脉的特点及二者的鉴别。用 M 超可以测量下腔静脉内径，自主呼吸患者通过深吸气可以评价右心房压。机械通气患者，通过测量下腔静脉最大及最小内径来计算呼吸变化率。

自主通气患者

自主通气时，下腔静脉内径及吸气塌陷率可以反映 CVP。下腔静脉内径大于 2 cm，吸气塌陷率小于 50%，CVP 大约 15 cmH_2O。下腔静脉内径变窄（小于 1.5 cm）且吸气塌陷率大于 50%，提示 CVP 低，可能为低血容量休克（脱水、出血），或分布性休克（脓毒症、过敏反应）（表 10.7）[42]。下腔静脉扩张（大于 3 cm）且无吸气塌陷，如果患者无右心张力升高，常提示容量复苏无反应性。另一方面，如果下腔静脉非常窄或几乎看不到，很可能提示患者容量不足（表 10.8）。

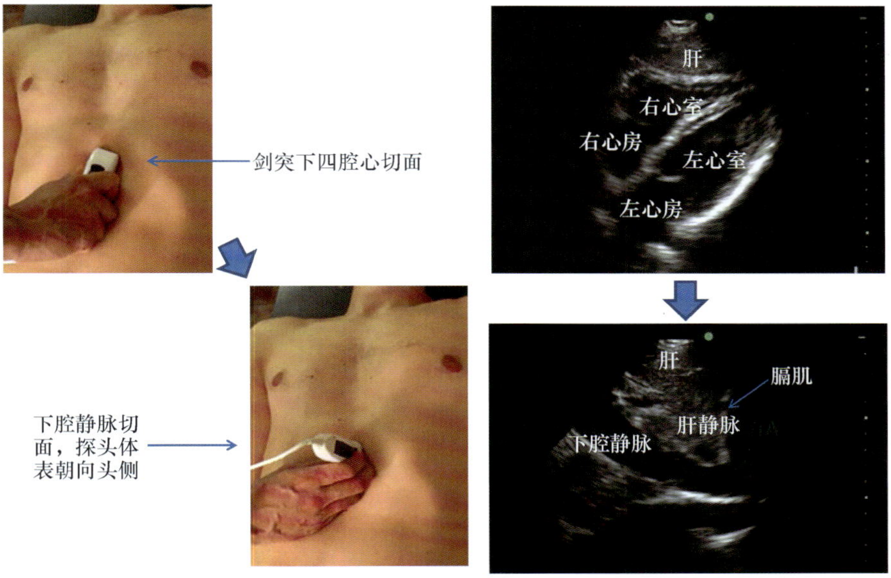

图 10.21　下腔静脉图像获取方法

表 10.6　下腔静脉及腹主动脉鉴别

	下腔静脉	主动脉
位置	穿过肝	穿过肝
与心脏的关系	汇入右心房	延续在心脏下方
血流	持续性，随呼吸变化	搏动性
管壁	壁薄，可能看不到	壁厚，高回声
呼吸变化	通常存在	无
侧支血管	肝静脉汇入下腔静脉	无可见的分支

表 10.7　自主呼吸患者下腔静脉内径、呼吸变化率及中心静脉评估

下腔静脉内径（cm）	吸气塌陷率（%）	CVP（mmHg）
正常：< 2.1	> 50%	0 ～ 5（平均 3）
其他情况	±	5 ～ 10（平均 8）
增宽：> 2.1	< 50%	10 ～ 20（平均 15）

机械通气患者

研究表明液体复苏时，动态观察（如下腔静脉内径变化）比静态观察（如中心静脉压）更有意义[43]。镇静状态或呼吸肌麻痹患者进行机械通气时，吸气时胸腔及心内压力升高，右心房压升高，右心充盈减少，导致右心室每搏量减少，左心室充盈减少，

表 10.8　重症患者下腔静脉变化率与容量复苏反应性

通过下腔静脉内径及变化率评价容量状态
容量复苏有反应性：补液治疗后心排血量增加大于 15%
自主呼吸患者
● 距离右心房入口 2 ～ 3 cm 处，应用 M 超测量下腔静脉内径 ● 静态 －< 1 cm →容量可能不足 －> 3 cm →容量负荷过多
机械通气患者（标准）
● 机械通气 ● 潮气量> 8 ml/kg 理想体重 ● 被动通气支持（无自主呼吸） ● 正常窦性心律
容量复苏有反应的患者
－（最大内径－最小内径）/ 最小内径> 18% 或 －（最大内径－最小内径）/ 平均内径> 12%

几个心动周期后左心室每搏量减少。低血容量状态下，这种呼吸变化被放大，每搏量的变化可以预测容量复苏反应性[18]。下腔静脉内径的呼吸变化可以准确反映容量复苏反应性[13-14]。表 10.7 和表 10.8 总结了不同情况时，常见的下腔静脉内径及呼吸变化率。图 10.22a 和 b 是用 M 超测量下腔静脉内径时，存在呼吸变化和无呼吸变化的图像。图 10.23a 显示下腔静脉塌陷率变小，图 10.23b 显示扩张的下腔静脉伴微小的呼吸变化。

重症患者腹部超声检查基础

腹部超声对危重症患者有很多用处。CCU 患者通常使用双联抗血小板及抗凝治疗，

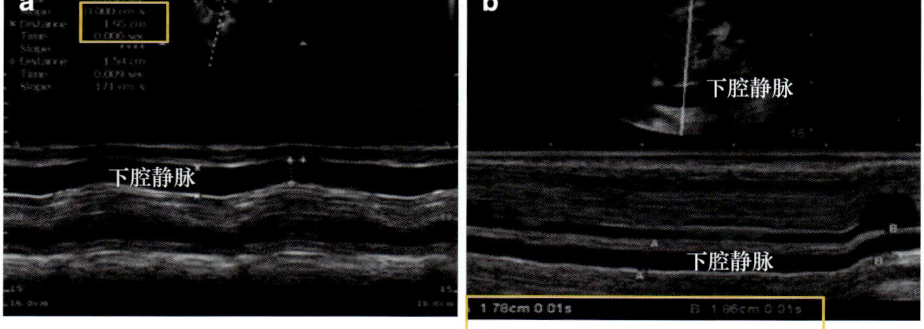

图 10.22　（a）M 超显示下腔静脉呼吸变化。（b）M 超显示下腔静脉无呼吸变化

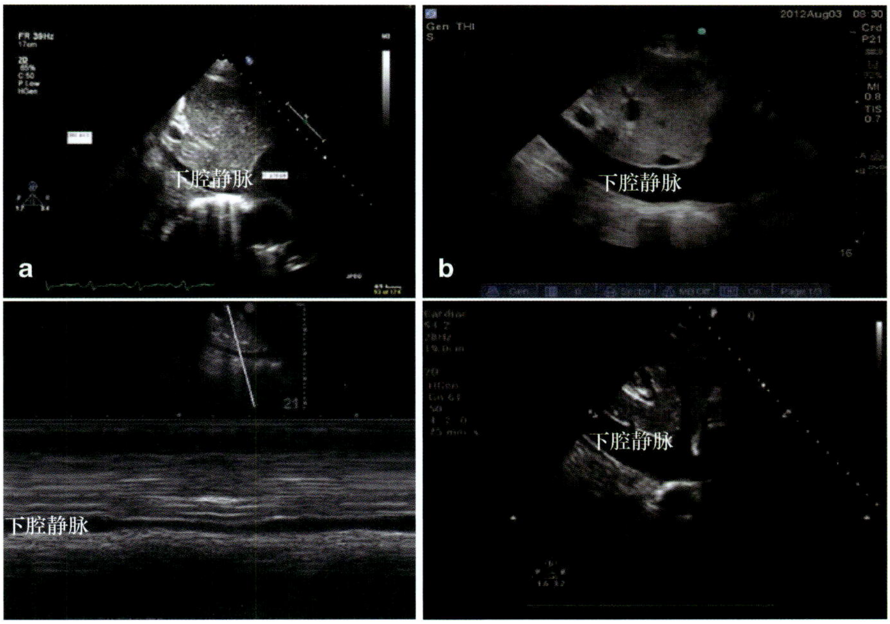

图 10.23　（a）窄的、塌陷的下腔静脉。（b）扩张的下腔静脉

腹腔内出血风险高。心导管、主动脉内球囊反搏（intra-aortic balloon pump，IABP）置入、血管内降温导管置入及股动脉鞘管置入等有创操作，在置入及拔出时都增加出血风险。CCU 患者发生低血压时，都应除外腹腔内及腹膜后出血。

FAST 检查

创伤聚焦超声（focused assessment with sonography in trauma，FAST）检查主要应用于创伤患者可疑发生腹腔内出血时。当积液量至少 200 ml 时，FAST 对游离腹水诊断的敏感性为 90%。CCU 患者常进行多种有创操作及前文所提及的出血风险，进行 FAST 检查至关重要[45]。超声检查不能发现小于 200 ml 的积液，当怀疑游离腹水，可以重复检查[12]。

患者采取平卧位，应用凸型或线阵探头进行 FAST 检查。这个体位可以探查腹腔最低的三个部位及双侧肋膈角。在传统腹部 FAST 检查时，联合剑突下四腔心切面观察心脏和心包，能进一步明确患者休克原因。延伸的检查还包括双侧前胸部快速扫查，以明确有无气胸（表 10.9）。

FAST 检查首先将探头（标识朝向头侧）放置在腋中线剑突水平，以获得右侧膈肌、肝和肾的冠状切面。肝肾间隙（图 10.24a），也称为 Morrison 隐窝，通常是游离液聚集的地方（图 10.24b）。从此位置扫描膈肌上方，可以评估胸腔积液（例如血胸，图 10.14）。再将探头在剑突水平移动到腋后线。观察左侧膈肌、脾和肾，评估脾肾间隙有无游离液体，从这个位置可以评估左侧胸膜积液。将探头（标识朝向左侧）放置在

表 10.9　标准化床旁即时超声方案评估休克

名称	探头标识	图像 / 结构	评估目的
RUSH（休克患者快速超声，Rapid Ultrasound in Shock）检查	胸骨旁左心室长轴切面 / 胸骨旁大动脉短轴切面	左心室、右心室、瓣膜	泵功能：左心室衰竭、肺栓塞时右心室张力、心脏压塞
	心尖四腔心切面 / 肋下切面	心包	
	肋下切面	下腔静脉	下腔静脉及颈内静脉塌陷率评价容量状态
	颈部	颈内静脉	
	右侧腹 / 右上腹	肝肾	血性腹水、血性胸腔积液、腹水
	左侧腹 / 左上腹	脾肾间隙	
	耻骨联合上	盆腔（FAST 检查）	
	前胸部	肺 / 胸膜	气胸、肺水肿
	胸部 / 腹部	大动脉连续扫查	管壁：动脉瘤破裂
	股静脉 / 腘静脉	深静脉血栓检查	深静脉血栓 / 肺栓塞
E-FAST（扩展的 FAST，Extended Focused Assessment of Sonography in Trauma）检查	前胸部	肺 / 胸膜	气胸、肺水肿
	剑突下切面	肋下心脏	心脏压塞
	右侧腹 / 右上腹	肝肾	血性腹水
	左侧腹 / 左上腹	脾肾间隙	脾破裂
		胸膜腔	血性胸腔积液
	耻骨联合上	膀胱后	盆腔积液或出血
FALLS（肺超声指导的液体复苏，Fluid Administration Limited by Lung Sonography）	胸骨旁左心室长轴切面 / 胸骨旁大动脉短轴切面 / 心尖四腔心切面 / 肋下	心脏基本切面	除外心脏压塞和肺栓塞
	肺超声（BLUE 方案）	肺 / 胸膜	除外气胸
			确定 A 线和 B 线征象 A 线征→给予补液，直到病情好转或出现 B 线（指脓毒性或分布性休克） B 线征→提示心源性休克

耻骨联合上方，并朝向患者足侧，这样就可以看到膀胱和盆腔内的游离液体。在 FAST 检查增加肋下四腔心切面（标识朝向左侧），可以快速评估心包积液，并进一步区分休克病因。如果液体内有可见回声或分层，则更能说明腹腔积血而不是单纯腹水（图 10.25a）。超声检测腹膜后出血的敏感性不高（图 10.25b），需要进行腹部 CT 检查。

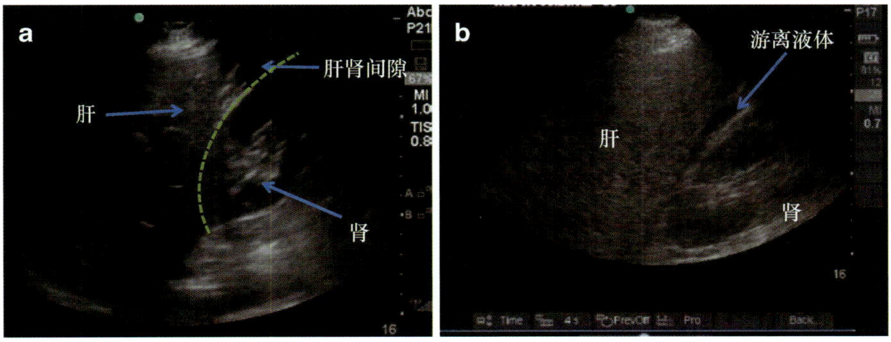

图 10.24　（a）肝肾间隙；（b）肝肾间隙内游离液体

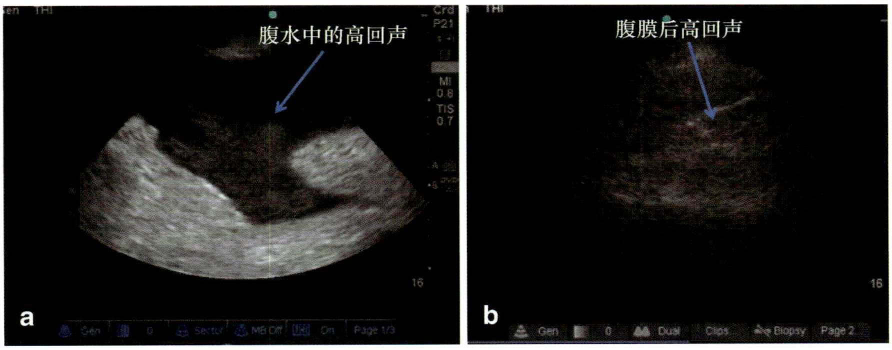

图 10.25　（a）血性腹水，高回声物质分层、沉积；（b）腹膜后出血

腹水

床旁超声检查是评估肝硬化或右心衰患者腹水的一种简便方法。应用超声选择最佳穿刺部位，避免周围肠管和血管损伤（图 10.26）。与非超声引导引导穿刺相比，超声引导穿刺成功率为 95%，而传统方法的成功率为 61%[46]。通过适当的训练，腹水探查及超声引导穿刺操作可以很容易地实现[47]。

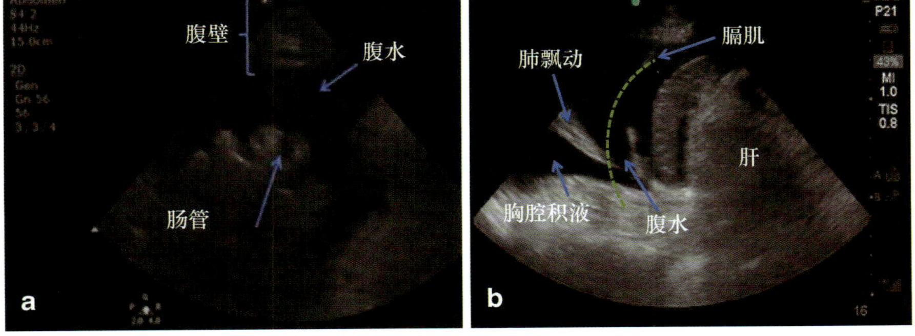

图 10.26　（a）腹水，盆腔内单纯、无回声液体；（b）肝硬化患者肝周积液和胸腔积液

腹主动脉超声

主动脉超声可检测主动脉综合征，如血栓形成、夹层、动脉瘤或破裂。通常情况下，腹主动脉瘤的诊断是主动脉直径超过 4 cm，一年内破裂风险小于 4%，但直径大的动脉瘤（> 5 cm）破裂的风险呈指数式上升。床旁即时超声对腹主动脉瘤的评估具有较高的敏感性和特异性；但是，检查血管外血液的敏感性较差。然而，一项 ED 研究显示，在一些临床情况下超声能提高主动脉瘤破裂的诊断，并作出手术的正确决定[48]。

近段主动脉可用凸型探头横切面扫查。理想的扫查条件是瘦型身材和无充气横结肠干扰。检查者应扫查剑突与脐之间，一般对应于胸 12 椎体和腰 4 椎体间，分别是主动脉进入腹腔和分为髂动脉的位置。膈下约 1 cm 处，主动脉有三个主要分支：腹腔干（紧接膈肌）[又发出肝总动脉和脾动脉（称为海鸥征）]，肠系膜上动脉（superior mesenteric artery，SMA）和肾动脉。绝大多数主动脉瘤发生在肾动脉起始的远端。图 10.27 可见各主动脉分支点。主动脉长轴切面可以进一步显示主动脉，特别是在评估主动脉夹层时。图 10.28 显示 B 型主动脉夹层患者胸部 X 线、CT 扫描和超声结果。

肾和膀胱

床旁即时超声评估肾和膀胱有助于病因的鉴别。正常肾具有高回声的髓质和低回声的皮质。由于流出梗阻导致尿液在集合系统积聚，肾中心出现无回声液体扩张（图

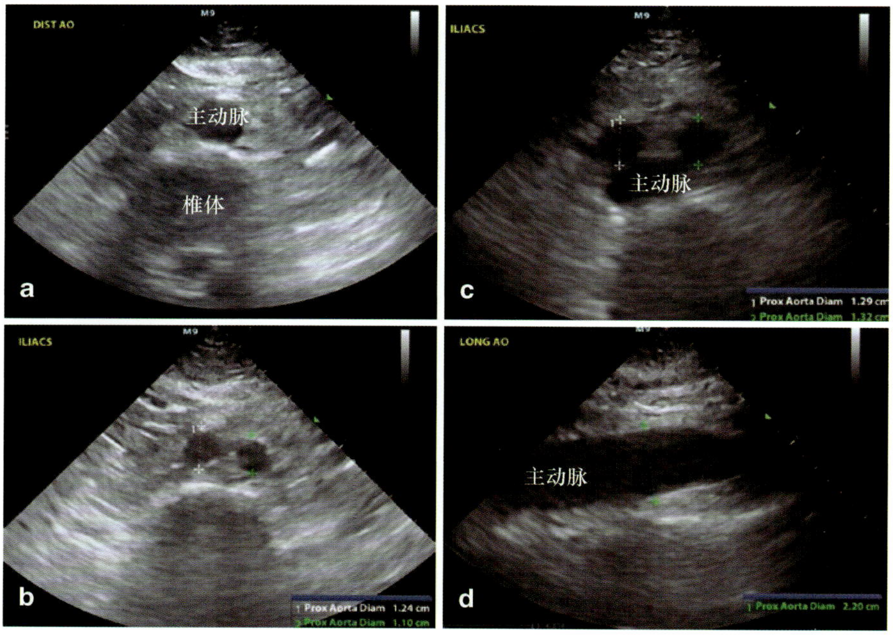

图 10.27　（**a**）主动脉远段；（**b**）发出双侧髂总动脉水平；（**c**）腹主动脉发出双侧髂总动脉；（**d**）主动脉近段纵向切面

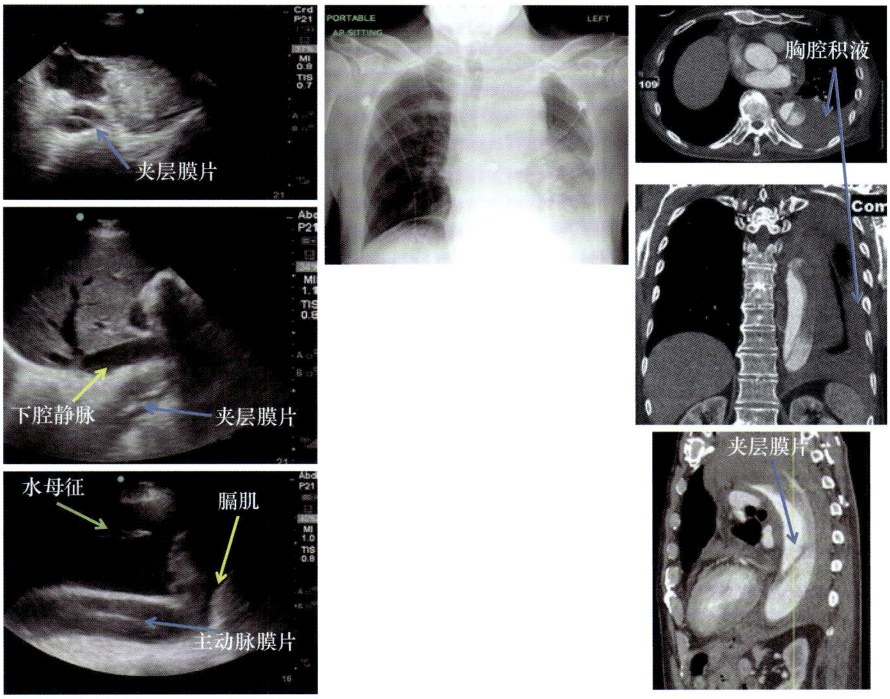

图 10.28　B 型主动脉夹层患者 X 线、CT、超声图像。注意患者纵隔增宽，新发左侧胸腔积液

10.29a)。这种肾盂积水通常提示下游梗阻，临床医师应利用超声评估扩张的无回声的膀胱（图 10.29b)。在扩张型无回声膀胱内，如果看到 Foley 气囊，说明导尿管阻塞，这种情况不常见。

使用相控阵或曲线探头，用 FAST 检查的解剖标志，可以获得肾脏横切面和纵切面。探头标识朝向头侧，向前、后倾斜检查每个肾脏，可以评估集合系统是否扩张，是否有肾盂积水。彩色多普勒可用于确保无回声的管道不是血管。在同一位置，探头逆时针旋转 90°，使探头上下倾斜，以便扫描整个肾脏。完成扫查后，探头可以放置在耻骨联合上方，以从横向和纵向观察对膀胱进行评估[49]。

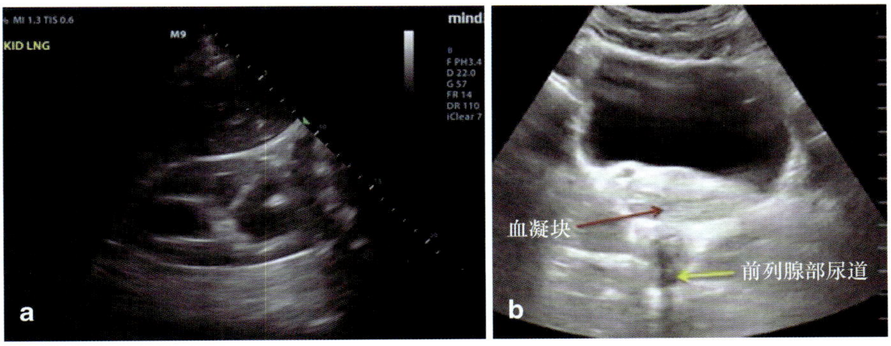

图 10.29　(a) 肾盂积水；(b) 充盈膀胱及有阻塞的血凝块

诊断性血管超声

深静脉血栓

由于卧床、留置中心静脉导管、多器官功能衰竭和炎症状态，CCU 患者发生静脉血栓栓塞的风险增加。使用高频线阵探头可以检查下肢深静脉血栓。通过加压，评估压力下的静脉塌陷，正常情况下管腔完全消失。发生深静脉血栓时，血管腔内可见等回声的血栓或加压管腔无塌陷。

患者仰卧位，膝盖微弯曲，腿向外旋转。确认股总静脉（common femoral vein，CFV），然后从腹股沟韧带上方髂外静脉近端处开始按压（图 10.30）。沿着 CFV、大隐静脉向远端，每 1 ～ 2 cm 按压一次，直到股总静脉分支为浅支和深支。对探头施压，直到静脉完全塌陷。大隐静脉位于 CFV 穿支交界处侧方。对探头加压直到静脉完全塌陷。膝关节屈曲 45°，腿向外旋转扫描腘窝，腘静脉覆盖在腘动脉之上。每隔约 1 cm 进行加压直至移动到远端腘静脉的三分叉处。施加小的压力就会压迫腘静脉。至少在腹股沟和腘窝的三个部位评估深静脉血栓。图 10.31 显示了颈内静脉和股总静脉的静脉血栓形成。可进行血流增强、彩色多普勒和脉波多普勒检查；然而，由非放射科医师单独进行的加压超声检查对深静脉血栓（deep venous thrombosis，DVT）诊断的准确性能达到 95%，并缩短诊断 DVT 的时间[50-51]。

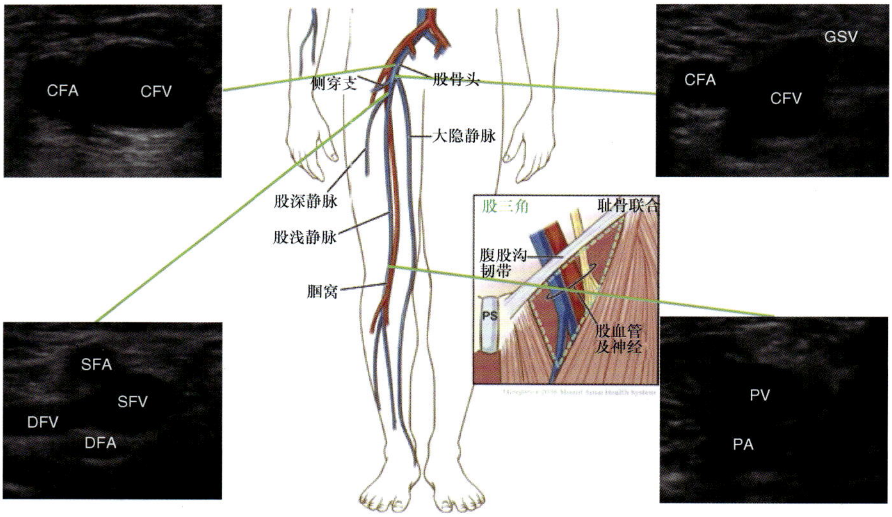

图 10.30　加压超声评估 DVT。CFA，股总动脉；CFV，股总静脉；DFA，股深动脉；DFV，股深静脉；GSV，大隐静脉；PA，腘动脉；PV，腘静脉；SFA，股浅动脉；SFV，股浅静脉

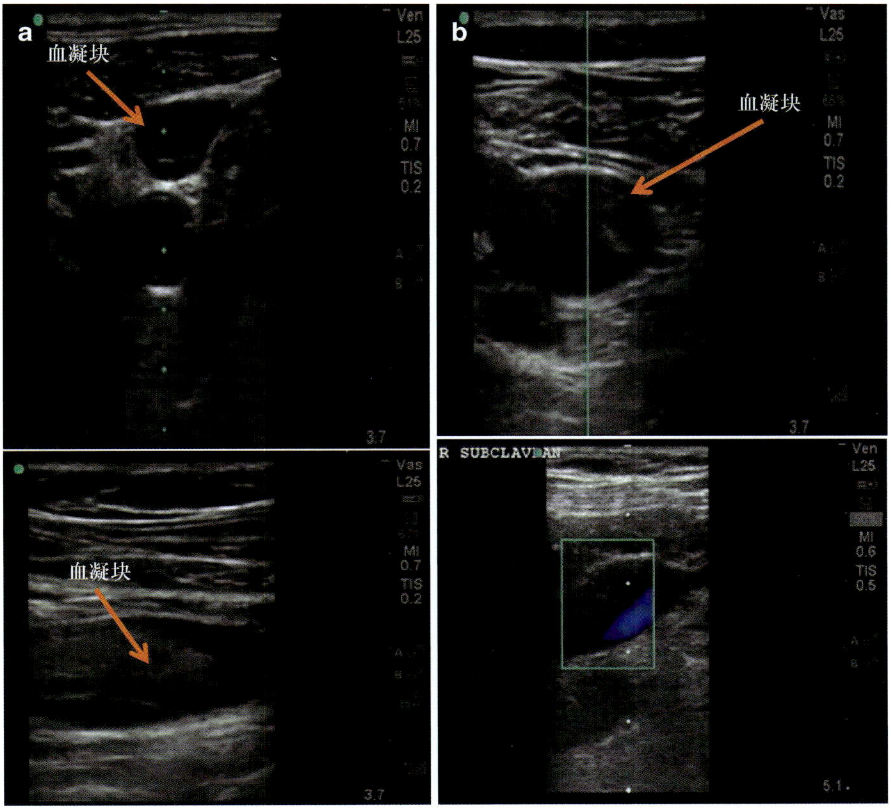

图 10.31　深静脉血栓形成管腔不能压扁及血管内血栓。(**a**) 右侧颈内静脉血栓。(**b**) 股总静脉，可见无阻塞的高回声血栓

超声在不明显原因休克患者的诊断基础：多器官床旁即时超声

休克是 CCU 患者的常见情况，但并不总是与心脏原因相关。体格检查和实验室参数与多器官床旁即时超声联合，有助于患者的评价和管理。床旁即时超声技术涉及心脏、肺、腹部和血管系统。根据临床情况进行床旁即时超声，以确定低血压的原因，并优化治疗。针对 CCU 患者出现的新出现的、意外或无法解释的休克状态，进行有目标的评估，需要一种诊断方法，排除可逆原因，如心脏压塞、张力性气胸、肺栓塞、主动脉瘤破裂和腹腔内出血[16，18]。

利用目标导向超声心动图（goal-directed echocardiography，GDE），临床医生可以评估右心或左心衰竭、心包积液、主要瓣膜衰竭和液体反应性。在危重症超声培训的声明中，建议危重症培训应包括危重症超声心动图基础培训[1-3]。经过适当培训的非心脏病医生可以掌握并很好地执行 GDE[14，52-53]。GDE 与其他器官超声（多器官或全身

超声）结合，在评估休克患者时增加了诊断正确率[4, 16]。应用有效、系统的方法，临床医生通过目标导向的多器官床旁即时超声检查能识别休克的病因：

1. 基础重症超声评估左心室和右心室功能，排除心脏压塞和瓣膜功能衰竭

（a）胸骨旁长轴（parasternal long-axis，PLAX）、胸骨旁短轴（parasternal short-axis，PSAX）、心尖四腔（apical four-chamber，A4C）和肋下切面（subcostal views，SC）

2. 在低血容量或脓毒症的情况下，IVC 成像评估容量状态

3. 胸部超声排除气胸和血胸

4. 有限的腹部检查

（a）左、右侧腹部排除腹腔积血

（b）评估腹主动脉夹层

（c）在脓毒症或肾衰竭的情况下，通过肾和膀胱评估排除肾积水

5. 压迫下肢的超声评估 DVT

对 CCU 患者休克患者，执行床旁即时超声时，需要思考以下问题[18]：

1. 休克是否有威胁生命的原因？

2. 是否有泵衰竭证据：左心室或右心室衰竭？

3. 休克状态会是否对容量有反应？

4. 导致休克状态的原因不止一个吗？

5. 非心脏源性？

6. 是否有危及生命的出血？

图 10.32 是针对 CCU 患者出现低血压的评估方法。有很多床旁即时超声方案用来评估休克。总体来说，都纳入多器官床旁即时超声来评估休克的病因。表 10.9 总结了其中一些方案和被评估的器官[54-56]。此外，表 10.10 列出了不明原因休克情况下，全身超声对各种器官的检查结果。关于心源性休克的进一步讨论可以在这本教科书的其他部分找到。

血管通路的操作引导

简介

床旁即时超声对于心脏监护病房（CCU）患者建立血管通路是非常有价值的。了解血管解剖，熟悉设备，超声检查经验是成功插入导管的前提。放置导管的决定和插入位置的选择应基于操作者和 CCU 团队对患者解剖、临床状况和凝血状况的仔细评估。对于 CVC 的放置，建议采用实时超声引导。

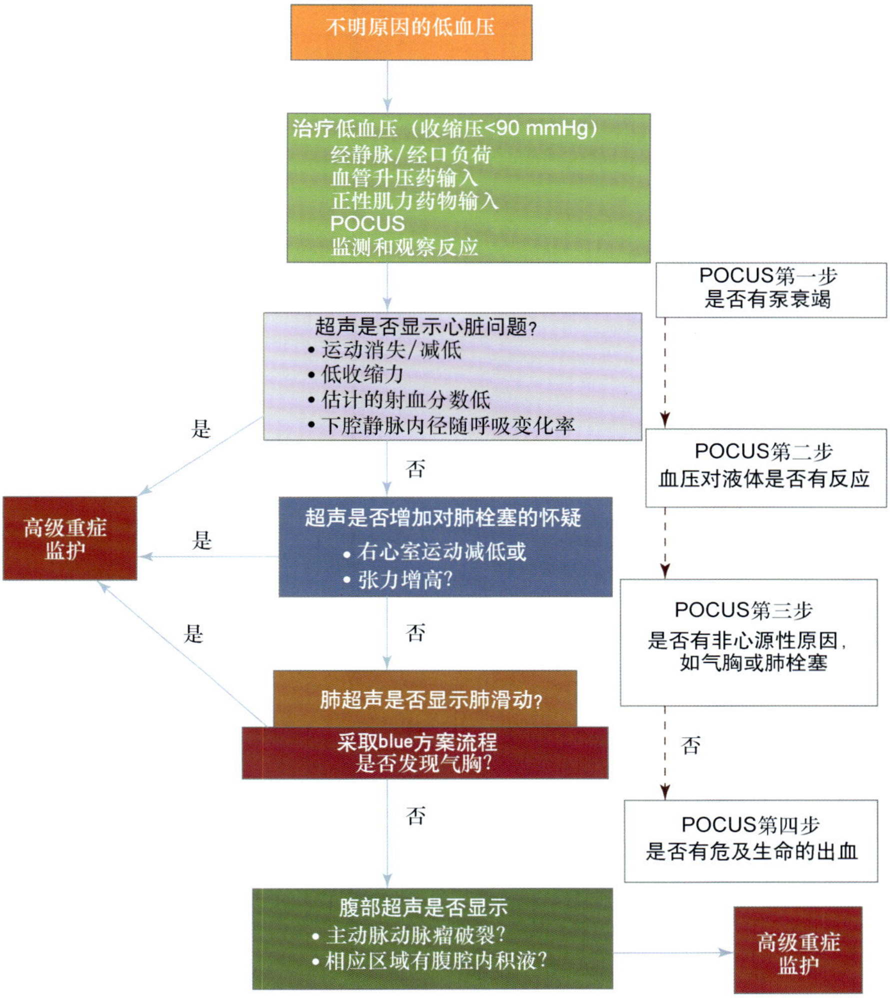

图 10.32 不明原因休克的评估方法。POCUS，床旁即时超声

超声引导

大量研究表明超声引导增加了首次尝试的成功率，减少了机械损伤和感染并发症[5-6，57-58]。使用 US 进行 CVC 置管得到了许多组织的大力提倡，如医疗保健研究和质量局（Agency for Healthcare Research and Quality，AHRQ）、美国麻醉医师学会、美国外科医师学会、美国超声心动图学会和心血管麻醉医师学会[59-62]。研究表明，静脉的直径和相对于动脉的位置有很大的差异，从而有可能误穿刺入动脉。体表标记法导致失败率高达 36%，即使对于经验丰富的人[6，58]。超声引导使操作者能够识别目标血管，确保血管内没有血栓，并在置管过程中实时观察穿刺针。在扩张和放置导管前要确认导丝在静脉中。

表 10.10　不明原因休克超声检查可能的发现

休克类型	器官评价	相应超声表现
低血容量	心脏	左心室壁运动活跃
	下腔静脉	直径＜ 2 cm ＋吸气塌陷率＞ 50%
	肺部	A 线征
	腹部	游离液体 / 主动脉瘤
分布性	心脏	左心室壁运动活跃
	下腔静脉	直径＜ 2 cm ＋吸气塌陷率＞ 50%
	肺部	B 线征合并实变 / 支气管充气征
心脏压塞	心脏	心包积液伴压塞
肺栓塞	心脏	右心室扩张伴右心室壁运动减低
	下腔静脉	直径＞ 2 cm ＋无吸气塌陷
张力性气胸	心脏	右心室扩张伴右心室壁运动减低
	下腔静脉	直径＞ 2 cm ＋无吸气塌陷
	肺部	无肺滑动征 / 肺搏动征，无 B 线或实变
心源性	心脏	左心室壁运动减低
	肺部	B 线征

颈内静脉（internal jugular vein，IJV）和股静脉（emoral vein，FV）置管，超声引导是最有用的。虽然超声引导可以成功地用于锁骨下静脉（subclavian vein，SCV）置管，但由于存在气胸的风险，它的学习曲线更陡峭[5]，只能由经验丰富的操作人员进行。在超声引导中心静脉置管前，操作者应进行操作前扫查。便携式超声机应设置为“血管”预设条件。应采用高频线阵探头，持笔试握探头，小鱼际固定在患者身体，以便在操作过程中获得稳定的图像。探头的标识应始终为“操作员在左侧”，以匹配标识在屏幕左上角。探头左侧对应屏幕的左侧。在这种设置下，如果向左进针，就将针向左推进，反之亦然。为了使穿刺血管在屏幕的中心，图像不能太亮或太暗，应调整深度和增益。动脉管壁厚，具有搏动性，而静脉管壁薄，加压时容易塌陷。彩色多普勒或脉冲多普勒可用于进一步确定动脉和静脉血流。

横切面法

在短轴或横切面上，超声声束以垂直角度穿过血管横截面，血管呈圆形（图 10.33a）[63]。在长轴或纵切面，超声声束平行于血管，如果声束在血管中间穿过，血管看起来像长圆柱体（图 10.33b）。确保静脉和动脉彼此平行，而不是在彼此之上。图 10.34a 和 b 显示颈动脉和 IJV 不平行，此部位置管不安全。在横切面上下多部位成像

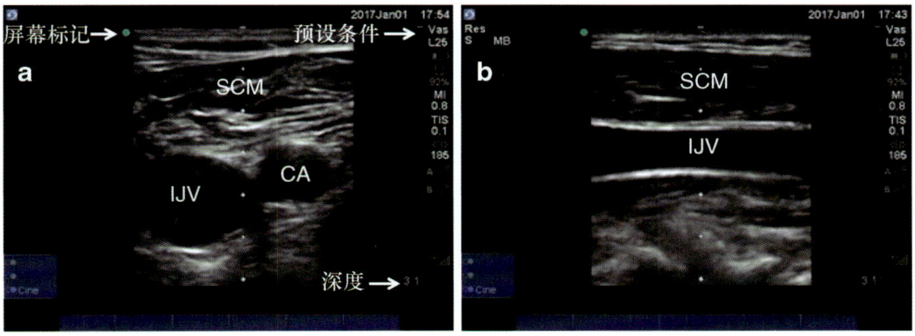

图 10.33 （a）颈内静脉短轴切面；（b）颈内静脉长轴切面。SCM，胸锁乳突肌；IJV，颈内静脉；CA，颈动脉

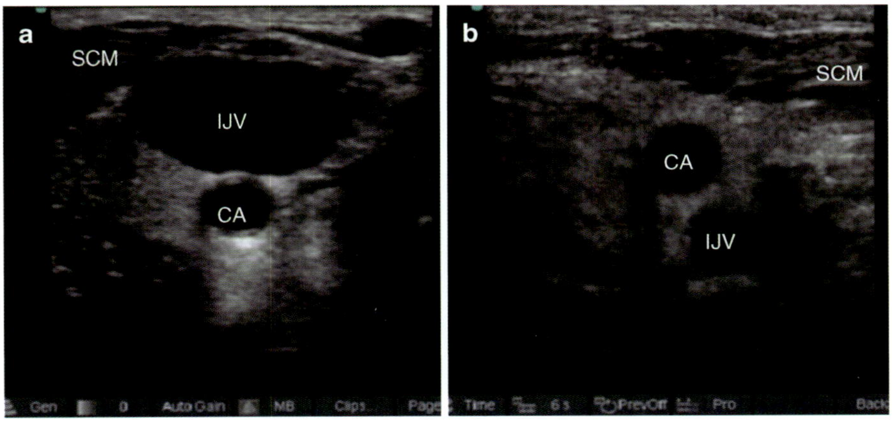

图 10.34 （a）颈动脉紧邻 IJV 下方的不安全部位；（b）颈动脉位于 IJV 上方的不安全部位。SCM，胸锁乳突肌；IJV，颈内静脉；CA，颈动脉

以确保静脉通畅。进行加压，在至少三个部位轻柔加压，以确保没有血栓（图 10.35）。图 10.36a 和 b 显示了 IJV CVC 放置前检测到的腔内血栓。表 10.11 总结了术前超声扫描的步骤，通常应该在超声引导下置管前进行。

一旦确定了安全位置，应使用薄壁导入针进行置管，以陡峭的角度（70°～90°）直接插入探头中心标识下方。应使用无菌探头保护套，确保探头套内外都有足够的无菌凝胶。用非优势手稳定握住超声探头，用优势手进针。在进针过程中，由于软组织和中心静脉变形，针的显示可能受到限制。针和注射器需要轻轻摇动以看到屏幕上针的影像。必须保持针尖在超声声束的平面内，以显示针尖。一旦出现回血，在置入导丝前应先减小角度。或者，可以以一个较低的角度（30°～60°），随着针的前进，将超声探头向前推进，同时将探头轻微地前后倾斜，以识别和跟踪针尖直接插入静脉（图 10.37）。注意别把针柄和针尖混淆。在针尖消失的位置轻微倾斜探头，可以确认针尖

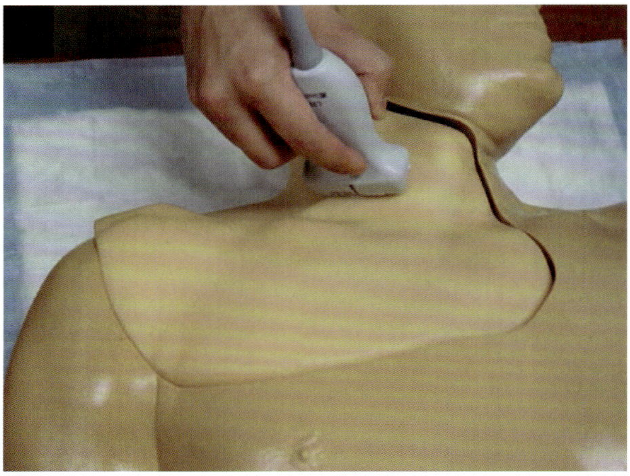

图 10.35　显示整个颈内静脉的长度，并加压

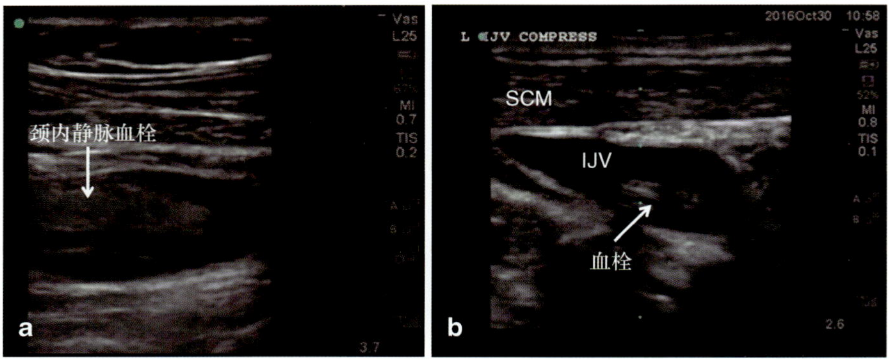

图 10.36　（a）颈内静脉腔内血栓横切面；（b）颈内静脉加压显示腔内血栓，并缺乏压缩性。SCM，胸锁乳突肌；IJV，颈内静脉

表 10.11　置管步骤：操作前超声扫查

步骤	描述
1	将超声机设置为血管预设模式
2	持笔式握住探头，手固定在患者体表
3	探头标识位于操作者左侧
4	确定动脉和静脉
5	优化增益和深度，保证血管在屏幕中心成像
6	上下扫描血管，确保血管通畅
7	沿着血管走行在三个位置加压，确定管腔内无血栓
8	确认动、静脉平行走行
9	显示穿刺位置的双侧
10	确定最安全的置管位置

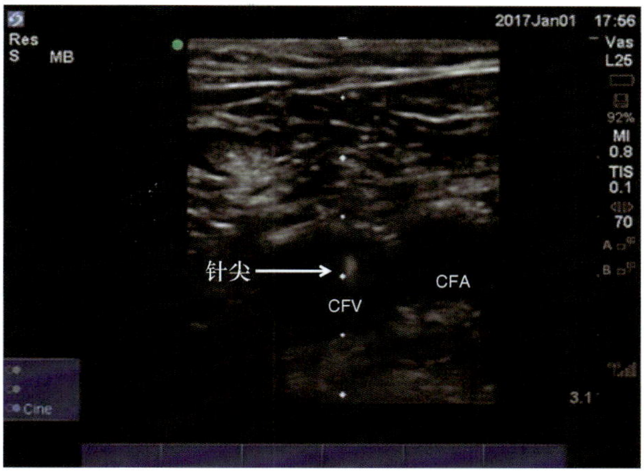

图 10.37 股总静脉内可见针尖回声。CFV，股静脉；CFA，股动脉

的位置。

针进入静脉后，注射器回血良好，操作者必须先松开探头，用非优势手稳定针头，再用优势手推进导丝。拔出穿刺针，用超声对静脉进行横、纵切面扫查，以确认导丝在静脉中。导丝应在薄壁静脉内，轻微加压血管可被压缩（图 10.38）。这一步必须在扩张和放置中心静脉导管之前进行。

纵切面法

中心静脉置管可采用纵切面或平面内进针法。但是，不建议初学者这样做，因为会增加刺穿邻近动脉的风险。从横切面将探头逆时针旋转，这样标识正对着操作人员，超声声束沿目标静脉长轴。以平角度（45°～60°）探头标识处进针，针和注射器与探头长轴平齐。进针角度和与探头的距离应该与目标血管的深度相适应。在屏幕上识别针尖和针柄，调整进针轨迹确保进入中心静脉（图 10.39）。

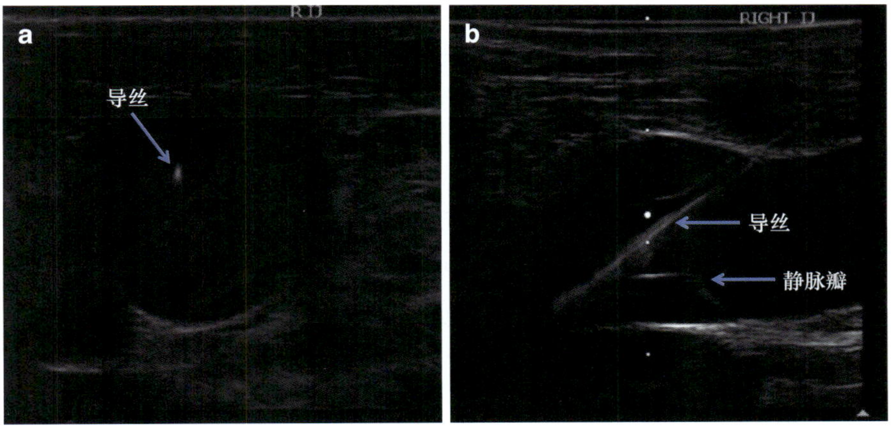

图 10.38 （a）颈内静脉中的导丝；（b）颈内静脉中的导丝纵切面

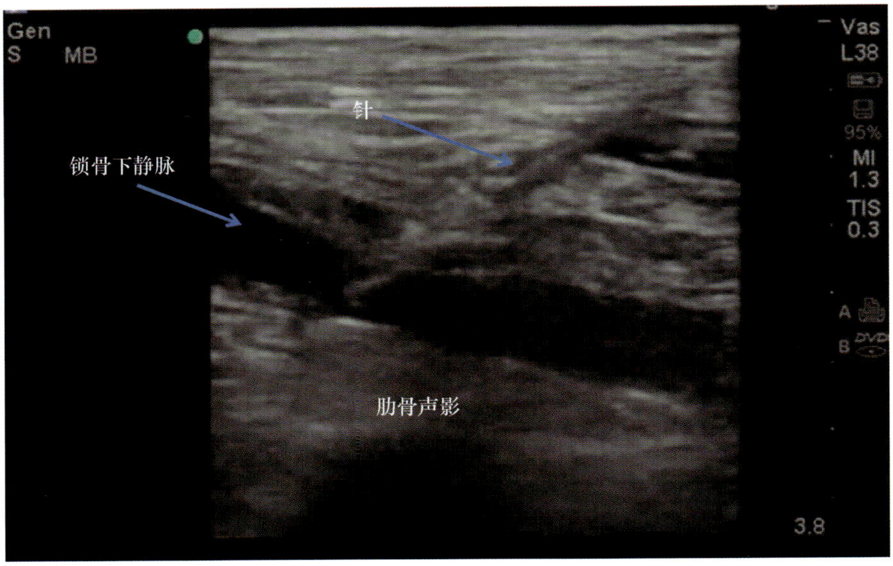

图 10.39　超声引导下，纵切面进针法锁骨下静脉置管

超声引导方法在不同部位穿刺时的注意事项

颈内静脉

颈内静脉是中心静脉置管的常见部位，因为它很容易通过超声引导置入[6]。颈内静脉位于颈两侧的胸锁乳突肌下。首选右侧颈部，因为血管直抵右心房。由于气管造瘘口支架往往覆盖于穿刺部位，给置管带来困难。

使患者处于 Trendelenburg 位（头低足高位），头部稍微转向预定穿刺处对侧 45°。颈内静脉的解剖标志始于胸锁乳突肌胸骨头和锁骨形成的三角（图 10.40）。颈内静脉易于塌陷，由于超声探头或操作者手指的过度加压，会导致颈内静脉无法显示。

操作前对左、右颈内静脉进行扫查以选择最佳位置。将探头与锁骨平行放置，且头端朝向锁骨，在三角的顶端，探头标识置于操作者左侧。在横切面上观察颈动脉和颈内静脉。颈动脉壁较厚，搏动性强，而颈内静脉管壁较薄，易于压瘪（图 10.40）。确定安全的置管位置，即颈内静脉远离颈动脉且不覆盖颈动脉（图 10.34）。放置探头并优化扫查深度，使静脉位于屏幕中央。保持在颈中部，避免锁骨上方的颈下区域，因为即使在超声引导下，也有刺破肺尖的危险。在术前、术后进行快速肺部超声检查，肺滑动征是排除气胸的有效方法。

股静脉

股静脉部位穿刺造成的血管和肺部并发症最少，但感染率较高；因此，美国疾病控制和预防中心（Centers for Disease Control and Prevention，CDC）不鼓励股静脉置管[54]。

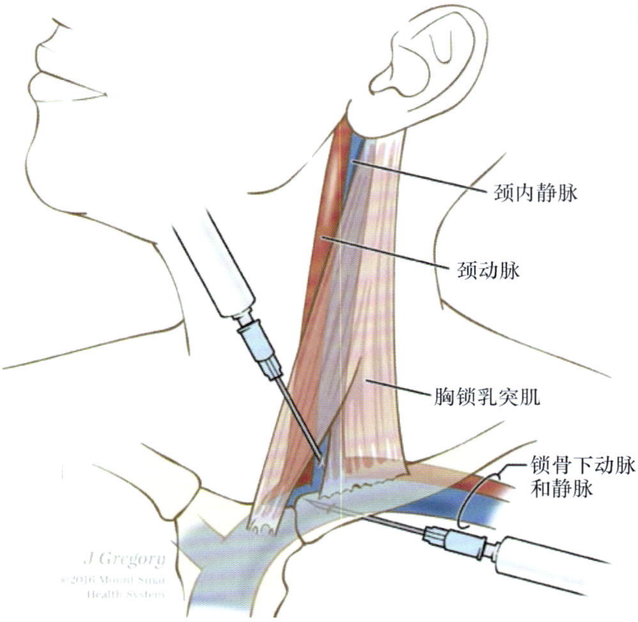

图 10.40　颈内静脉和锁骨下静脉解剖

在紧急情况如心搏骤停、呼吸窘迫或激动的患者，可以选择股静脉中心静脉置管。

将患者置于仰卧位，保持腿部外旋、外展，使其远离中线[65]。股总静脉向腹股沟韧带的远端延伸时位于股总动脉的内侧（图 10.41）。VAN 形象地说明了股鞘内的内容、结构（图 10.41），从内向外依次是：股静脉（femoral **V**ein）、股动脉（femoral **A**rtery）、股神经（femoral **N**erve）。股动脉位于耻骨联合与髂前上棘连线的中点。股静脉位于股动脉内侧 1 cm 处。通过触摸动脉或超声检查可以定位股静脉。置管位置必须在腹股沟韧带下方。

使用线阵探头、标识位于操作者左侧，识别股总静脉和动脉（图 10.42）。确定最安全的置管位置，稳住探头，以 45° ～ 70°穿刺入静脉。一旦有静脉回血，稳住针头，脱去注射器，置入导丝。在扩张和置入导管前，拔出针，通过横切面和纵切面，确认导丝在静脉中的位置。

锁骨下静脉

锁骨下部位是中心静脉导管放置的最佳位置，与颈内静脉或股静脉置管相比，该部位的中心静脉导管相关血流感染（central line-associated blood stream infections，CLABSI）和血栓形成风险最低；但其发生气胸的风险较高[66]。导管需要在锁骨下和接近肺尖处进入锁骨下静脉，因此气胸是一个潜在的并发症。对于因严重慢阻塞性肺疾病或哮喘引起的肺过度膨胀患者，机械通气时吸入氧浓度高和 PEEP 高的患者，肺实质疾病和肺储备受限的患者，应避免锁骨下静脉置管。穿刺点通常在锁骨向上转弯处的尾部 2 cm 处。将引导针在确定的标志处进入，直到触到锁骨，然后沿着锁骨下缘向胸骨上切迹方向向前推进，直到进入静脉。

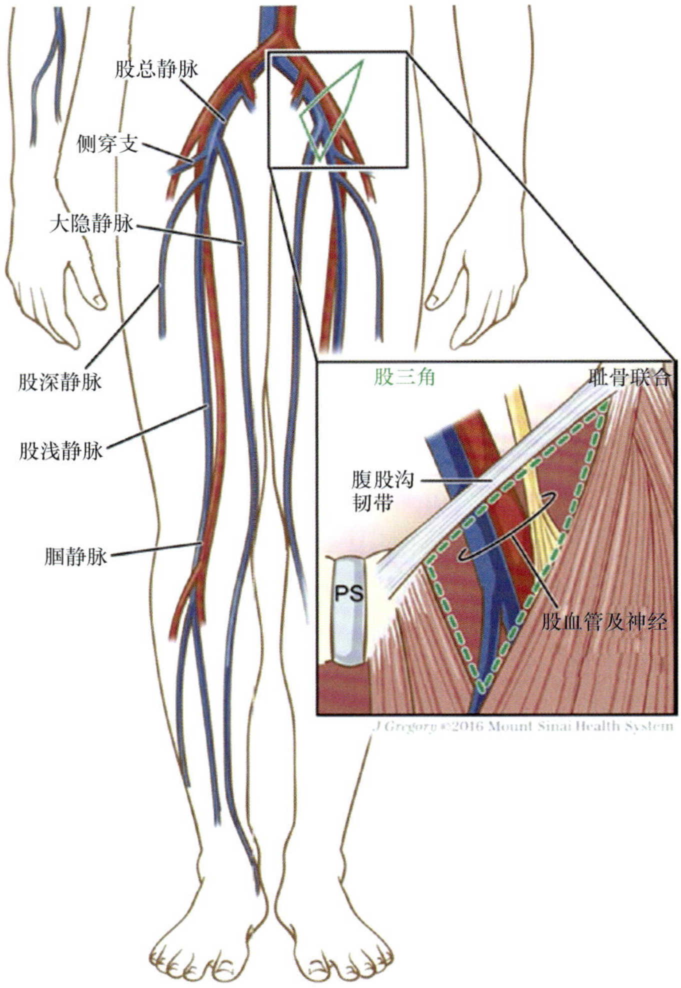

图 10.41　股三角及下肢静脉解剖

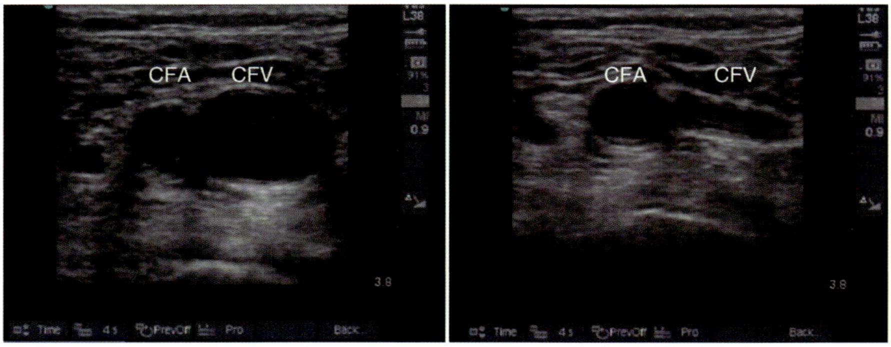

图 10.42　股总静脉加压。CFV，股静脉；CFA，股动脉

尽管传统的体表标识法被许多人所青睐，但研究表明超声可以增加成功的可能性[5, 67]。短轴引导法，应用线阵探头，标志在左侧，在矢状面沿锁骨中部的下缘区域扫描，使探头几乎垂直于锁骨。观察锁骨下动脉和静脉以及血管下面的胸膜线。在锁骨下动脉分离的位置找到锁骨下静脉，其位置较动脉浅。以相对于皮肤表面 45°～70°进针，当针经过软组织，并进入锁骨下静脉时，可以观察到软组织和血管的变形。

长轴引导法穿刺时，首先在短轴上找到锁骨下静脉和动脉。之后用非优势手保持探头稳定，用优势手逆时针旋转探头，使标识朝向操作者获得锁骨下静脉的长轴切面图。从短轴向长轴转动时，保持血管在屏幕中央。以 45°～70°将针插入探头的中点，观察穿刺针直到进入锁骨下静脉中点（图 10.39）。尽管长轴针头更清晰，穿刺更安全，但最近的一项研究表明，短轴入路的首次成功率和总成功率更高，且穿刺针重新定向、再穿刺和并发症更少[68]。

动脉置管

超声在重症 CCU 患者动脉置管时是很有帮助的。盲目触诊置入导管有时需要多次尝试，可能导致患者不适和动脉血管痉挛。桡动脉是最常见的动脉置管位置，因为相关并发症发生率低。这是由于尺动脉和掌部动脉弓有广泛的侧支循环，可向远端肢体供血。超声引导可以帮助桡动脉、腋动脉和股动脉置管。超声引导已被证明可以提高首次成功率并减少尝试次数[69-70]。

确定将要置入导管的动脉，调整增益和深度以优化图像，使感兴趣的血管出现在屏幕中央。上、下横切面扫查，确保无弯曲和钙化。找出直径最大的部分。桡动脉位于桡骨茎突附近。股动脉是位于股三角内搏动的血管（图 10.41）。腋动脉置管时，让患者将手臂置于头下，扫描腋窝区域，识别血管。表 10.11 列出了每个穿刺部位解剖标志和注意事项。

动脉置管可在横切面或纵切面进行（图 10.43a 和 b）[71]。在横切面，定位动脉后，优化图像，使动脉在横切面中央。麻醉皮肤并以 45°～60°的角度将带导管的穿刺针插入探头中点。上下滑动或倾斜探头，直到看到针尖。当穿刺针向动脉前进时，跟随针

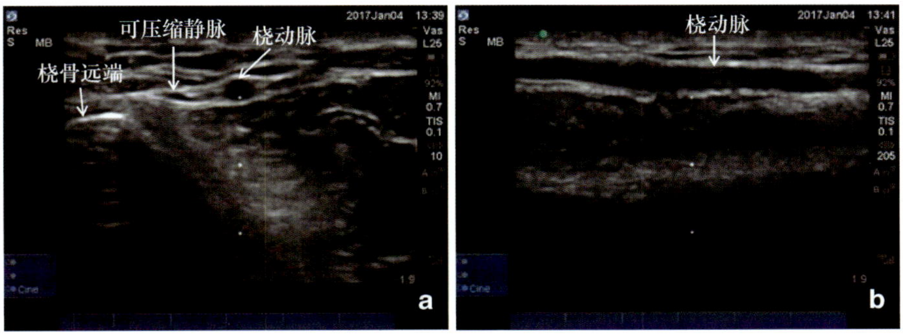

图 10.43　（a）桡动脉横切面观；（b）桡动脉纵切面观

尖。调整穿刺针位置，直到针直接在动脉上，然后穿过血管壁进入管腔。

纵切面引导时，首先获得一个横切面视图，血管在屏幕的中央。稳定握住探头底部，用优势手逆时针旋转探头，获得纵切面图像（图 10.43b）。然后用非优势手放在患者身体上稳定探头，以 30°～ 45°角将穿刺针插入探头中点（图 10.44），跟随穿刺针直至进入动脉中点。纵切面引导法可用于桡动脉置管，横切面引导法可用于股动脉和腋动脉置管（表 10.12）。

图 10.44　纵向置管方法探头的握持

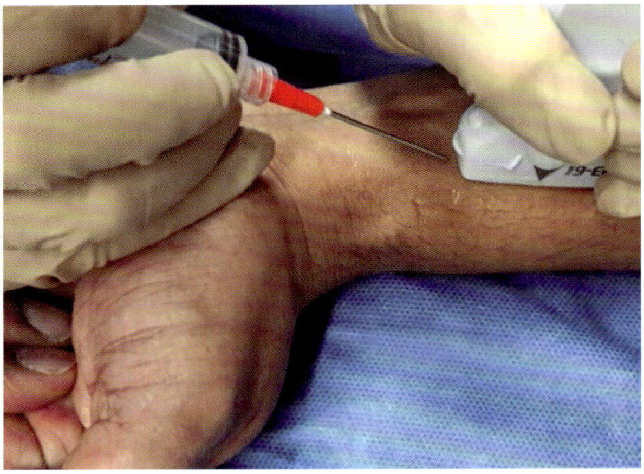

表 10.12　动脉置管部位特异性特征

部位	解剖标志	优点	缺点	并发症
桡动脉	桡骨远端，肱桡肌肌腱与桡侧腕屈肌之间	容易定位，方便置管，常用的动脉置管位置，丰富的侧支循环（尺动脉和手掌弓），易于保留置管	容易打折，易发生血管痉挛，休克患者不易成功，高血栓形成风险，位置远，准确性低，意外拔管的频率高	血栓形成风险，肢体缺血
股动脉	腹股沟韧带下方，在耻骨联合和髂前上棘连线中点可触及	置管方便，特别在超声引导下，血栓形成风险低，易于保留置管，动脉置管成功率高	感染发生率高，必须压迫止血，外周动脉疾病时要避免	腹膜后出血
腋动脉	在喙肱肌及肱三头肌肌间沟可触及，胸小肌深部	感染及血栓形成发生率低，距离主动脉近，发生休克时仍可触及搏动，仅次于股动脉的第二大动脉，肥胖患者桡动脉置管困难时可选	常需要超声引导；失败率高；邻近胸膜腔及臂丛神经；右侧腋动脉与颈动脉连接，有发生脑动脉血栓的风险	血肿压迫损伤臂丛神经，感觉异常，首选左侧腋动脉置管
肱动脉	肘窝内侧，臂肌外侧缘	容易穿刺，解剖上缺少侧支循环	血栓形成可能性高，桡动脉搏动消失	不要使用置管有可能导致上肢缺血，正中神经损伤

床旁即时超声的局限性

超声检查已发展成为重症医生管理危重症患者时不可替代的工具。患者自身因素如肥胖、体态、肋骨声影、伪像、水肿、皮下气肿或不理想的患者体位可能使应用受到限制。也依赖于操作者，因此需要充分的培训和适当的认证程序。

总结

床旁超声检查已经发展成为一个重要的工具，方便急性患者的诊断和治疗。随着便携式超声机的出现，床旁即时超声彻底改变了患者的管理方式，并极大地提高了操作的安全性。随着床旁即时超声的流行，医学院校现在正在将超声教育纳入本科医学课程，社会上也在为临床医生提供课程。在治疗休克、急性呼吸衰竭、多器官衰竭等 CCU 危重患者时，目标指导的危重症超声检查可以回答很多的临床问题。

参考文献

1. Expert Round Table on Ultrasound in ICU. International expert statement on training standards for critical care ultrasonography. Intensive Care Med. 2011;37:1077–83.
2. Levitov A, Frankel HL, Blaivas M, et al. Guidelines for the appropriate use of bedside general and cardiac ultrasonography in the evaluation of critically ill patients—part II. Crit Care Med. 2016;44:1206–27.
3. Mayo PH, Beaulieu Y, Doelken P, et al. American College of Chest Physicians/La Société de Réanimation de Langue Française statement on competence in critical care ultrasonography. Chest. 2009;135:1050–60.
4. Narasimhan M, Koenig SJ, Mayo PH. A whole-body approach to point of care ultrasound. Chest. 2016;150:772–6.
5. Fragou M, Gravvanis A, Dimitriou V, et al. Real time ultrasound guided subclavian vein cannulation versus the landmark method in critical care patients: a prospective randomized study. Crit Care Med. 2011;39:1607–12.
6. Karakitsos D, Labropoulos N, De Groot E, et al. Real-time ultrasound-guided catheterisation of the internal jugular vein: a prospective comparison with the landmark technique in critical care patients. Crit Care. 2006;10:R162.
7. Mayo PH, Goltz HR, Tafreshi M, Doelken P. Safety of ultrasound-guided thoracentesis in patients receiving mechanical ventilation. Chest. 2004;125:1059–62.
8. McGee D, Gould M. Preventing complications of central venous catheterization. N Engl J Med. 2003;348:1123–33.
9. Greenstein YY, Littauer R, Narasimhan M, Mayo PH, Koenig SJ. Effectiveness of a critical care ultrasonography course. Chest. 2017;151:34–40.
10. Moore CL, Copel JA. Point-of-care ultrasonography. N Engl J Med. 2011;364:749–57.
11. Bakhru RN, Schweickert WD. Intensive care ultrasound: I. physics, equipment, and image

quality. Ann Am Thorac Soc. 2013;10:540–8.
12. Scalea TM, Rodriguez A, Chiu WC, et al. Focused assessment with sonography for trauma (FAST). The Journal of Trauma: Injury, Infection, and Critical Care. 1999;46:466–72.
13. Feissel M, Fdr M, Faller J-P, Teboul J-L. The respiratory variation in inferior vena cava diameter as a guide to fluid therapy. Intensive Care Med. 2004;30:1834–7.
14. Manasia AR, Nagaraj HM, Kodali RB, et al. Feasibility and potential clinical utility of goal-directed transthoracic echocardiography performed by noncardiologist intensivists using a small hand-carried device (SonoHeart) in critically ill patients. J Cardiothorac Vasc Anesth. 2005;19:155–9.
15. Volpicelli G, Elbarbary M, Blaivas M, et al. International evidence-based recommendations for point-of-care lung ultrasound. Intensive Care Med. 2012;38:577–91.
16. Volpicelli G, Lamorte A, Tullio M, et al. Point-of-care multiorgan ultrasonography for the evaluation of undifferentiated hypotension in the emergency department. Intensive Care Med. 2013;39:1290–8.
17. Laursen CB, Sloth E, Lambrechtsen J, et al. Focused sonography of the heart, lungs, and deep veins identifies missed life-threatening conditions in admitted patients with acute respiratory symptoms. Chest. 2013;144:1868–75.
18. Schmidt GA, Koenig S, Mayo PH. Shock: ultrasound to guide diagnosis and therapy. Chest. 2012;142:1042–8.
19. Lichtenstein DA, Mezière GA. Relevance of lung ultrasound in the diagnosis of acute respiratory failure: the BLUE protocol. Chest. 2008;134:117–25.
20. Enghard P, Rademacher S, Nee J, Hasper D, Engert U, Jörres A, Kruse JM. Simplified lung ultrasound protocol shows excellent prediction of extravascular lung water in ventilated intensive care patients. Crit Care. 2015;19(36):1–8.
21. Doerschug KC, Schmidt GA. Intensive care ultrasound: III. Lung and pleural ultrasound for the intensivist. Ann Am Thorac Soc. 2013;10:708–12.
22. Lichtenstein DA, Menu Y. A bedside ultrasound sign ruling out pneumothorax in the critically ill. Lung sliding. Chest. 1995;108:1345–8.
23. Lichtenstein DA, Lascols N, Prin S, Mezière G. The “lung pulse”: an early ultrasound sign of complete atelectasis. Intensive Care Med. 2003;29:2187–92.
24. Lichtenstein D, Mezière G. A lung ultrasound sign allowing bedside distinction between pulmonary edema and COPD: the comet-tail artifact. Intensive Care Med. 1998;24:1331–4.
25. Lichtenstein D, Mezière G, Biderman P, Gepner A. The comet-tail artifact: an ultrasound sign ruling out pneumothorax. Intensive Care Med. 1999;25:383–8.
26. Lichtenstein D, Mezière G, Seitz J. The dynamic air bronchogram. Chest. 2009;135:1421–5.
27. Kelbel C, Börner N, Schadmand S, et al. Diagnosis of pleural effusions and atelectases: sonography and radiology compared. Rofc. 1991;154:159–63.
28. Balik M, Plasil P, Waldauf P, et al. Ultrasound estimation of volume of pleural fluid in mechanically ventilated patients. Intensive Care Med. 2006;32:318.
29. Millington SJ, Koenig S. Better with ultrasound: pleural procedures in critically ill patients. Chest. 2018;153:224–32.
30. Mayo PH, Doelken P. Pleural ultrasonography. Clin Chest Med. 2006;27:215–27.
31. Lichtenstein DA, Mezière GA, Lagoueyte J-F, Biderman P, Goldstein I, Gepner A. A-lines and B-lines: lung ultrasound as a bedside tool for predicting pulmonary artery occlusion pressure in the crtically ill. Chest. 2009;136:1014–20.
32. Bouhemad B, Brisson H, Le-Guen M, Arbelot C, Lu Q, Rouby JJ. Bedside ultrasound assessment of positive end-expiratory pressure-induced lung recruitment. Am J Respir Crit Care Med. 2011;183:341–7.
33. Soummer A, Perbet S, Brisson H, Arbelot C, Constantin JM, Lu Q, Rouby JJ, Lung Ultrasound Study Group. Ultrasound assessment of lung aeration loss during a successful weaning trial predicts postextubation distress. Crit Care Med. 2012;40:2064–72.

34. Copetti R, Soldati G, Copetti P. Chest sonography: a useful tool to differentiate acute cardiogenic pulmonary edema from acute respiratory distress syndrome. Cardiovasc Ultrasound. 2008;6:16.
35. Sekiguchi H, Schenck L, Horie R, Suzuki J, Lee EH, McMenomy BP, Chen TE, Lekah A, Mankad SV, Gajic O. Critical care ultrasonography differentiates ARDS, pulmonary edema, and other causes in the early course of acute hypoxemic respiratory failure. Chest. 2015;148:912–8.
36. Lichtenstein DA, Mezière G, Lascols N, et al. Ultrasound diagnosis of occult pneumothorax. Crit Care Med. 2005;33:1231–8.
37. Lichtenstein D, Mezière G, Biderman P, Gepner A. The "lung point": an ultrasound sign specific to pneumothorax. Intensive Care Med. 2000;26:1434–40.
38. Galbois A, Ait-Oufella H, Baudel JL, Kofman T, Bottero J, Viennot S, Rabate C, Jabbouri S, Bouzeman A, Guidet B, Offenstadt G, Maury E. Pleural ultrasound compared with chest radiographic detection of pneumothorax resolution after drainage. Chest. 2010;138:648–55.
39. DiNino E, Gartman E, Sethi JM, McCool FD. Diaphragm ultrasound as a predictor of successful extubation from mechanical ventilation. Thorax. 2014;69:423–7.
40. Mathew JP, Kourouni I, Noronha S, Narayanswami G, Shapiro JM. A woman in her 70s with profound hypoxemia. Chest. 2016;150:e13–7.
41. Filopei J, Siedenburg H, Rattner P, Fukaya E, Kory P. Impact of pocket ultrasound use by internal medicine housestaff in the diagnosis of Dyspnea. J Hosp Med. 2014;9:594–7.
42. Rudski LG, Lai WW, Afilalo J, et al. Guidelines for the echocardiographic assessment of the right heart in adults: a report from the American Society of Echocardiography. J Am Soc Echocardiogr. 2010;23:685–713.
43. Marik PE, Baram M, Vahid B. Does central venous pressure predict fluid responsiveness?: A systematic review of the literature and the tale of seven mares. Chest. 2008;134:172–8.
44. Barbier C, Loubières Y, Schmit C, et al. Respiratory changes in inferior vena cava diameter are helpful in predicting fluid responsiveness in ventilated septic patients. Intensive Care Med. 2004;30:1740–6.
45. Lingawi SS, Buckley AR. Focused abdominal US in patients with trauma. Radiology. 2000;217:426–9.
46. Nazeer SR, Dewbre H, Miller AH. Ultrasound-assisted paracentesis performed by emergency physicians vs the traditional technique: a prospective, randomized study. Am J Emerg Med. 2005;23:363–7.
47. Barsuk JH, Cohen ER, Vozenilek JA, O'Connor LM, McGaghie WC, Wayne DB. Simulation-based education with mastery learning improves paracentesis skills. J Grad Med Educ. 2012;4:23–7.
48. Shuman WP, Hastrup W, Kohler TR, et al. Suspected leaking abdominal aortic aneurysm: use of sonography in the emergency room. Radiology. 1988;168:117–9.
49. Boniface KS, Calabrese KY. Intensive care ultrasound: IV. abdominal ultrasound in critical care. Ann Am Thorac Soc. 2013;10:713–24.
50. Blaivas M, Lambert MJ, Harwood RA, Wood JP, Konicki J. Lower-extremity Doppler for deep venous thrombosis—can emergency physicians be accurate and fast? Acad Emerg Med. 2000;7:120–6.
51. Kory PD, Pellecchia CM, Shiloh AL, Mayo PH, DiBello C, Koenig S. Accuracy of ultrasonography performed by critical care physicians for the diagnosis of DVT. Chest. 2011;139:538–42.
52. Melamed R, Sprenkle MD, Ulstad VK, Herzog CA, Leatherman JW. Assessment of left ventricular function by intensivists using hand-held echocardiography. Chest. 2009;135:1416–20.
53. Vignon P, Mücke F, Bellec F, et al. Basic critical care echocardiography: Validation of a curriculum dedicated to noncardiologist residents. Crit Care Med. 2011;39:636–42.
54. Kirkpatrick AW, Sirois M, Laupland KB, et al. Hand-held thoracic sonography for detecting post-traumatic pneumothoraces: the extended focused assessment with sonography for trauma

(EFAST). The Journal of Trauma: Injury, Infection, and Critical Care. 2004;57:288–95.
55. Lichtenstein DA. BLUE-protocol and FALLS-protocol. Chest. 2015;147:1659–70.
56. Perera P, Mailhot T, Riley D, Mandavia D. The RUSH exam: Rapid Ultrasound in SHock in the evaluation of the critically ill. Emerg Med Clin North Am. 2010;28:29–56.
57. Sekiguchi H, Tokita JE, Minami T, Eisen LA, Mayo PH, Narasimhan M. A prerotational, simulation-based workshop improves the safety of central venous catheter insertion: results of a successful internal medicine house staff training program. Chest. 2011;140:652–8.
58. Milling TJ, Rose J, Briggs WM, et al. Randomized, controlled clinical trial of point-of-care limited ultrasonography assistance of central venous cannulation: the third Sonography Outcomes Assessment Program (SOAP-3) trial. Crit Care Med. 2005;33:1764–9.
59. Rupp SM, Apfelbaum JL, Blitt C, et al. American Society of Anesthesiologists Task Force on Central Venous Access. Practice guidelines for central venous access: a report by the American Society of Anesthesiologists Task Force on Central Venous Access. Anesthesiology. 2012;116:539–73.
60. Troianos CA, Hartman GS, Glas KE, et al. Guidelines for performing ultrasound guided vascular cannulation: recommendations of the American Society of Echocardiography and the Society of Cardiovascular Anesthesiologists. J Am Soc Echocardiogr. 2011;24:1291–318.
61. Shekelle PG, Wachter RM, Pronovost PJ, et al. Making health care safer II: an updated critical analysis of the evidence for patient safety practices. Evid Rep Technol Assess. 2013:1–945. Chapters 18. Use of real time ultrasound for central line insertion brief update.
62. Pittirut M, Hamilton H, Biffi R, Mac Fie J, Pertkiewicz M. Espen. on parenteral nutrition: central venous catheters (access, care, diagnosis and therapy of complications). Clin Nutr. 2009;28:365–77.
63. Ortega R, Song M, Hanset CJ, Barash P. Ultrasound-guided internal jugular cannulation. N Engl J Med. 2010;362:e57.
64. O'Grady NP, Alexander M, Burns LA, Dellinger EP, Garland J, Heard SO, Lipsett PA, Masur H, Mermel LA, Pearson ML, Raad II, Randolph AG, Rupp ME, Saint S, Healthcare Infection Control Practices Advisory Committee. Guidelines for the prevention of intravascular catheter related infections. Am J Infect Control. 2011;39:S1–34.
65. Tsui JY, Collins AB, White DW, et al. Placement of a femoral venous catheter. N Engl J Med. 2008;358:e30.
66. Parienti JJ, Mongardon N, Megarbane B, et al. Intravascular complications of central venous catheterization by insertion site. N Engl J Med. 2015;373:1220–9.
67. Shiloh A, Eisen L, Yee M, Karakitsos D. Ultrasound-guided subclavian and axillary vein cannulation via an infraclavicular approach: in the tradition of Robert Aubaniac. Crit Care Med. 2012;40:2922–3.
68. Vezzani A, Manca T, Brusasco C, Santori G, Cantadori L, Ramelli A, Gonzi G, Nicolini F, Gherli T, Corradi F. A randomized clinical trial of ultrasound-guided infra-clavicular cannulation of the subclavian vein in cardiac surgical patients: short-axis versus long-axis approach. Intensive Care Med. 2017;43:1594–601.
69. Levin PD, Sheinin O, Gozal Y. Use of ultrasound guidance in the insertion of radial artery catheters. Crit Care Med. 2003;31:481–4.
70. Shiloh AL, Savel RH, Paulin LM, Eisen LA. Ultrasound-guided catheterization of the radial artery: a systematic review and meta-analysis of randomized controlled trials. Chest. 2011;139:524–9.
71. Ailon J, Mourad O, Chien V, et al. Ultrasound-guided insertion of a radial arterial catheter. N Engl J Med. 2014;371:e21.

第 11 章
超声心动图声学造影在心脏监护病房的应用

Eyal Herzog，Seyed Hamed Hosseini Dehkordi，Edgar Argulian
靳文英　译　于超　校

摘　要　超声心动图图像质量不佳在危重症患者很常见。在心脏监护病房内影响患者超声心动图像质量的因素包括体位受限、肥胖、机械通气所导致的肺部过度通气、肺部疾病、皮下气肿、手术伤口、胸部置管、绷带影响，以及拥挤的操作场地。众所周知，超声心动图检查时使用超声增强剂可以显著提高图像质量。但尽管如此，超声心动图声学造影在临床的应用仍明显不足。本章概述了超声心动图声学造影在危重症患者中的应用。

关键词　超声心动图声学造影，心肌梗死，血栓

引言

心血管疾病是全球死亡的首要原因，影像学诊断对其非常重要[1]。在美国，每年有 570 多万患者入住重症监护治疗病房接受严密和（或）侵入性监测。大约 20% 的急诊入院患者需要在重症监护治疗病房接受治疗[2]。

心脏监护病房（cardiac care unit，CCU）内对于有急性症状和潜在生命危险的重症患者的诊治是一项复杂的工作。详细的病史询问和完善的体格检查是第一步。实验室检查和影像学诊断技术也对及时准确的诊断并尽早进行危险分层起着至关重要的作用。超声心动图是一种多功能、无创、并可在床旁操作的便捷的诊断工具。它提供快速的检查结果，避免离子辐射的暴露。此外，实时的床旁超声心动图检查常可使危重患者避免进行侵入性监测[3]。

超声心动图是一种常用的成像方法：美国 2016 年全年大约做了 3200 万例超声心动图检查。美国超声心动图学会和其他协会估计，高达 20% 的检查，也就是每年有大约 640 万例的超声心动图检查图像质量不佳。在超声心动图检查中当有两个或以上连续心肌节段显示不清时即判定为图像质量不佳。超声心动图图像质量不佳在危重症患

者中更多见，在所有这些患者的检查中大约占了 40% ～ 50%。众所周知超声增强剂的使用可以显著改善图像质量，但超声心动图声学造影在临床上仍未能广泛使用。

超声增强剂可以用在腔室内径、容积和射血分数（ejection fraction，EF）的测量；节段性室壁运动异常的评估；左心室结构性异常的诊断或排除；左心室或左心房血栓的诊断或排除[4-7]。超声增强剂还可以用来增强超声多普勒信号。

多个国际知名心血管疾病学会均建议，当超声心动图图像质量不佳时应使用超声增强剂，这些学会包括：美国超声心动图学会（American Society of Echocardiography，ASE）、国际心脏病协会（International Academy of Cardiology，IAC）、国际超声造影学会（International Contrast Ultrasound Society，ICUS）、美国心脏病学会基金会（American College of Cardiology Foundation，ACCF）、美国心脏核医学学会（American Society of Nuclear Cardiology，ASNC）、美国心力衰竭学会（Heart Failure Society of American，HFSA）、美国心脏病协会（American Heart Association，AHA）、心律学会（Heart Rhythm Society，HRS）、心血管造影及干预学会（Society of Cardiovascular Angiography and Interventions，SCAI）、重症监护医学学会（Society of Critical Care Medicine，SCCM）、心血管计算机断层影像学会（Society of Cardiovascular Computed Tomography，SCCT），以及心血管磁共振学会（Society for Cardiovascular Magnetic Resonance，SCMR）。

超声增强剂

超声心动图所使用的超声增强剂是经由静脉注射并能进入体循环的充满气体的微气泡。目前美国有三种商用的二代超声增强剂：Optison™（全氟丙烷蛋白 A 型微球；GE 医疗，白金汉郡，英国），Definity®（全氟化甘油脂质微球；Lantheus 医学影像，比尔里卡，马萨诸塞州）和 Lumason®（六氟化硫脂质 A 型微球；布拉科诊断公司，门罗镇，新泽西州）。超声增强剂的超声特性取决于微球的大小、外壳的组成成分和所包裹在内的气体。超声心动图声学造影成像的主要目的是左侧心腔的浊化，因此微球内径需足够小从而能够在没有分流存在的情况下通过肺毛细血管而到达体循环内。同时，微气泡的回声强度直接与它们的大小成正比；因此能够通过肺循环的最大直径的微气泡具有最强的回声。不同厂家微气泡外壳的组成成分不同，可以是脂质（Definity®，Lumason®）或人体白蛋白（Optison™）。微气泡的外壳应该具有弹性，使其能在超声波作用下产生共振。在超声场内，刚性和非弹性表面容易被破坏，可能无法提供有效的连续成像。最后，微气泡内充满了高分子量气体，这些气体在血液中的溶解性很差。因此，上述条件使微气泡更稳定，并确保左侧心腔内的微气泡浓度足够维持实时成像。

市场上的超声增强剂微气泡不会聚集且具有生物学惰性。它们完全停留在血管内，具有与红细胞非常相似的血管内流变性，并通过网状内皮系统从体内排出。

超声增强剂与超声波的相互作用

超声心动图声学造影的临床应用依赖于微气泡与超声波相互作用的独特声学特性。超声束中的微气泡在压缩与膨胀作用下，半径发生非对称性改变产生震荡。震荡的结果使微气泡以基频的倍数产生非线性强谐波信号。谐波信号的强度很大程度上取决于超声束的声强，此声强被称为机械指数（mechanical index，MI）。常规超声心动图的高 MI 成像提供高强度对比信号，但会导致微泡的快速破坏。因此，高 MI 会造成左心室浊化不佳和涡旋现象，不能用于连续实时成像。低或极低 MI 成像可以在不破坏微气泡的情况下进行检测，非常适合诸如评估左心室室壁运动和 EF 等的连续成像。在低 MI 模式下，组织谐波信号会降低图像质量。因此许多厂家将低 MI 连续成像与组织信号抑制技术结合起来：这些技术使非线性散射体（微气泡）的信号增强，并消除来自线性散射体（组织）的信号。目前所有的超声仪器均使用谐波成像技术进行超声心动图声学造影，并提供预设值，方便用户实现最佳的造影成像。

超声心动图声学造影在危重症患者中的安全性

尽管超声增强剂在危重症患者诊断和治疗中已被证明是有效的，但人们最初还是对这些化合物的安全性感到担忧。在对 110 500 名患者的 meta 分析中，超声增强剂给药后即刻出现严重过敏和类过敏反应的发生率分别约为 0.009% 和 0.004%。类过敏反应也被称为补体激活相关的假性过敏（complement activation-related pseudo-allergy，CARPA）。CARPA 反应不是 IgE 介导的，不一定需要有既往的抗原暴露，在反复暴露中通常反应越来越减弱甚至消失，可以自发缓解，更常见于女性和特应性患者[8]。尽管这些反应极为罕见，繁忙的超声造影实验室很可能最终会出现一例严重的过敏反应；因此，操作人员的教育以及复苏药品和设备的准备非常重要。

尽管应用初期有所担忧，迄今已有很多有关超声造影安全性的研究发表，使人们对于造影剂在危重症患者中的安全性有了更好的了解。例如，Main 等[9]发表了一项在危重症患者中使用或不适用超声增强剂进行超声心动图检查的倾向性匹配研究结果。在这项研究中，1 006 381 名危重症患者接受了超声心动图检查。采用倾向性评分法，对 16 217 例超声心动图检查中使用或不适用超声增强剂的患者进行配对研究。使用超声增强剂组在 48 h 的死亡率较低（1.70% *vs.* 2.5%；比值比 0.66；95% 置信区间 0.54 ～ 0.80）；这种差异持续存在于整个住院期间（14.85% *vs.* 15.66%；比值比 0.89；95% 置信区间 0.84 ～ 0.96）。对不同亚群的危重症患者进行声学造影的其他研究同样证实了超声增强剂的安全性。此外，监管机构对于肺高压患者或已知心内右向左分流性疾病患者使用超声增强剂存在担忧，但大量研究也未证实这一担忧。因此，绝大多数情况下使用超声增强剂的益处大于其风险。

重症监护治疗病房内的超声心动图

危重症患者诊治中最重要的是降低死亡率并提高效率，在患者合并多种疾病且危及生命的状态下，保持他们的尊严同时给予关怀。危重症患者医疗的成果主要是通过降低死亡率、提高疗效、缩短住院时间并降低医疗成本来衡量的。在正确的时间内进行正确的检查并获得准确的诊断，尽早开始适宜的医学治疗是提高患者医疗质量的重要因素[10]。超声心动图是现代危重病医学最有力的诊断和监测工具之一。经胸超声心动图（transthoracic echocardiography，TTE）已成为急诊患者床旁诊断和监测的主要影像学工具。它是无创的，可提供快速准确的心脏形态学和血流动力学评估，有助于优化诊疗流程，帮助快速制订正确的治疗决策。由于超声检查可以在需要时很方便地进行复查，使其在急诊、重症监护患者的诊治中非常有价值。

由于危重症患者的情况复杂，对于心脏结构和功能的准确、可靠的评估非常重要。然而，这些情况下最大的挑战是如何获得有诊断价值的准确的超声检查。

超声检查所提供的信息对于临床治疗决策有着重要的影响，但超声图像质量不佳的问题常常会限制所获得的数据的准确性和可信度。

高达 50% 的危重症患者的图像质量是不具诊断价值的，这对患者的正确诊断和治疗影响非常大。

由于 CCU 患者病情复杂且随时有变化，TTE 成像的可行性有时受到限制，很多患者不能保证理想的超声成像所需的体位。另外还有其他干扰 CCU 患者超声心动图成像的因素包括肥胖、机械通气引起的肺过度通气、肺部疾病、皮下气肿、手术伤口、胸部置管、绷带和拥挤的房间。以上情况均可导致心内膜的显像不佳，从而影响对室壁局部和整体运动的准确评估[4-5]。

研究表明，超声增强剂的使用对患者治疗效果和管理决策有重要影响[4]。

Kurt 及其同事[4]的研究结果表明，在使用和不使用静脉超声增强剂的患者中，TTE 能够清楚显示的左心室节段存在显著差异（分别为 10.75 个阶段和 16.75 个节段）。与未使用超声增强剂相比，超声心动图声学造影显著提升了 TTE 准确评估左心室功能的能力。这项研究的亚组分析还显示，在外科和内科 ICU 中，使用超声增强剂显著改善了 TTE 对左心室节段性室壁运动异常的判断（分别为 59% 和 70%）。此外，当综合考虑外科和内科 ICU 患者人群时，超声增强剂使 88% 的患者减少了进行其他额外检查的需要。综合这些影响，本研究中 34.4% 的患者的医疗诊治流程发生了改变，危重症患者 48 小时死亡率下降了 28%。其他研究也支持这一发现[9]。

超声心动图的一大优势是在对于 CCU 胸痛患者的早期分诊中，可以早期评估整体和局部心功能。静息状态下超声心动图提示节段性室壁运动异常对于心肌缺血的检出有很高的敏感性。有节段性室壁运动异常的患者在 48 小时内发生心源性死亡、急性心肌梗死、不稳定型心绞痛和充血性心力衰竭或再次需要血运重建的可能性是正常人的 6 倍（$P < 0.001$），异常的超声心动图结果是一个比临床评估和心电图发现更独立和更有用的预后指标[5]。

超声增强剂改善心内膜边界的显示，可以识别常规超声图像未能发现的节段性室壁运动异常。以下病例说明了使用超声增强剂对于患者的临床诊治规划产生的重大影响。

心脏监护病房中超声心动图声学造影的使用改变患者诊治和临床结局的案例

经皮冠状动脉介入治疗术后胸痛

一位 61 岁男性因右侧胸痛就诊于急诊室。他近期因前壁 ST 段抬高型心肌梗死曾接受经皮导管冠状动脉介入治疗（percutaneous coronary intervention，PCI）。TTE 显示左心室 EF 下降（35%），左心室中间段和心尖段室壁内膜边界显示不清（图 11.1）。

使用超声增强剂后的超声心动图声学造影清晰显示心尖部无运动，中间段至远段间隔无运动，左心室收缩功能下降，并且心尖部血栓形成突出心腔内（图 11.2）。

基于这些发现，患者的治疗策略做了改变，双联抗血小板治疗基础上开始抗凝治疗，随访的超声显示经抗凝治疗后血栓最终消失。

前壁心肌梗死的现代治疗

一位 60 岁男性因新发严重胸骨后疼痛就诊于急诊室。其生命体征和体格检查均在正常范围内。急诊 ECG 提示前壁导联 ST 段呈弓背向下型抬高。他被立即转入心内导

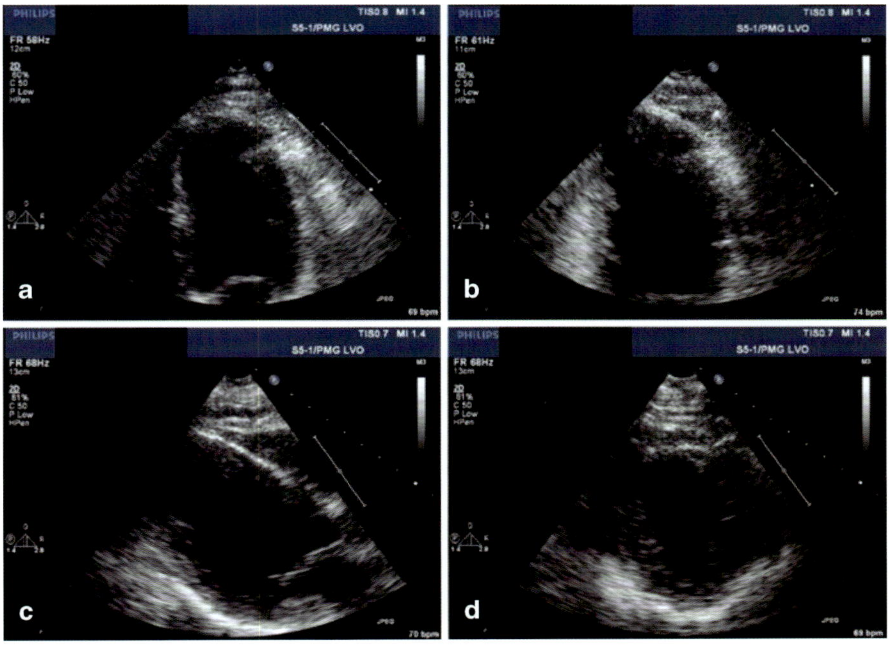

图 11.1　常规超声的心尖四腔切面（**a**）、两腔切面（**b**）、胸骨旁长轴切面（**c**）以及胸骨旁短轴切面（**d**）

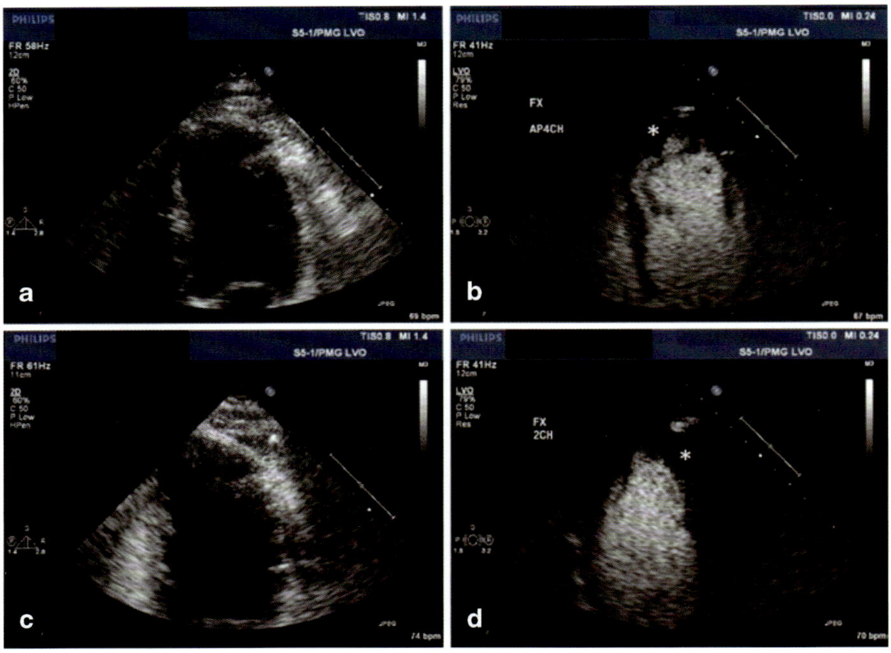

图 11.2　常规超声心动图和超声心动图声学造影检查下的心尖四腔切面（**a** 和 **c**）和心尖两腔切面（**b** 和 **d**）显示左心室心尖部血栓（星号标记）

管室行冠状动脉造影，显示左前降支（left anterior descending，LAD）中段完全闭塞。术中于 LAD 中段植入药物洗脱支架一枚，患者开始应用依替巴肽、双联抗血小板、阿托伐他汀和美托洛尔治疗。随后患者被转入 CCU 病房，转入后测血压为 90/60 mmHg，胸痛最终缓解。他的肌钙蛋白 I 水平从 0.02 ng/ml 上升至 23 ng/ml。患者出现牙龈出血后停用依替巴肽，继续口服阿司匹林、替卡格雷、阿托伐他汀和美托洛尔。

后患者由于低血压行 TTE 声学造影检查（图 11.3）排除了心尖部血栓。该患者不需要在双联抗血小板治疗中额外进行抗凝；他的临床指标很快改善并直接从 CCU 出院回家，总住院时间为 72 小时。

肥厚型心肌病患者发生休克

一位 75 岁女性在野外因急性呼吸骤停行气管插管，抢救成功后由救护车送至急诊室。在急诊室她的血压为 212/98 mmHg，心率 56 次 / 分。体格检查发现双肺底啰音，胸骨左缘最响的 3/6 级收缩期杂音。心电图显示窦性心动过缓，胸前导联广泛的 T 波倒置。

由于严重的高血压和心动过缓，患者接受了静脉硝酸甘油和呋塞米治疗，最初血压下降至 130/70 mmHg，但在 10 分钟内，她的血压降至 66/30 mmHg，脉率 54 次 / 分，因此即刻成立了快速复苏小组。患者的临床情况从严重的高血压和心动过缓迅速转变为休克伴心动过缓。经生理盐水输注后情况稳定，患者接受了 TTE 和随后的经食管超声心动图（transesophageal echocardiogram，TEE）检查来评估心脏结构和功能，并试

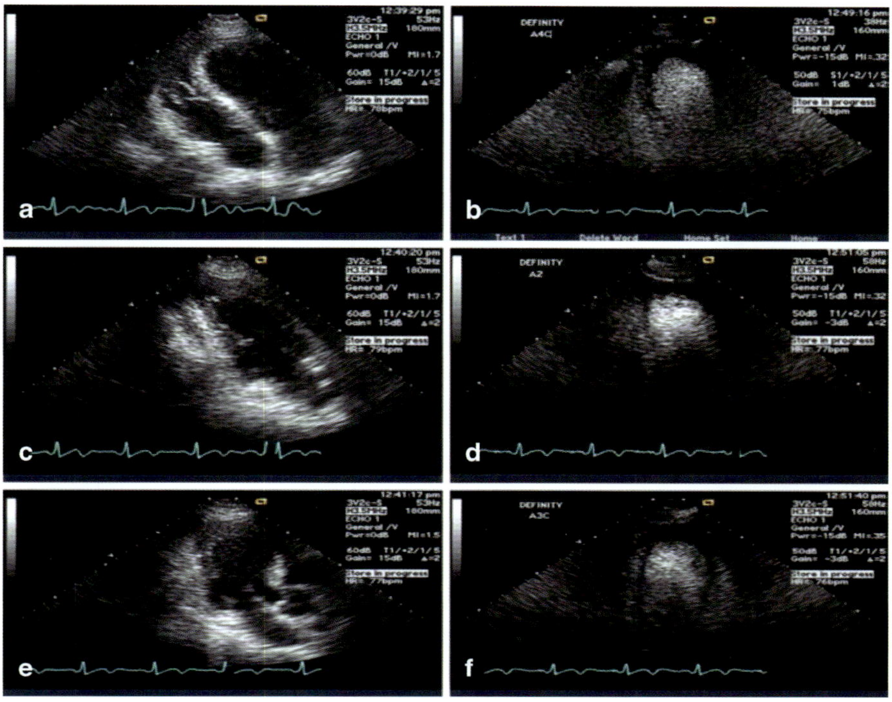

图 11.3　常规超声心动图和左心声学造影检查的比较，分别为心尖四腔切面（**a** 和 **b**）、心尖两腔切面（**c** 和 **d**）和心尖长轴切面（**e** 和 **f**）

图除外主动脉夹层。

图 11.4 为床旁常规超声心动图检查，胸骨旁长轴切面显示少量心包积液。

图 11.5 显示常规超声心动图心尖四腔切面下左心房扩大，右心房、右心室大小正常且右心室收缩功能正常。左心室基底段室壁运动正常；但心尖段室壁不能清晰显示。

图 11.6a、b 显示心尖两腔切面左心房扩大，前壁和下壁基底段室壁运动均正常。此切面下似乎下壁心尖段和中间段、前壁心尖段和中间段室壁运动减低，可能存在心

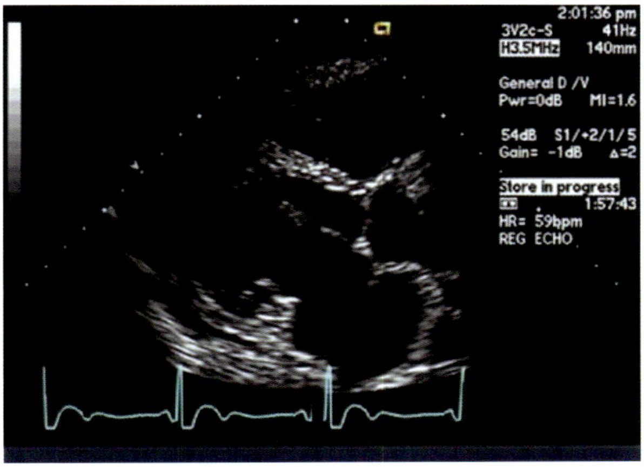

图 11.4　胸骨旁长轴切面显示少量心包积液。左心房扩大，左心室流出道收缩正常

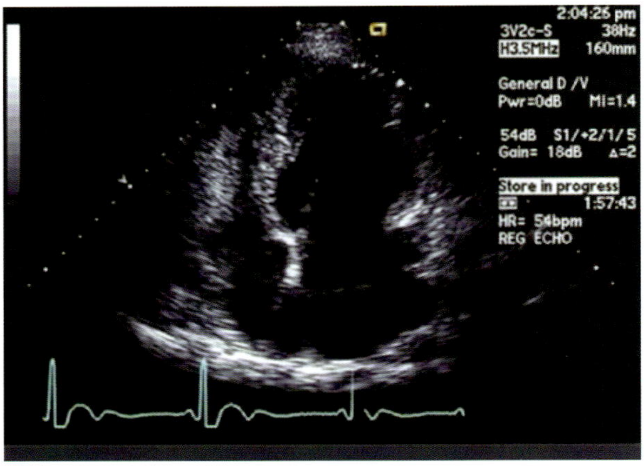

图 11.5　心尖四腔切面显示左心房扩大，右心房、右心室大小正常，右心室收缩功能正常

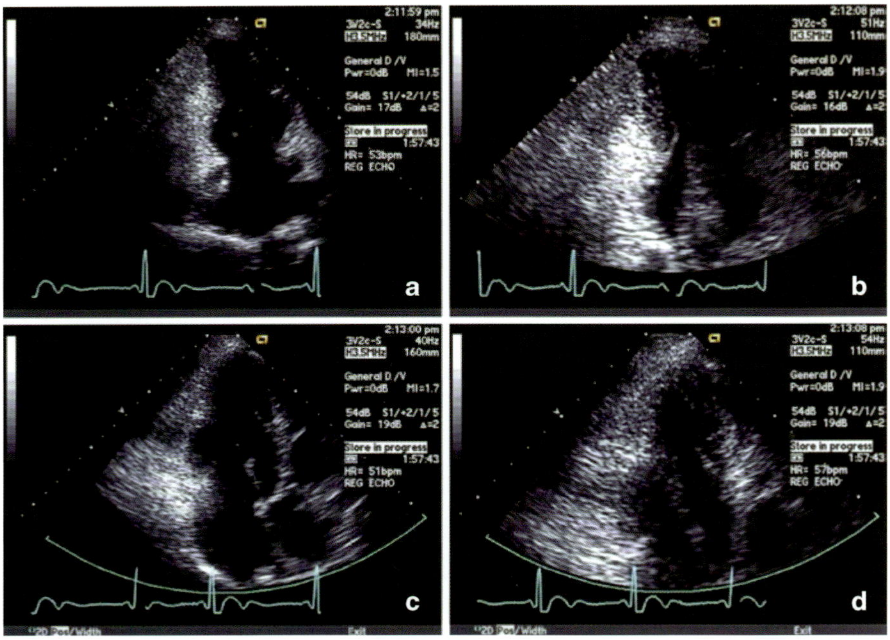

图 11.6　心尖两腔切面（**a** 和 **b**）显示左心房扩大但下壁中间段和心尖段、前壁中间段和心尖段室壁运动显示不清。心尖长轴切面（**c** 和 **d**）下侧壁心尖段和前间隔中间段以及心尖部显示不清

尖部无运动，然而由于图像质量不佳诊断并不明确。

图 11.6 c、d 显示心尖长轴切面下前间隔基底段和下侧壁基底段室壁运动良好，然而其余节段室壁显示不清。

因超声图像质量不佳，超声医师进行了超声心动图声学造影检查。

图 11.7 对比显示了常规超声和超声心动图声学造影条件下心尖四腔切面。使用超声增强剂后心内膜显影改善，显示前侧壁和后间隔室壁相互接触导致心腔中部闭塞。同时显示心尖部无运动，可见造影剂滞留，提示心尖部下方梗阻和心尖部无运动心腔形成。

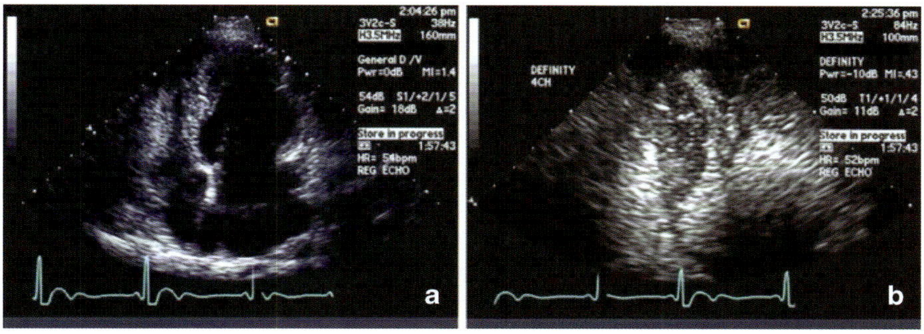

图 11.7　对比显示常规超声（a）和超声心动图声学造影（b）条件下的心尖四腔切面。心内膜的清晰显像有助于诊断前侧壁和后间隔心肌运动接触引起的心腔中部闭塞

图 11.8 显示心尖两腔切面下典型的“黑桃”形（“spade” shape）室腔形态，这是心尖肥厚型心肌病的典型特征。

基于新的诊断，立即予以患者静脉 β 受体阻滞剂治疗后血压回复至 120/80 mmHg。不需要继续其他检查，原先安排的 TEE 检查取消。患者于 3 天后出院，继续 β 受体阻滞剂和钙通道阻滞剂联合治疗。

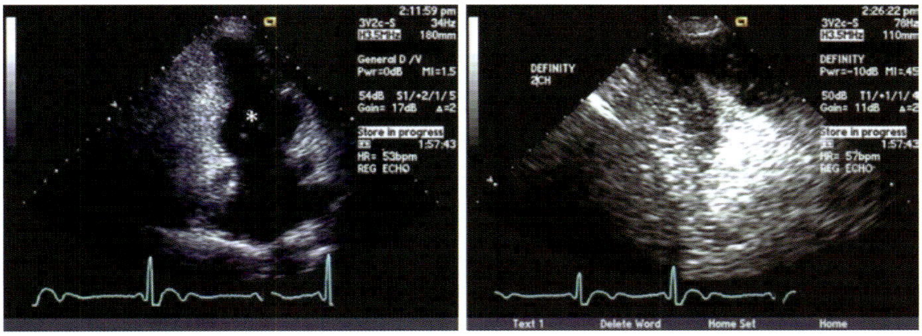

图 11.8　心尖两腔切面。星号标记显示典型的心尖肥厚型心肌病形成的“黑桃”形腔室特征

总结

TTE 是 CCU 或急诊室急重症患者诊断和治疗的重要工具，但不幸的是，这类患者的超声图像质量往往不理想。利用超声增强剂改善所获取图像的质量，可以提高超声心动图诊断的可信度。也因此可以对患者的诊治产生积极影响。研究表明，超声增强剂不仅安全，而且与危重症患者存活率的改善相关。

参考文献

1. Shaw LJ. Impact of contrast echocardiography on diagnostic algorithms: pharmacoeconomic implications. Clin Cardiol. 1997;20(suppl 1):I-39–48.
2. Critical Care Statics. http://www.sccm.org/Communications/Pages/CriticalCareStats.aspx. Accessed Jan 2018.
3. Orde S, Slama M, Hilton A, Yastrebov K, Mclean A. Pearls and pitfalls in comprehensive critical care echocardiography. Crit Care. 2017;21(1):279.
4. Kurt M, Shaikh KA, Peterson L, et al. Impact of contrast echocardiography on evaluation of ventricular function and clinical management in a large prospective cohort. J Am Coll Cardiol. 2009;53(9):802–10.
5. Mulvagh SL, Rakowski H, Vannan MA, Abdelmoneim SS, Becher H, Bierig SM, et al. American Society of Echocardiography Consensus Statement on the clinical applications of ultrasonic contrast agents in echocardiography. J Am Soc Echocardiogr. 2008;21(11):1179–201.
6. IAC Standards and Guidelines for Adult Echocardiography Accreditation. https://www.intersocietal.org. Accessed on Jan 2018.
7. The EFSUMB Guidelines and Recommendations on the Clinical Practice of Contrast Enhanced Ultrasound (CEUS): update 2011 on non-hepatic applications. Http://www.icus-society.org/ceus-guidelines. Accessed Jan 2018.
8. Szebeni J. Complement activation-related pseudoallergy: a new class of drug-induced acute immune toxicity. Toxicology. 2005;216:106–21. https://doi.org/10.1016/j.tox.2005.07.023.
9. Main ML, Hibberd MG, Ryan A, Lowe TJ, Miller P, Bhat G. Acute mortality in critically ill patients undergoing echocardiography with or without an ultrasound contrast agent. JACC Cardiovasc Imaging. 2014;7(1):40–8.
10. Weled BJ, Adzhigirey LA, Hodgman TM, et al. Critical care delivery: the importance of process of care and ICU structure to improved outcomes: an update from the American College of Critical Care Medicine Task Force on Models of Critical Care. Crit Care Med. 2015;43(7):1520–5.

第 12 章
超声心动图在心内装置患者中的应用

Edward Chu，Karthik Seetharam，Brandon W. Calenda，
Farooq A. Chaudhry
陈少敏　译　刘志鹏　校

摘　要　心内心室辅助装置（VADs）越来越多地应用在药物治疗无效的严重心力衰竭患者。在 CCU，超声心动图可以用来确定心内 VAD 是否在适当的位置，以及是否正常工作。超声心动图检查可以作为常规监测的一部分，或由于出现相关症状和体征而实行该检查。本章将重点介绍超声心动图在成人持续血流左心室辅助装置（LVADs）和短期经皮左、右心室 Impella VADs 患者中的应用。

关键词　Impella，辅助装置，心力衰竭

引言

心内心室辅助装置（intracardiac ventricular assist devices，VADs）越来越多地应用在药物治疗无效的严重心力衰竭患者。在 CCU，超声心动图可以用来确定心内 VAD 是否在适当的位置，以及是否正常工作。超声心动图检查可以作为常规监测的一部分，或由于相关症状和体征而检查。本章将重点介绍超声心动图在成人持续血流左心室辅助装置（left ventricular assist devices，LVADs）和短期经皮左、右心室 Impella VADs 患者中的应用。第一代搏动性血流外科 LVADs 因为已经不再应用，将不作讨论。持续右心室辅助装置由于不含心内部分，也不作讨论。

超声心动图在连续血流左心室辅助装置中的应用

LVADs 可用于严重心力衰竭患者，作为等待心脏恢复的桥梁治疗，或心脏移植的桥梁治疗，或不适合心脏移植患者的终点治疗。目前由 FDA 批准的 LVADs 是 HeartWare HVAD 和 Thoratec HeartMate Ⅱ和Ⅲ（图 12.1）。

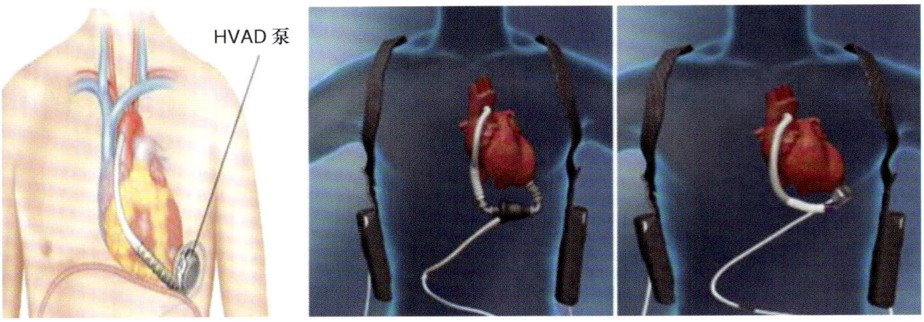

图 12.1　FDA 批准的 CF LAVADs：HVAD、HeartMate Ⅱ和 HeartMate Ⅲ（最右侧）

连续血流 LVADs 的主要组成部分包括：一个插入左心室心尖部的流入管道；一个插入升主动脉的流出管道；一个心脏外的泵，接受流入管道血液并把血液传输到流出管道；一个连接在泵和可穿戴控制器之间的动力传动系统。

何时考虑超声心动图

植入 LVAD 后，常规进行超声心动图检查，或因为相关的体征、症状，或装置警报，或为优化 LVAD 设置而进行超声心动图检查。每次超声心动图检查时，应记录 LVAD 的速度（每分钟转数，rpm）和血压，因为这些情况会改变左心室的去负荷程度。连续进行的超声心动图检查之间的比较，也应该考虑到 LVAD 的速度和血压。LVADs 患者的超声心动图检查包括标准切面和 LVAD 特异的切面，以仔细检查流入管道和流出管道，评估 LVAD 对左心室去负荷后的影响和后果，以及潜在的 LVAD 相关并发症，如抽吸、主动脉瓣反流、血栓形成等。

常规监测超声心动图检查

监测超声心动图的目的是评估基线 LVAD、自体心脏结构和功能随着时间的变化趋势，以确保对 LVAD 治疗的恰当反应，并检测亚临床 LVAD 或自体心脏异常。LVAD 植入后，应在出院前、植入后 1 个月、植入后 1 年内每 3 个月、植入 1 年后每 6 ～ 12 个月复查经胸超声心动图[1]。

由于相关的体征、症状或装置报警而进行的超声心动图检查

在临床状况恶化和（或）新出现控制器警报时，要积极复查超声心动图，因为 LVAD 功能故障或患者对 LVAD 治疗的不恰当反应可能是致命的。常见的 LVAD 警报原因包括脉动指数的改变、血流的改变、抽吸触发和高能耗等。超声心动图可检测到与 LVAD 相关的并发症包括心内血栓形成、运动相关剪切力引起的血管内溶血、抽吸事件、新出现的或恶化的主动脉瓣反流和不适当的去负荷状态。这些情况将在“超声

心动图异常发现”一节中进一步讨论。

超声心动图优化 LVAD 速度

通过超声心动图，可以优化 LVAD 速度。LVAD 速度会对左心功能产生即刻影响，即相对于基线的去负荷状态。这个过程被称为斜坡试验。斜坡试验通常作为常规监测的一部分，或由于相关临床特征而进行。对特定的斜坡试验的反应不良，可能提示 LVAD 泵血栓形成[2]。

在斜坡试验中，逐渐增加 LVAD 速度，监测去负荷状态的变化，以明确 LVAD 的最小速度、最大速度和最佳速度。去负荷状态体现在左心室舒张期内径（LV internal diastolic dimension，LVIDd）、室间隔方向、主动脉瓣开放频率 / 持续时间和二尖瓣反流的严重程度。最小速度是指低于这个速度，相对于基线的测量，LVIDd 就会增加，室间隔向右偏移，主动脉瓣开放增加，二尖瓣反流加重。最大速度是指高于这个速度，相对于基线的测量，LVIDd 变小，室间隔向左偏移，导致流入管道湍流、阻塞或发生抽吸事件，以及主动脉瓣停止开放。最佳速度时，主动脉瓣按照 LVAD 医疗团队确定的频率开放（例如，每三个心动周期开放一次）。最佳速度低于最大速度。

超声心动图正常表现

LVAD 特异的经胸超声心动图切面可用于评价流入管道、流出管道和左心去负荷状态。自体心脏的标准切面可用于评估 LVAD 相关的并发症，如主动脉瓣反流、赘生物和心内血栓形成。

流入管道

流入管道一般在心尖部或心尖部附近植入。经胸超声心动图显示流入管道的最佳切面是胸骨旁长轴或心尖切面。尽管由于图像质量或装置材料的伪像，直接显示流入管道可能具有挑战性，但应识别一些参数。

直接观察时，流入管道内不应有任何占位性病变附着物。彩色多普勒评估时，应显示从左心室到流出管道的层流。流入血流不应受到室间隔的阻碍。脉冲多普勒和连续波多普勒应显示在整个心动周期内低速的、连续的血流。由于左心室固有的收缩，即使心室无负荷、主动脉瓣没有开放，波形也应该为搏动性。在正常工作的装置中，收缩期峰值速度应小于 1.5 m/s[1]。对流入管路的准确的多普勒超声检查，常需要离轴的、个体化的切面，以确保检查角度与血流平行。

值得注意的是，在 HVAD 中，或有时在 HeartMate Ⅲ中，由于涡轮和流入管道很近引起的多普勒伪像，彩色和频谱多普勒的应用可能严重受限或不能应用[1]。

流出管道

如前所述，经胸超声心动图的标准切面上可以看到的流入管道。然而流出管道的观察却需要非标准的切面。主动脉吻合在经胸超声心动图的高位左侧胸骨旁长轴切面上显示最佳。在一些患者中，锁骨上或胸骨上切面也可以看到主动脉吻合。与流入管道类似，应获得脉冲多普勒和连续多普勒。波形同样会显示轻微的脉动性血流和舒张期的持续血流。尽管目前还没有明确的标准来判断流出管道处的异常收缩期峰值速度，但正常速度通常应小于 2 m/s[1]。

去负荷状态

左心去负荷状态是指 LVAD 对衰竭、扩大的左心室的减压和分流的程度。这在很大程度上是由 LVAD 的速度调节的。负荷状态的评估在胸骨旁长轴和心尖部四腔心切面最佳。最佳的左心室去负荷状态应具有以下特征：

- 与植入前超声相比，LVIDd 应显著降低。
- 与植入前超声相比，室间隔应位于中线或向左心室偏移。室间隔不应向前凸，或阻塞流入管道。
- 主动脉瓣不应在每个心动周期都开放（尽管理想的主动脉瓣开放频率通常取决于患者和医生）。
- 二尖瓣反流程度应低于植入前。
- 三尖瓣反流程度和右心室收缩压应低于植入前。

超声心动图异常发现

无论是为了常规的随访，还是因为出现了某些体征或症状而进行超声心动图检查，在检查过程中，要注意识别一些关键的病理性改变。这些异常发现必须与临床情况和装置警报相结合，以得出正确的诊断。

过度去负荷和抽吸事件

如前所述，当左心室去负荷程度适当时，LVIDd 减小，室间隔向左偏移，主动脉瓣不经常或根本不开放。在极端情况下，左心室腔变小，充盈不足，导致室间隔显著向左偏移。这可能会导致“抽吸事件”，即附近的心内膜（通常是间隔）被短暂地吸入流入管道的路径内，导致流入管道的血流受限，并由于心内膜被“吸入”，局部受刺激而导致室性心律失常。这种情况下，流入管道可以发现间歇性高速血流。抽吸事件可由 LVAD 速度过高导致。左心室前负荷降低而发生，如低血容量、右心室衰竭或心脏压塞，可以加剧抽吸事件。抽吸事件在 VAD 上表现为低血流警报。

过度的去负荷，伴随着室间隔向左偏移，会改变右心室的几何结构，产生多种潜在的下游效应。进行性右心室功能障碍可由右心室舒张末期容积增加、右心室收缩功能受损和三尖瓣反流增加引起。

去负荷不足

左心室去负荷不足的特征包括 LVIDd 略缩小或无缩小，室间隔向右偏移，二尖瓣反流增加，右侧压力增加，以及每个心动周期主动脉瓣都开放。这可能是由于 LVAD 速度过低或泵故障造成的。在 VAD 上表现为高血流警报。

血栓形成

LVAD 血栓形成是长期 LVAD 治疗中一个非常令人担忧的并发症。超声心动图通常不能直接观察到泵血栓形成。泵血栓的存在必须通过一些临床表现去推断。泵血栓形成通常表现为去负荷不足，以及速度和功耗增加，这可以在斜坡试验中得到证实[2]。其他支持血栓形成的征象包括流入管道或流出管道血流速度降低。如果血栓形成或梗阻局限在流出导管，在流出道的多普勒检查中可以看到峰值收缩速度增加，并伴随 VAD 上的高血流警报。

心脏压塞

虽然心脏压塞的特点在本文其他地方已经有了详细的描述，但在 LVAD 存在的情况下，心脏压塞有一些独特之处。术后发生的心脏压塞可能是由于心包血肿，而不是游离积液。左心室和右心室都可能出现充盈不足，心室相互依赖的典型特征可能消失。瓣膜流入血流速度，特别是二尖瓣流入速度，由于 LVAD 的存在，往往没有随呼吸变化的特征。因此，在低流量警报和临床怀疑心脏压塞的情况下，不应依靠“典型”的压塞特征来作出诊断。

超声心动图在 Impella 心室辅助装置中的应用

Abiomed 的 Impella 心脏泵，包括左心系统的 Impella 2.5、5.0、CP 和 LD，以及右心 Impella RP。Impella 心脏泵是一种短期使用的心室辅助装置，用于心力衰竭晚期危重患者或接受复杂心脏介入治疗患者，以增加心排血量。Impella 导管在心室流出道和相关的大血管中的正确位置，对于装置的正常工作至关重要。在初始植入过程中，需要透视指导 Impella 导管的放置。植入后，可能发生导管相关的并发症，导致血流动力学不稳定和装置警报激活。在这些紧急情况下，通常用超声心动图重新评估导管的位置和功能。

Impella 2.5、5.0、CP 和 LD[3–4]

左心 Impella 导管系统，包括 Impella 2.5、5.0、CP 和 LD，适用于心肌梗死或心脏直视手术后即刻发生心源性休克的患者。Impella 2.5 和 CP 可用于无三支病变、左心室射血分数≤ 35%，或有三支病变、左心室射血分数≤ 30%，并接受高危经皮冠状动脉介入治疗的患者。Impella 2.5、5.0 和 CP 导管系统可经皮植入，而 Impella LD 只能通过手术植入（图 12.2）。

何时考虑超声心动图

经胸或经食管超声心动图可同时显示左心 Impella 导管的入口和出口区域，是常规位置监测，或在有体征、症状和装置报警，怀疑 Impella 故障时首选的成像方式。与主动脉内球囊反搏和气管内导管类似，Impella 导管可因过度“松弛”，或患者移动，或医疗护理的疏忽而发生移位。导管入口和出口区域的移位和（或）阻塞可导致血流紊乱，进而导致心脏电和机械功能障碍。以下体征、症状和装置特征可能提示 Impella 导管功能障碍（表 12.1）：

超声心动图上的正常位置

左心 Impella 导管的远端部分包括电机外壳单元、血流出口区域、一个 6 ～ 8 cm 的管道、血流入口区域和一个尾端（Impella 2.5、5.0 和 CP 中为猪尾端，Impella LD 为直的尾端）。Impella 2.5、5.0 和 CP 导管的管路较长，并有轻微弯曲，而 Impella LD 导管的管路较短且笔直（图 12.3）。

左心室流出道的导管入口和升主动脉的导管出口在经胸超声心动图胸骨旁长轴切面或经食管超声心动图长轴切面显示最佳。如果在心脏的位置正确，入口区域应位于

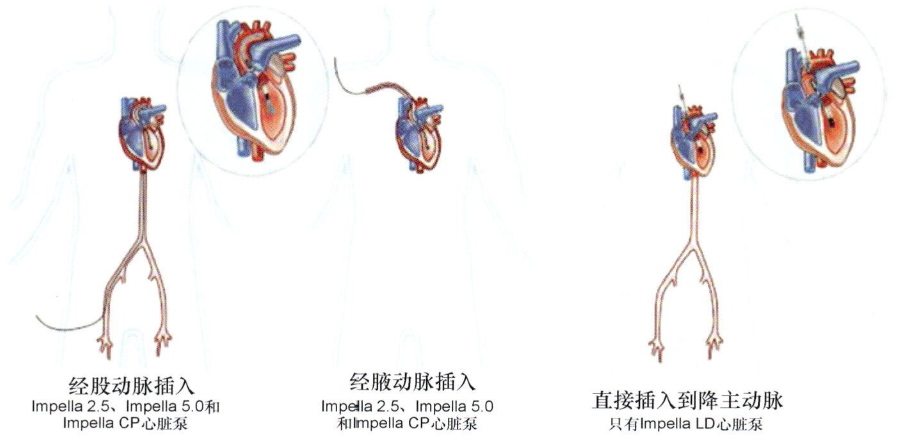

图 12.2　左心 Impella 泵的植入方法

表 12.1　左心 Impella 泵故障的征象

症状	胸部不适、气短、心悸、头晕和意识丧失
生命体征	低血压、心动过速、低氧血症
体格检查	左侧心力衰竭的表现（肺部湿啰音、新出现的第三心音和第四心音等）
心电图 / 心电遥测	室性早搏、非持续性室性心动过速、室性心动过速 / 室颤
实验室检查	灌注差的标志物（乳酸水平升高，pH 值降低等） 溶血性贫血的标志物（血红蛋白 / 血细胞比容下降，LDH 上升，结合珠蛋白下降等）
心脏成像（心脏 X 线检查、CT、MRI 等）	系列的检查提示 Impella 导管移动
Impella 控制器显示	位置信息的突然改变（波形或压力） 电机电流的突然改变（波形或电流） 血流的突然改变
Impella 导管位置报警	包括但不局限于： Impella 位于心室 Impella 位置错误 Impella 位置不确定 Impella 流出受阻 Impella 血流下降 抽吸

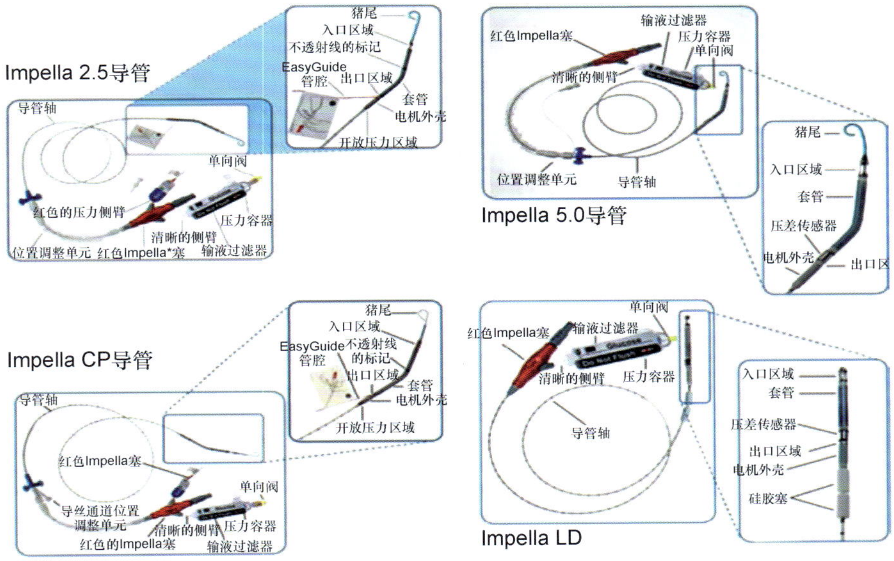

图 12.3　左心 Impella 导管的结构

左心室流出道主动脉瓣下约 3.5 cm 处，出口区域应位于升主动脉中主动脉瓣的远端。导管入口区域可以通过微弱的轨道标记来区分，而出口区域相对于邻近的管路呈现高回声。除了与主动脉瓣瓣叶接触外，Impella 导管远端的任何部分都不应与心脏结构接触，包括左心室壁和二尖瓣装置（图 12.4 和图 12.5）。

如果出口区域位置正确，彩色多普勒分析将显示与升主动脉中主动脉瓣上方的湍流一致的致密多彩镶嵌图像（图 12.6）。

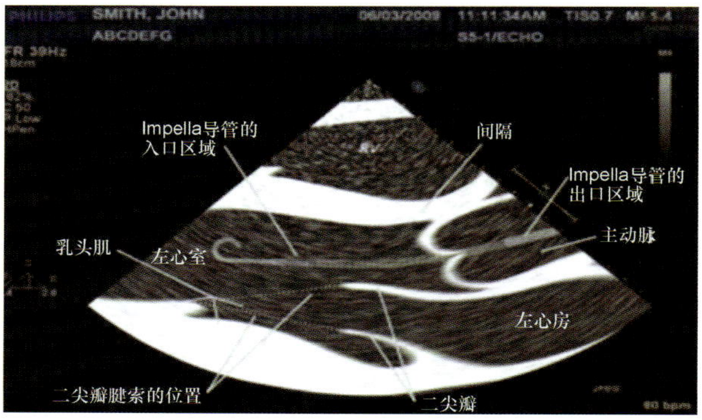

图 12.4　经胸超声心动图胸骨旁长轴切面 Impella 导管的正确位置

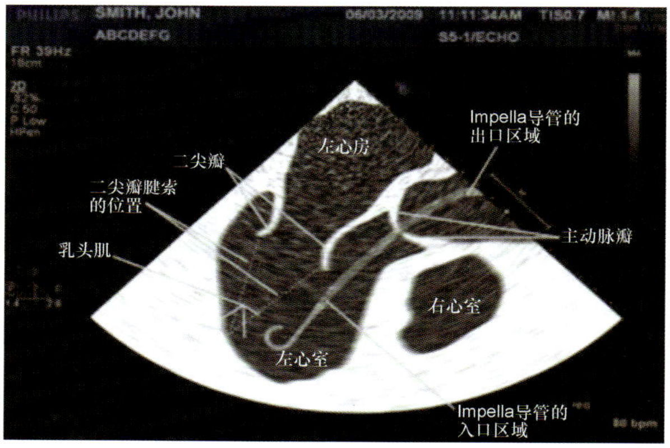

图 12.5　经食管超声心动图长轴切面 Impella 导管的正确位置

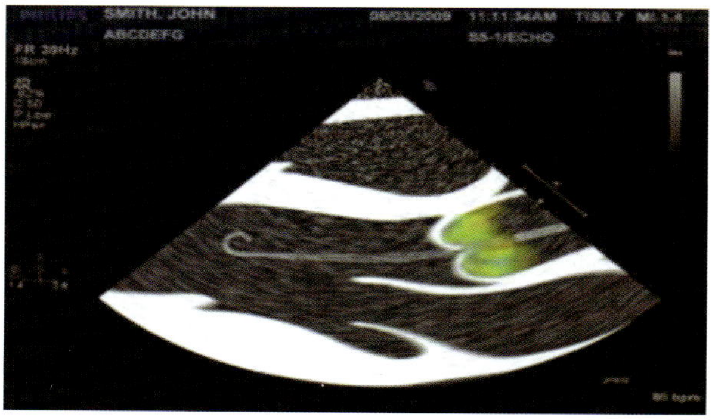

图 12.6　经胸超声心动图胸骨旁长轴切面 Impella 导管在正确位置时的彩色多普勒血流

超声心动图的异常发现

超声心动图上最常见的导管相关异常是占位性病变附着和导管位置的改变。附着在导管表面的占位性病变最应该考虑的是血栓或感染性赘生物。按照治疗常规，植入左心 Impella 导管的患者应接受抗凝治疗，维持 ACT 160 ～ 180 s，以防止血栓形成。对于有心内膜炎体征和症状的患者，包括发热和血液培养阳性的患者，应考虑感染性赘生物。

左心 Impella 导管因附近血流和周围心脏结构的运动，发生轻微的位置改变，不大可能会对装置工作或患者血流动力学参数产生影响。严重的位置变化，当导管入口区域移动到主动脉瓣上方，导管出口区域移动到主动脉瓣下方，或导管与附近心脏结构接触，则需要进行导管位置调整。在这三种情况下，超声心动图可用于监测和指导 Impella 导管位置的调整。

Impella 导管进入左心室过深

如果 Impella 导管进入左心室太深，出口区域可能置于主动脉瓣以下。血流从导管入口区域流到出口区域，在左心室内循环，不能增加心排血量。超声心动图上，Impella 导管的最远端出现在左心室腔中点以下，接近左心室心尖部。出口区域的不透射线部分出现在左心室流出道内（图 12.7）。

Impella 导管移出左心室过远

如果 Impella 导管移出左心室太远，入口区域可能置于主动脉瓣上方。血流从导管入口区域流到出口区域，在胸主动脉内循环，没有增加心排血量。在超声心动图上，Impella 导管的末端将出现在左心室腔中点以上，在极端情况下完全移到左心室外。入口区域的轨道标记出现在升主动脉内。Impella 导管完全移出左心室的情况下，必须在透视引导下使用导丝，将其重新置入到左心室（图 12.8）。

Impella 导管与心脏结构接触

如果 Impella 导管的一部分卡在心脏结构上，则可能导致导管入口和（或）出口部分或完全阻塞，从而导致溶血、低泵流量和抽吸事件。导管刺激左心室壁可导致室性

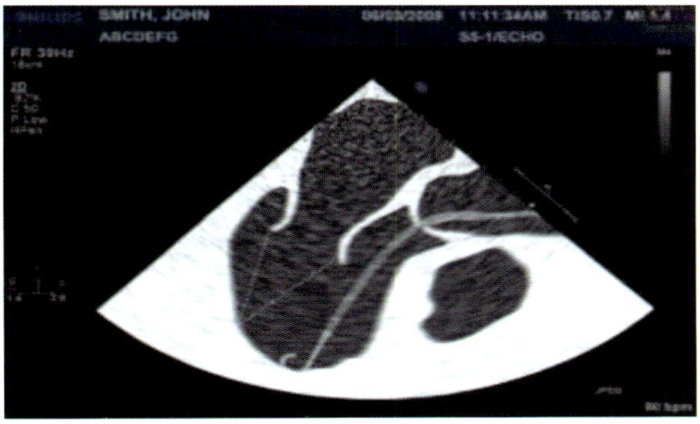

图 12.7 经食管超声心动图上 Impella 导管过深地进入左心室

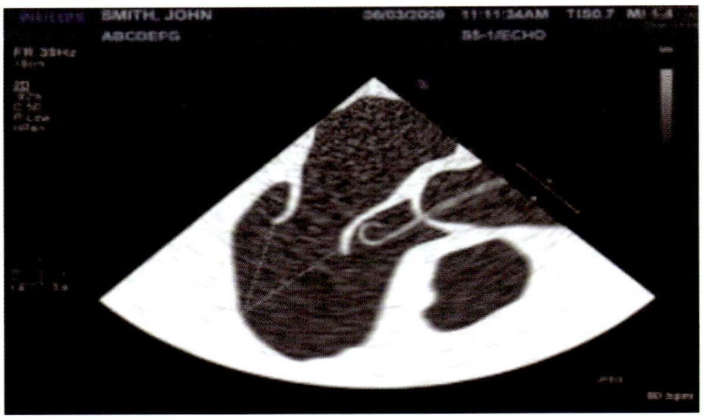

图 12.8　经食管超声心动图上 Impella 导管移出左心室过远

早搏、非持续性室性心动过速或室性心动过速 / 室颤。导管缠绕在腱索或乳头肌上会导致二尖瓣功能障碍，导致二尖瓣反流。类似地，远端猪尾缠绕主动脉瓣，可导致主动脉瓣反流。超声心动图显示，Impella 导管紧贴心内膜，与心脏收缩和舒张同步运动。在某些情况下，从经皮穿刺处轻轻地操作 Impella 导管近端，就可以解决远端导管与邻近心脏结构的接触。如果有损坏邻近心脏结构或广泛缠绕的危险，就需要使用导丝（图 12.9）。

Impella RP [4-5]

右心 Impella RP 适用于急性右心衰竭患者，在超声心动图上的标准为：在 LVAD 植入后、心肌梗死后、心脏移植或心内直视手术后，右心室整体运动减低，TAPSE 评分≤ 14 mm，右心室基底部内径＞ 42 mm，或右心室中部内径＞ 35 mm。Impella RP 是第一种短期应用的经皮右心室辅助装置（图 12.10）。

何时考虑超声心动图

由于超声心动图无法在同一切面中同时显示 Impella RP 入口区域和出口区域，因

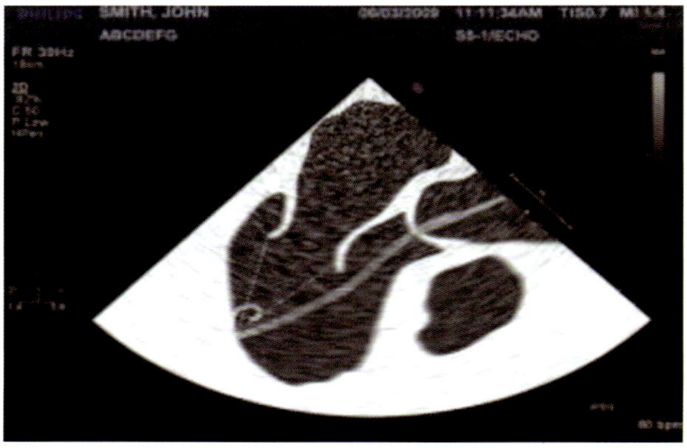

图 12.9　经食管超声心动图上 Impella 导管与左心室壁接触

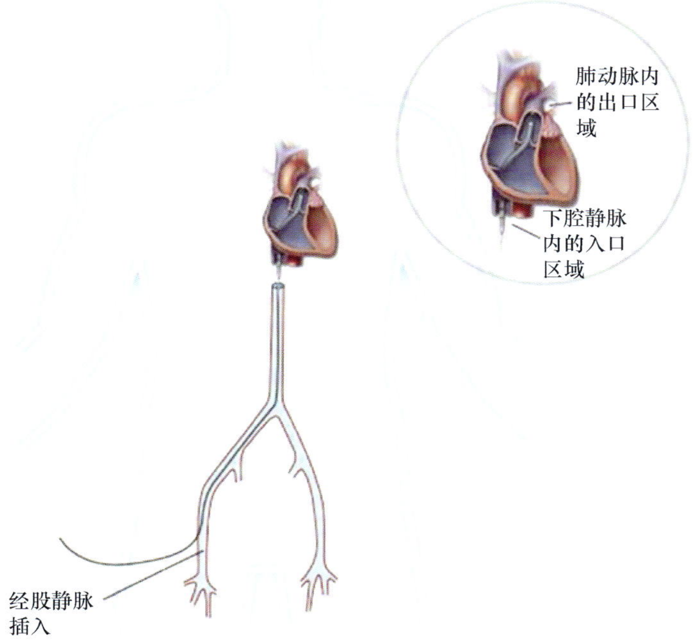

图 12.10　Impella RP 的植入方法

此每日胸部 X 线检查是 Impella RP 导管位置监测的首选成像方式。然而，超声心动图分别评估入口区域和出口区域的位置，可以比胸部 X 线的评估更加详细。与左心 Impella 导管类似，Impella RP 导管可因过度“松弛”、患者移动或医疗护理的疏忽而移位。导管入口和出口区域的移位和（或）阻塞可导致血流紊乱，进而导致心脏电和机械功能障碍。以下体征、症状和装置特征可能表明 Impella RP 导管故障（表 12.2）。

超声心动图上的正常位置

Impella RP 导管远端主要包括电机外壳单元，血液入口区域，一个 16 cm 的管道，血液出口区域，和一个猪尾末端（图 12.11）。

当在心脏正确位置时，管道有三个弯曲，对应于下腔静脉 / 右心房交界处、三尖瓣和肺动脉瓣。入口区域应位于膈肌水平的下腔静脉，出口区域应位于肺动脉瓣远端 2 ～ 4 cm，通常位于肺动脉主干或左肺动脉。这种定位最容易在胸部 X 线上看到，如下图所示（图 12.12）。

在超声心动图上，Impella RP 导管入口区域可在经胸超声心动图剑突下切面或经食管超声心动图双腔静脉切面显示最佳，在下腔静脉 / 右心房交界处。入口区域可以通过其模糊的轨道示踪标记来识别。Impella RP 出口区域在经胸超声心动图胸骨旁短轴或经食管超声心动图中食管位长轴切面显示最佳，位于肺动脉主干内，肺动脉瓣上方。出口区域可以通过其高回声的外观来识别，应该在肺动脉瓣上 2 ～ 4 cm。彩色多普勒在

表 12.2　Impella RP 功能障碍的征象

症状	胸部不适、气短、心悸、头晕和意识丧失
生命体征	低血压、心动过速、低氧血症
体格检查	右心衰竭的表现（颈静脉怒张、肝大、下肢水肿等）
心电图 / 心电遥测	室性早搏、非持续性室性心动过速、室性心动过速 / 室颤
实验室检查	灌注差的标志物（乳酸水平升高，pH 值降低等） 溶血性贫血的标志物（血红蛋白 / 血细胞比容下降，LDH 上升，结合珠蛋白下降等）
心脏成像（心脏 X 线检查、CT、MRI 等）	系列的检查提示 Impella 导管移动
Impella 控制器显示	位置信息的突然改变（波形或压力） 电机电流的突然改变（波形或电流） 血流的突然改变
Impella 导管位置报警 注意：Impella RP **没有**特定的位置报警	提示位置改变的报警包括： Impella 衰竭 Impella 停止工作 逆向血流 位置信号不可靠 抽吸

图 12.11　Impella RP 导管的结构

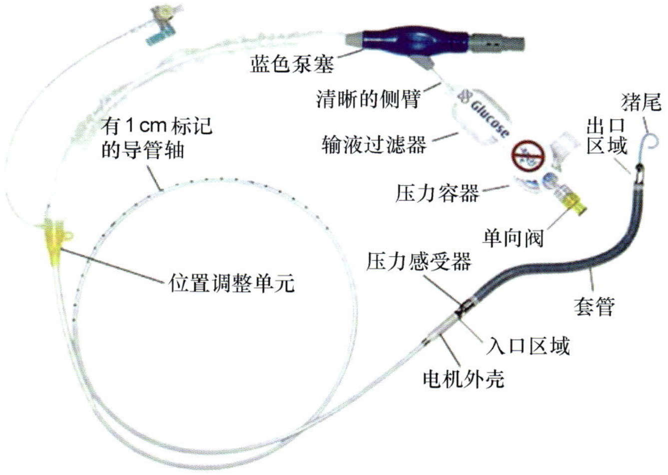

入口区域和出口区域显示镶嵌图案的湍流。管道除与三尖瓣和肺动脉瓣叶接触的部分外，Impella 导管的其他末端部分不应与心脏结构接触，包括右心室壁和三尖瓣附属装置。Impella RP 导管正确位置的典型图像如下所示（图 12.13 和图 12.14）。

超声心动图异常发现

超声心动图上最常见的导管相关异常是占位性病变附着和导管位置改变。附着

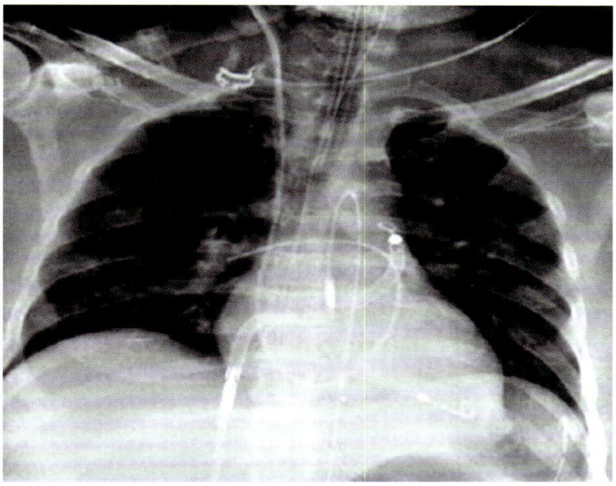

图 12.12　胸部 X 线上 Impella RP 的正确位置

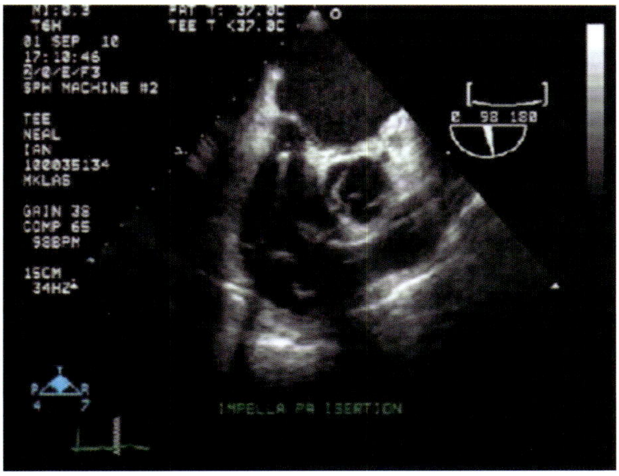

图 12.13　经食管超声心动图中食管位长轴切面优化显示右心室流出道，Impella RP 的正确位置

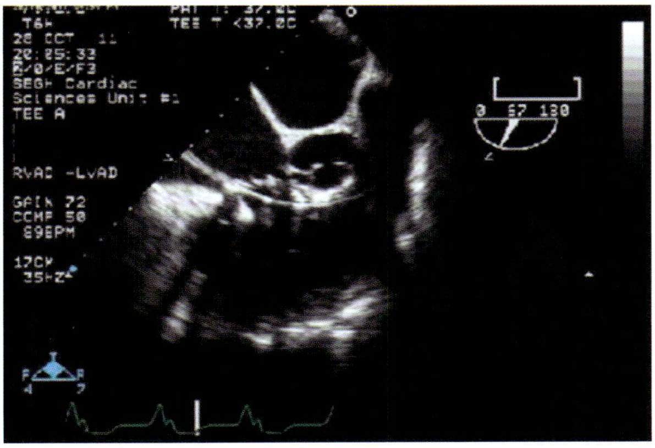

图 12.14　经食管超声心动图中食管位长轴切面优化显示三尖瓣，Impella RP 的正确位置

在导管表面的占位性病变最应该考虑的是血栓或感染性赘生物。根据治疗常规，植入 Impella RP 导管的患者应接受抗凝治疗，目标 ACT 是 160 ～ 180 s，以防止血栓形成。对于有心内膜炎症状和体征的患者，包括发热和血液培养阳性的患者，应考虑感染性

赘生物。

Impella RP 导管因附近血流和周围心脏结构的运动，发生轻微的位置改变，不大可能会对装置工作或患者血流动力学参数产生影响。此外，导管入口区域进一步移进或移出右心房，只要导管入口区域保持在肺动脉瓣下（译者注：文中为肺动脉瓣上，译者认为应为肺动脉瓣下），也不太可能引起任何明显的装置或血流动力学功能障碍。当导管出口区域移动到肺动脉瓣下方或导管与附近心脏结构接触，会导致装置或心功能障碍时，则需要调整导管位置。超声心动图可用于监测和指导这些情况下重新调整 Impella 导管。

Impella 出口区域低于肺动脉瓣

如果 Impella RP 导管的猪尾端移到右心室，出口区域就可能会置于肺动脉瓣以下。血液从导管入口流到出口区域，在右心室内循环，没有增加心排血量。在超声心动图上，Impella RP 导管的“银球”出口区域出现在右心室内。对肺动脉主干或左主肺动脉的彩色多普勒上，由于没有出口区域在肺动脉形成的湍流，故没有彩色镶嵌图像。与 Swan-Ganz 导管类似，Impella-RP 导管可在床旁，在 Impella 控制器上波形的指导下，重新调整位置。超声心动图和（或）胸部 X 线可用于确定是否在正确的位置上。

Impella 导管与心脏结构接触

如果 Impella RP 导管的一部分卡在心脏结构上，则可能导致导管入口和（或）出口部分或完全阻塞，导致溶血、低泵流量和抽吸事件。导管刺激右心室壁可导致室性心律失常。导管缠绕在腱索上会导致三尖瓣功能障碍，出现三尖瓣反流。类似地，远端的猪尾缠绕肺动脉瓣叶，可导致肺动脉反流。在超声心动图上，Impella 导管紧贴心内膜，与心脏收缩和舒张同步运动。从经皮穿刺处轻轻地操作 Impella 导管近端，就可以解决远端导管与邻近心脏结构的接触。如果有损坏邻近心脏结构或广泛缠绕的危险，就需要使用导丝。

参考文献

1. Stainback RF, Estep JD, Agler DA, Birks EJ, Bremer M, Hung J, Kirkpatrick JN, Rogers JG, Shah NR, American Society of Echocardiography. Echocardiography in the management of patients with left ventricular assist devices: recommendations from the American Society of Echocardiography. J Am Soc Echocardiogr. 2015;28(8):853–909.
2. Uriel N, Morrison KA, Garan AR, Kato TS, Yuzefpolskaya M, Latif F, Restaino SW, Mancini DM, Flannery M, Takayama H, John R, Colombo PC, Naka Y, Jorde UP. Development of a novel echocardiography ramp test for speed optimization and diagnosis of device thrombosis in continuous-flow left ventricular assist devices: the Columbia ramp study. J Am Coll Cardiol. 2012;60(18):1764–75.
3. Abiomed, Inc. (2017). Impella ventricular support systems for use during cardiogenic shock and high-risk PCI: instructions for use and clinical reference manual. Retrieved from http://abiomed-private.s3.amazonaws.com/assets/files/15039258016c46c7de0add7d0ed814691eec8376c8.pdf.

4. Burzotta F, Trani C, Doshi SN, Townend J, van Geuns RJ, Hunziker P, Schieffer B, Karatolios K, Møller JE, Ribichini FL, Schäfer A, Henriques JP. Impella ventricular support in clinical practice: Collaborative viewpoint from a European expert user group. Int J Cardiol. 2015;201:684–91.
5. Abiomed, Inc. (2017). Impella RP with the Automated Impella Controller: instructions for use & clinical reference manual. Retrieved from http://abiomed-private.s3.amazonaws.com/assets/files/1503926088a9505afa2213ed05af2f8c9b37a35ff9.pdf.

第 13 章 超声心动图在结构性心脏病介入治疗中的应用

Gnalini Sathananthan，Gila Perk，Amir Ahmadi
李娅姣　译　朱丹　校

摘　要　超声心动图在结构性心脏病评估中发挥着重要作用，结构性心脏病干预措施的评估通常需要结合经胸超声心动图（transthoracic echocardiography，TTE）和经食管超声心动图（transesophageal echocardiography，TEE）成像技术。三维（three-dimensional，3D）超声心动图对解剖和空间关系的诠释进一步延展了传统二维（two-dimensional，2D）超声心动图的价值。超声心动图以其便携性、易操作性，兼具无需射线及造影，成为心导管室的首选影像方法。

关键词　主动脉瓣狭窄，二尖瓣反流，封堵器

超声心动图在结构性心脏病评估中发挥着重要作用，结构性心脏病干预措施的评估通常需要结合经胸超声心动图（transthoracic echocardiography，TTE）和经食管超声心动图（transesophageal echocardiography，TEE）成像技术。三维（three-dimensional，3D）超声心动图对解剖和空间关系的诠释进一步延展了传统二维（two-dimensional，2D）超声心动图的价值。

随着微创经导管结构心脏病介入治疗技术的发展，超声心动图术前评估及术中引导的需求日益增加。随着器械及治疗手段数量和复杂性的增加，TEE 在这一方面的作用变得越来越重要，术中实时 3D 成像技术已极大降低了一些手术开展的难度。

超声心动图以其便携性、易操作性，兼具无需射线及造影，成为心导管室的首选影像方法。

经导管主动脉瓣置换术

经导管主动脉瓣置换术（transcatheter aortic valve replacement，TAVR）于 2002 年

在法国首次应用于重度主动脉瓣狭窄患者[1]。发表于 2012 年的 PARTNER 试验成为了游戏规则的改变者，该结果显示对于不适合外科主动脉瓣置换术的患者行 TAVR 术治疗优于传统治疗手段[2]。ACC/AHA 指南以Ⅰ类适应证推荐外科主动脉瓣置换高危患者行 TAVR 手术治疗。2016 年，PARTNER Ⅱ试验显示，中等外科手术风险患者行 TAVR 术治疗效果不劣于外科主动脉瓣置换术[3]。2017 年更新的 AHA/ACC 指南中将上述建议作为Ⅱ a 级推荐，从而拓展了这项新技术的应用范围[4]。

迄今为止，TAVR 人工瓣包含三代球囊扩张式瓣膜，即 Edward Sapien 人工瓣、Edward Sapien XT 人工瓣、Edward Sapien3 人工瓣，均为球囊扩张式的、钴铬合金框架内的三瓣式牛心包瓣膜。Edward Sapien XT 人工瓣膜型号包含 23 mm、26 mm 和 29 mm，而 Edward Sapien3 人工瓣膜型号包含 20 mm、23 mm、26 mm 和 29 mm。美敦力的 CoreValve 人工瓣为自膨式镍钛合金支架的心包瓣，锚定于左心室流出道和升主动脉，包含 23 mm、26 mm、29 mm、31 mm 几种型号。该瓣膜需要合适的升主动脉内径以容纳宽的瓣膜远端，且仅限于逆行入路植入[5]。Evolut R 人工瓣是 2014 年首次推出第二代自膨式 TAVR 人工瓣，是为克服 CoreValve 人工瓣的一些不足而设计的，其植入平面更低且有包含更大的密封裙边，从而减少瓣周漏的发生率。尽管尚缺发长期随访数据，目前该瓣膜已显示出良好前景[6]。

超声心动图是评价主动脉瓣狭窄的金标准，可用于评估病变的形态及严重程度。AHA/ACC 指南将当峰值流速≥ 4.0 m/s，平均压差≥ 40 mmHg，瓣膜面积＜ 1.0 cm^2 的主动脉狭窄定义为重度。然而，这些参数均为血流量依赖性，因此对主动脉瓣狭窄的严重程度的分级还应考虑到左心室功能、共存的反流性瓣膜病变以及临床症状[7]。

超声心动图可以评估钙化的范围和分布以及主动脉瓣环大小，以帮助确定这些解剖学特性是否适合 TAVR 手术。主动脉瓣环和面积的大小决定了人工瓣的大小，是手术最终是否成功的关键。主动脉瓣环曾一度被认为是圆形的，然后现在已被 3D-TEE 和 CT 证实更类似椭圆形。因此，2D-TEE 会低估瓣环内径大小。TEE 采用三腔心切面（通常 110°到 140°之间获得），在收缩期早期到中期于主动脉瓣根附着水平从后缘到前缘进行瓣环内径测量。钙化灶常常导致高估瓣环内径。3D-TEE 可通过二维图像计算瓣环面积。水平面、矢状面和冠状面均调整到主动脉根部。将水平面置于铰链点水平，反复旋转正交切面（周转规则），以确保铰链点在准确位置，其最大尺寸通常出现在冠状面，最小尺寸通常出现在矢状面（图 13.1[8]）。

然而最近，多层螺旋 CT 成像（multi-detector CT，MDCT）已成为 TAVR 手术不可或缺的部分。除了可以准确测量瓣环面积及周长外，还可以显示冠状动脉起源和髂股动脉解剖。主动脉根部的成像有赖于心电门控 CT，在心率足够慢的情况下，可以在最少的辐射暴露下获得出色的空间分辨率。尽管心脏 CT 已在很大程度上取代了人工瓣膜大小评估的工作，但对于那些 CT 图像欠佳（如合并心律失常）或造影剂肾病高风险不能进行心脏 CT 检查的患者，TEE 仍然发挥着重要作用。3D-TEE 所测瓣环径大小与 MDCT 所测瓣环大小有良好相关性[9]。

人工瓣膜尺寸选择取决于瓣环面积及周长、瓣环周围钙化程度和要使用的瓣膜类型。明显的钙化会增加根部破裂的内在风险，因此应当谨慎选择以避免所选瓣膜尺寸

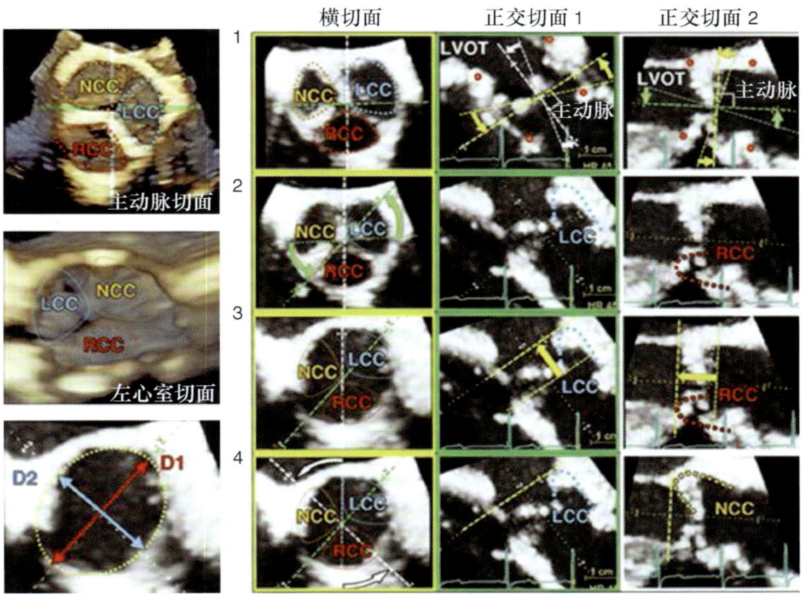

图 13.1　应用三维多平面重建技术测量主动脉瓣环面积。NCC，无冠瓣；LCC，左冠瓣；RCC，右冠瓣；LVOT，左心室流出道

过大。每种人工瓣膜都有对应的尺寸表以确保所选瓣膜尺寸准确[10]。瓣膜尺寸过小会导致主动脉瓣周反流或瓣膜血栓形成，而过大则会导致主动脉瓣叶反流或主动脉根部破裂。

TAVR 手术可通过经皮或经心尖两种入路进行。经心尖入路需要胸骨旁小切口，适用于外周血管通路困难而不适合经主动脉入路的患者。

围术期 TEE 的应用对手术颇有裨益，但其操作过程需要全麻辅助。围术期 TEE 对球囊扩张、瓣膜定位、瓣膜释放后即刻瓣膜功能评估及围术期早期并发症的检测均具有优势[11-12]。

无论经股动脉还是经心尖入路的 TAVR 术，术中 TEE 标准观察切面通常为三腔心切面。该切面是观察左心室流出道的最佳切面，可清晰观察瓣膜释放过程中需要注意的周围结构，如二尖瓣前叶。该切面也可用于引导经心尖穿刺，因为它还可以观察真正的心尖的位置，以及到达主动脉瓣的路径。TEE 可以确定导丝在升主动脉中的位置。3D-TEE 具有更优异的空间分辨率以确保更理想的球囊定位。球囊充气期间，TEE 成像可以确保球囊没有发生移位，在没有 TEE 的情况下，这一过程通常通过透视来完成。在锚定区不足如主动脉瓣下室间隔广泛肥厚或窦管交界较小时，球囊更容易移位。当有明显的异位钙化区域时，实时超声心动图也有助于确保球囊扩张的安全性（图 13.2）。

TAVR 术后人工瓣膜功能评估需要多切面成像。食管中段短轴及长轴切面有助于确定瓣膜位置及瓣叶功能正常与否。还应评估主动脉瓣反流的部位和严重程度，区分瓣叶型和瓣周型主动脉瓣反流很重要。TAVR 术后出现一定程度的主动脉瓣反流并不罕见，

图 13.2 释放后的 CoreValve 人工瓣

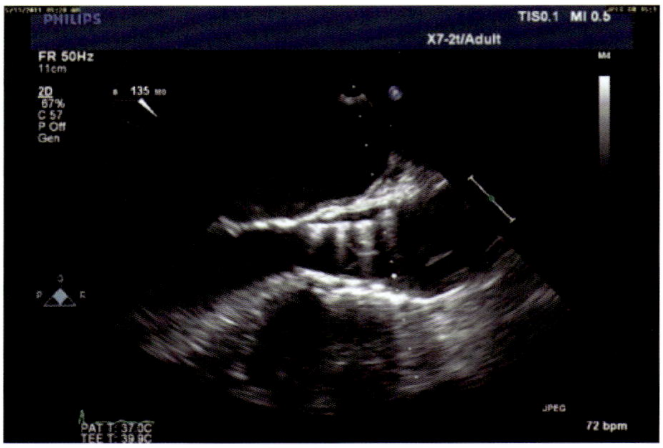

通常为瓣周反流。瓣膜释放后即刻出现的明显瓣周主动脉瓣反流是由于瓣膜位置不佳、球囊扩张不理想或瓣膜尺寸过小所致。瓣膜释放后立即意识到上述并发症的存在，让介入医生有机会再次进行球囊扩张或有必要时放置第二个人工瓣膜。人工瓣膜尺寸过大会导致支架扩张不理想、瓣叶活动受损和中心性主动脉瓣反流，同时还有主动脉根部破裂的风险。

经胃底主动脉瓣切面有助于多普勒取样线与主动脉瓣前向血流平行，从而获得 TAVR 术后跨瓣压差。当食管中段切面图像质量不佳时这一切面同样有助于识别瓣周反流。

3D-TEE 有助于评估人工瓣膜的功能，尤其在 2D 图像不能明确区分瓣叶型和瓣周型反流的情况下，有助于确定主动脉瓣反流的部位和严重程度。

早期围术期并发症包括主动脉破裂和心脏压塞。由于术前影像评估有效避免急性冠状动脉梗阻这一并发症，因此其发生十分罕见，但这一并发症可能会因球囊充气或瓣膜释放过程中导致的瓣膜移位而造成。然而，TAVR 术中最常见的冠状动脉梗阻原因是由于钙化的瓣叶移位至冠状动脉开口所致，这在低冠状动脉开口或小主动脉根部的情况下更易发生[13]。TEE 上虽然不总是能观察到冠状动脉开口，但有时是可以的，然而，更常见的是发现左心室功能障碍。当观察到左心室功能障碍时应当首先考虑冠状动脉梗阻的可能性。因此，瓣膜的锚定区应距离冠状动脉开口至少 10 mm[14]。

出院前通常需要进行超声心动图随访，TAVR 手术后成功的指标包括：人工瓣膜位置较好且瓣膜面积＞ 1.2 cm^2，平均压差＜ 20 mmHg，峰值流速＜ 3 m/s，无中度或重度主动脉瓣反流。TAVR 术后的中度或重度主动脉瓣反流患者 1 年内全因死亡率升高两倍[14-15]。术后超声心动图随访频率因中心而异，一般建议在术后 1 个月、6 个月和 12 个月随访时行 TTE，此后每年进行一次 TTE 检查。

二尖瓣介入治疗

经导管二尖瓣介入治疗领域是一个具有巨大潜力的二尖瓣疾病治疗新领域。2004

年，MitraClip 技术获批用于治疗人类二尖瓣反流。MitraClip 装置是一个宽 5 mm 的钴铬合金植入物，该装置的双臂可以由输送系统手柄打开和关闭。当装置双臂展开 180°时，其最大尺寸为 20 mm。这一技术使瓣叶修复后变为双孔，重建瓣叶对合。

2011 年发表的 EVEREST Ⅱ试验发现，尽管经皮二尖瓣修复术在减少二尖瓣反流方面的效果不及传统外科手术，但它有更高的安全性和相似的临床预后改善[16]。2014 年发表的 EVEREST 试验的一项子研究发现，老年手术高危患者术后 12 个月时二尖瓣反流有所减少，临床预后有所改善，左心室内径有所减小。研究中 70% 的患者为功能性二尖瓣反流[17]。

TTE 可用于判断二尖瓣反流的严重程度和反流机制，也可确定瓣叶是否适合行 MitraClip 手术。当 TTE 不能明确二尖瓣反流机制时，TEE 可能是很好的辅助手段。在确定解剖特性是否适合手术时，几乎均需采用 TEE 进行筛选。严重程度的判断应基于传统定性和定量方法相结合的方式。3D-TEE 能提供良好的空间分辨率以帮助明确二尖瓣反流机制及反流起源部位。适合该手术患者的反流束应当源于对合线中间三分之二处。由于该装置会造成二尖瓣双孔，因此需要术前不存在二尖瓣狭窄，这一点特别重要，瓣口面积大于 4 cm^2 更为理想。对于二尖瓣退行性病变患者建议连枷段宽度＜ 1.5 cm，连枷间隙＜ 10 mm。二尖瓣叶裂或瓣叶钙化是 MitraClip 术的相对禁忌证，风湿性心脏病或感染性心内膜炎活动期是 MitraClip 术的禁忌证[18]（图 13.3）。

该手术在单独透视下无法完成，必须由 TEE 进行术中引导。首先进行经房间隔穿刺。在这个过程中，穿刺点选择是至关重要的一步。靠后上的穿刺点较为理想，以便提供足够的左心房内空间来操纵输送系统朝向二尖瓣。房间隔穿刺水平应在距二尖瓣水平面 35 ～ 40 mm 处（图 13.4）。

然后将导丝放置在左上肺静脉内，通过导丝植入可控性导引导管。可控性导引导

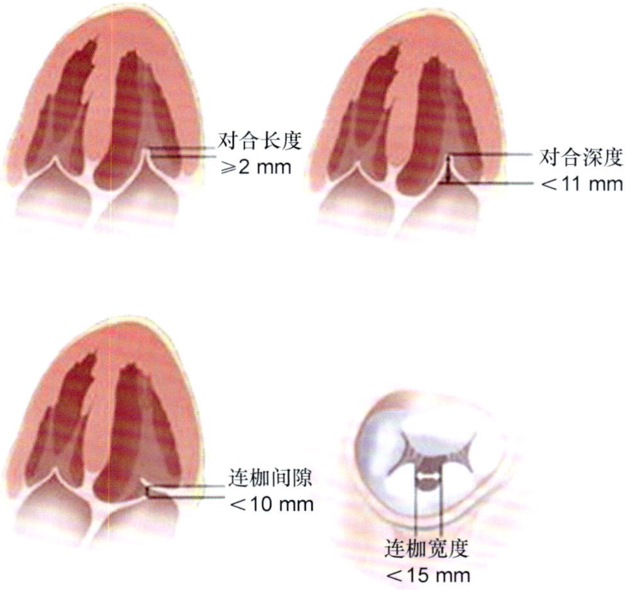

图 13.3　功能性二尖瓣反流时对合长度及深度的测量。退行性二尖瓣反流时连枷间隙及宽度的测量

图 13.4 双腔静脉切面显示了房间隔即将穿透前出现的房间隔牵张

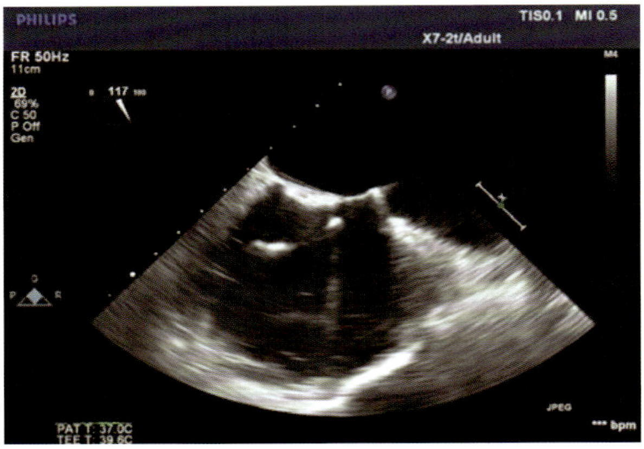

管包含一个强回声双环，可以在 2D 和 3D 超声上很好地被观察到。可控性导引导管植入左心房内的长度约 2 ～ 3 cm。然后，钳夹输送系统（clip delivery system，CDS）通过可控性导引导管进入左心房，夹臂垂直于二尖瓣的对合线。3D-TEE 在这个过程中非常有用，有助于从左心房顶鸟瞰观来引导和定位 CDS（图 13.5）。

该装置还应对准二尖瓣反流束来源，然后通常在装置双臂完全打开至 180°时将其推送入左心室约 2 cm。然后将双臂置于 120°夹角的抓持位，并在收缩期回拉以抓捕瓣叶。接下来的步骤需要使用多平面（X-plane）技术进行引导，包括双闭合缘切面和左心室流出道切面，有助于分别从内外和前后角度确认钳夹的位置。要确保瓣叶无张力，且可以在夹臂上方自由活动。随后缓慢松开并释放 MitraClip。过程中，还需要利用二尖瓣彩色多普勒成像多次调整装置位置至最佳，以确保最大程度减少二尖瓣反流（图 13.6）。

MitraClip 释放后，需要评估瓣叶功能。二尖瓣反流程度应当进行定性及定量评估。目标是使二尖瓣反流程度降到 2+或以下。当术后二尖瓣反流程度大于 2+时，需要植入第二枚钳夹。但在此之前需要先评估二尖瓣狭窄程度。使用平均跨瓣压差进行定量评估是一种快速且有效的方法。压力降半时间法评估二尖瓣口面积在该手术中的作用尚不清楚。三维 MPR（译者注：原文未见英文全称，应为 multi-planner reformation，

图 13.5 左心房侧外科手术视野正面观直视二尖瓣。夹臂位于二尖瓣上方，需再顺时针旋转 60°，使其与对合线垂直

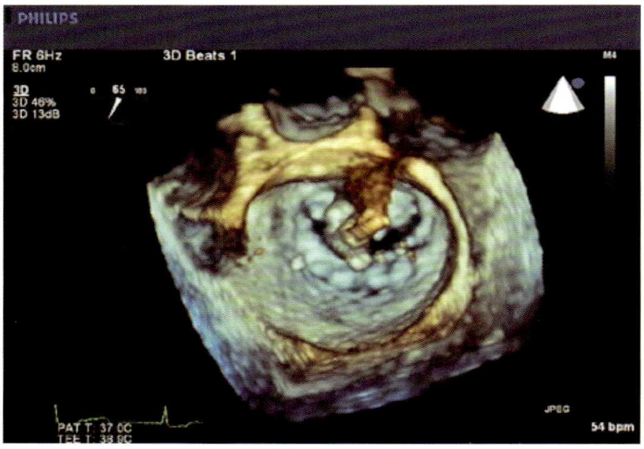

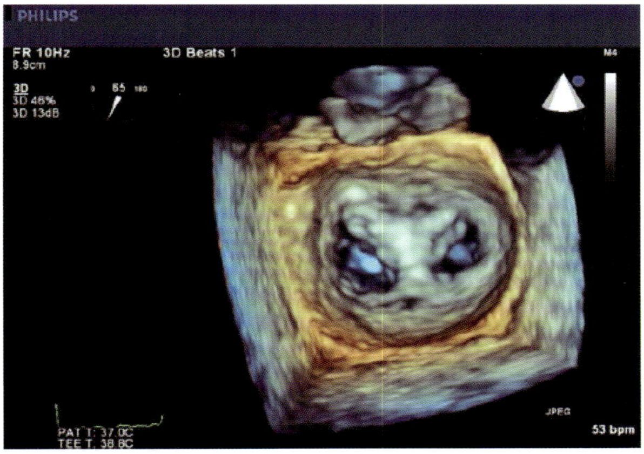

图 13.6　MitraClip 释放后的最终图示

即多平面重建技术）技术同样有助于测量二尖瓣口面积。考虑放置第二枚钳夹前应充分考虑二尖瓣狭窄的程度，因为二尖瓣反流程度的降低可能带来二尖瓣狭窄的加重。

房间隔穿刺后会导致医源性房间隔缺损（iatrogenic atrial septal defect，IASD），在手术结束时应采用双腔静脉切面（大约 110°）的多平面（X-plane）技术对其进行评估，确定分流的大小和方向。据报道，在 MitraClip 术后 ASD 的持续存在率高达 50%，且与更差的临床预后和高死亡率相关[19]。虽然对于如何处理 MitraClip 术后 IASD 尚无明确的指导建议，但在有肺动脉高压相关的大量右向左分流或者有全身性栓塞风险时，应考虑同期行封堵手术[20]。

经导管瓣周漏封堵

瓣周漏是外科瓣膜置换术后常见的并发症，发生率为 5% ～ 17%，二尖瓣较主动脉瓣更为常见[21]。但在 TAVR 时代，人工主动脉瓣也常常容易发生瓣周漏。外科手术后瓣周漏常因为明显的瓣环钙化、感染或技术失误，导致缝合环与自身瓣膜组织贴合不完全。TAVR 术后瓣周主动脉反流在前面段落已经讨论。

瓣周漏可从轻微到重度。要注意区分瓣周漏和冲刷血流（washing jet）。冲刷血流属于机械瓣的正常现象，是源于缝合环与瓣碟或瓣叶间的小反流束。这些反流理论上是为了防止血流淤滞和血栓形成[22]。大多数瓣周漏的患者没有症状。但有症状的患者通常会表现为充血性心力衰竭、溶血或两者皆有。瓣周漏有时可以通过药物保守治疗，但当药物治疗不敏感时就需要手术纠正瓣周漏。外科手术纠正需要二次开胸手术，有较高的致残及致死风险。因此经导管封堵瓣周漏革命性的改变了这类患者的治疗策略。现有较多超适应证器械用于瓣周漏封堵，器械的选择通常取决于缺损的大小和形状，包括 Amplatzer 和 Occlutech 封堵器。根据漏口情况，还可以使用多个封堵器[23]。

封堵瓣周漏的入路取决于受累瓣膜。二尖瓣周漏可在心导管室通过顺行经房间隔穿刺入路进行，其他入路包括逆行经心尖和逆行经主动脉。主动脉瓣周漏使用逆行入路更便捷。

对其进行术前评估至关重要。首先采用 TTE 确定反流束的程度及来源。但 TTE 阴性并不能排除严重的瓣周漏。钙化和人工机械瓣的声学伪影会导致反流的识别和定量更困难。建议采用多切面及非标准切面观察以免漏诊瓣周漏。

对于高度怀疑瓣周漏的患者，建议进一步行 TEE 明确。2D-TEE 联合 3D-TEE 有助于量化和确定反流部位。瓣周反流的定量与自身瓣膜反流一致，尽管这点目前尚未得到很好的验证。由于瓣周反流通常是偏心反流且常常呈多束，因此即使检测到瓣周漏也很难进行量化。因此，建议综合运用定性、半定量和定量方法来评估瓣周反流的严重程度。另一种推荐的瓣周漏评估方法是在缝合环水平的短轴切面显示反流颈部，并计算其占缝合环总周长的百分比，百分之三十以上为重度。瓣周裂缝超过 40% 时会导致人工瓣摆动，同时伴有严重的瓣周反流[24]。

3D-TEE 非常有助于确定瓣周漏的确切位置和大小。大多数二尖瓣周漏呈新月形或长圆形，而不是圆形。因此，在这种情况下，3D-TEE 可以准确测量缺损的大小和形状，还可以提供缺损位置与其他解剖结的详细关系。但应该考虑到 TEE 中也可能出现声学伪影，因此，主动脉瓣前瓣周漏常常被漏诊或低估[25]（图 13.7、图 13.8 和图 13.9）。

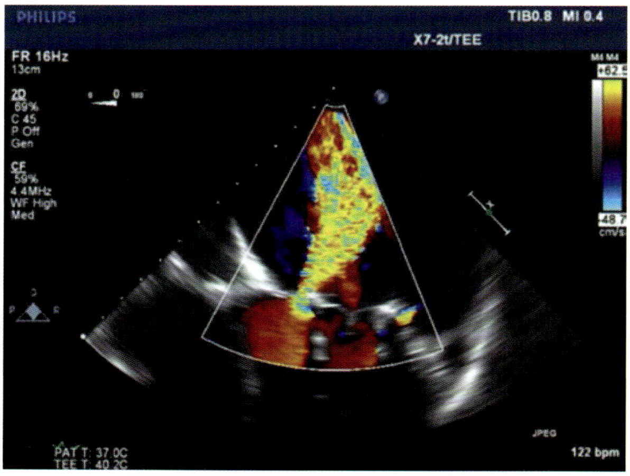

图 13.7　源于瓣膜内侧的重度二尖瓣周漏

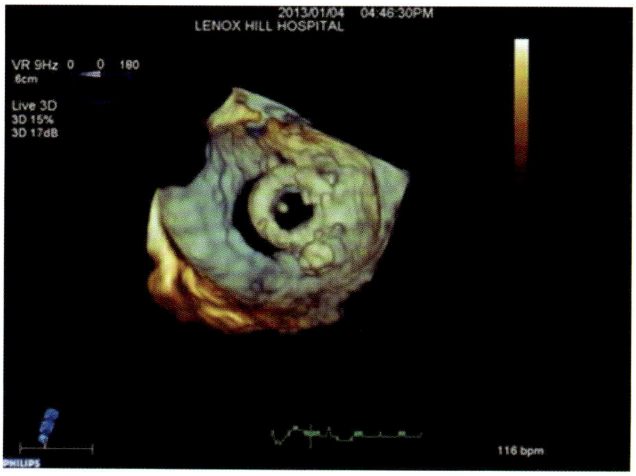

图 13.8　从 7 点延伸到 11 点方向的缝合环内侧大缺损三维图示

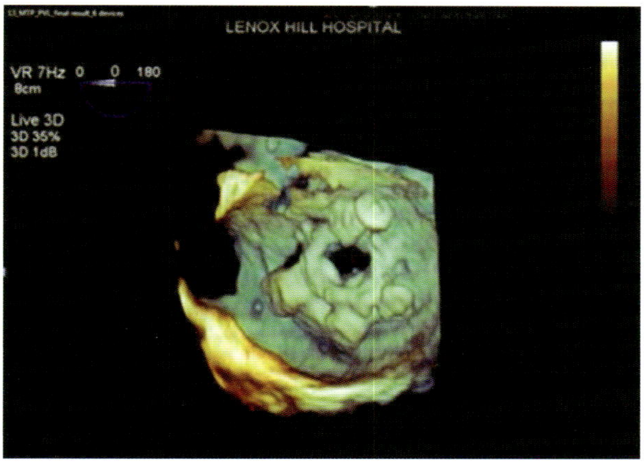

图 13.9　缺损处植入三个新封堵器后的图示

封堵二尖瓣周漏时，房间隔穿刺部位的确定是手术的关键。合适的房间隔穿刺点可使到达缺损部位更容易。与位于外侧的瓣周漏相比，位于内侧的瓣周漏需要更高的穿刺位点。一旦进入左心房，导丝将直接对准缺损。2D-TEE 上虽然可以观察到导丝，但实际过程中实时 3D 技术非常有助于引导导丝对准缺损。左心房侧外科手术视野正面观可以从导丝的角度观察缺损，从而使介入医生能够看到导丝的每一次移动。3D-TEE 降低了这些手术操作的难度。一旦导丝穿过缺损，封堵器即被释放。确保封堵器与正确的轴线对齐十分重要，尤其是在缺损形状不规则的情况下。在这种情况下，3D-TEE 非常有助于确认封堵位置是否合理。在封堵器释放前，可以采用彩色多普勒进行检测，以确保缺损被严密封堵。一旦释放封堵器，应检查封堵器，确保其位置合适，还应再次使用彩色多普勒成像评估封堵器周围的残余漏。如果存在严重残余漏，且第一个封堵器旁可以安全植入第二个封堵器的情况下，则可以考虑植入第二个封堵器。在某些情况下，多个封堵器植入可以通过相互固定来帮助稳定封堵器。

左心耳封堵

左心耳（left atrial appendage，LAA）是心房颤动或心房扑动患者血栓形成的最常见部位。某些 LAA 形态已被证实具有不同程度的血栓栓塞风险[26]。TTE 偶尔可观察到 LAA，但大部分情况下需要 TEE。

这些心律失常患者有显著的心源性卒中风险，因此建议抗凝治疗。但抗凝剂的使用并不绝对安全，有一小部分患者出血的风险大于抗凝的获益，对于这些患者，左心耳封堵可以作为抗凝的替代治疗。LAA 外科结扎通常并不成功[27]。另外，LAA 介入封堵的疗效并不劣于华法林[28]。

目前，该手术方式有三种封堵器，即 Watchman、Amplatzer Cardiac Plug 及 WaveCrest。

LAA 的 TEE 成像应从多个角度进行，即 0°、30°、45°、90° 和 135°，这样可以测量其短轴和长轴。135° 切面通常得到最宽的直径，即锚定区。锚定区的测量是从左冠状动脉回旋支开始，横跨 LAA 至 LAA 与左上肺静脉之间的嵴尖向内约 1 cm 处。LAA 的深度是从开口到顶点的距离。操作过程中，低位房间隔穿刺点更易保证与 LAA 的同轴性。由于 LAA 内附壁血栓可能会在封堵器定位过程中脱落，故为封堵术的禁忌证。选择的封堵器通常比锚定区直径大 10% ～ 20%。理想情况下，封堵器伸出 LAA 的距离不应超过 4 ～ 7 mm。封堵器释放后，应该没有残余分流，或只应观察到微量残余分流。但使用 Watchman 左心耳封堵器，TEE 发现封堵器周围残余分流较为常见。PROTECT-AF 研究发现，使用 Watchman 进行左心耳封堵时，有封堵器周围漏不增加血栓栓塞风险[29]。Amplatzer 封堵器残余分流较少（图 13.10 和图 13.11）。

Watchman 封堵器是由镍钛合金骨架及左心耳接触面的聚对苯二甲酸乙二醇酯薄膜覆膜组成。固定倒钩可以附着于左心耳颈部，从而最大程度降低栓塞风险。可用于锚定区在 17 到 31 mm 之间的 LAA。

Amplatzer Cardiac Plug（APC）左心耳封堵器由一个圆柱形的镍钛合金骨架通过短而具有灵活性的腰部及覆盖左心耳开口的镍钛合金盘构成。该封堵器呈双盘状，这种封堵器长度较其直径短，因此适用于更宽的左心耳。APC 的使用需要锚定区直径小于

图 13.10　测量左心耳的开口及高度

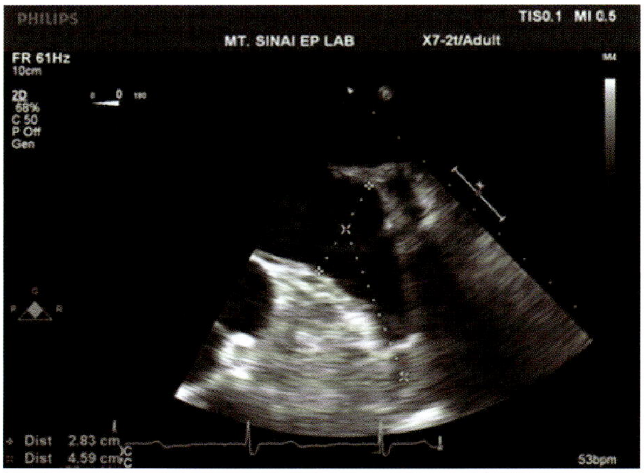

图 13.11　左心耳封堵器释放后

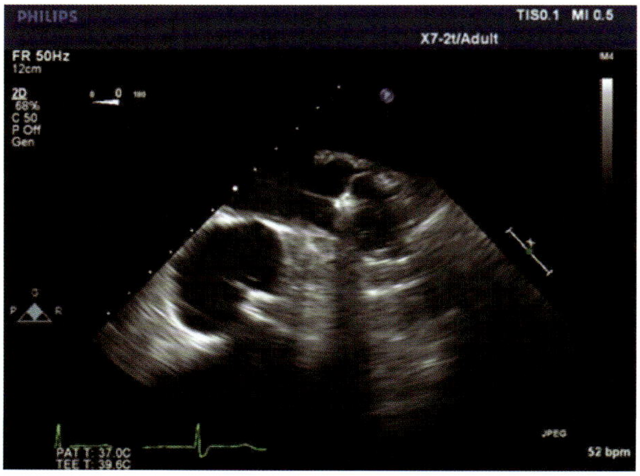

28 mm。释放后，固定叶被压缩，并与外盘保持足够的距离。外盘将出现轻微的凹陷形态，并覆盖全部或大部分 LAA 开口。

WaveCrest 左心耳封堵器由镍钛合金结构制成，面向 LAA 的表面含有泡沫层，可促进术后迅速内皮化。面向左心房的表面有聚四氟乙烯层，可减少血栓形成。这种封堵器安装于 LAA 近端，适用于深度较浅的左心耳[30]。

房间隔封堵

绝大多数继发孔型房间隔缺损（atrial septal defects，ASD）现在都可以利用经导管器械进行封堵，而无需进行外科手术。但要求缺损具有足够的边缘，才可行封堵。TTE 通常有助于确定是否有房间隔缺损，但一般难以给出缺损边缘情况的详尽描述。剑突下切面是 TTE 观察 ASD 的最佳切面，因为此时多普勒声束方向与过隔血流方向平行。其他可观察到房间隔的 TTE 切面，由于房间隔血流方向垂直于声束方向，且房间隔易出现假性回声失落从而造成存在缺损的假象。改良心尖切面可用于剑突下切面图像欠满意的患者。对于存在可疑心房间交通但图像质量欠佳者，建议进一步行生理盐水发泡试验。右心房充分显影后的 3 ～ 6 个心动周期内左心房出现微泡显影则说明存在心内分流。有时需要利用激发动作（如 Valsalva 动作）来短暂增加右心房压及加快右心房充分显影[31]。

需要进行介入封堵的继发孔型 ASD 患者，建议行 TEE 检查，利用 TEE 评估其前后缘及上下缘。从 0°开始，多个角度观察房间隔确定缺损的大小和位置。这类患者同时存在多个缺损的情况并不罕见，因此缺损的数量评估很重要。前后缘分别代表缺损与主动脉瓣和后壁的关系；上下缘分别代表缺损与上腔静脉（superior vena cava，SVC）和下腔静脉（inferior vena cava，IVC）的关系。3D-TEE 可对 ASD 进行全面评估，同时测量其尺寸及面积[32]。

最常用的封堵器是 Amplatzer 房间隔封堵器，是由镍钛合金网和聚酯纤维制成的双盘状装置。继发孔型 ASD 中主动脉侧边缘缺乏并不罕见，这点并不是介入封堵的绝对禁忌。封堵器可紧密地附着于主动脉瓣。这种情况存在一定封堵器侵蚀的风险，但如果在手术结束时封堵器位置较好，则发生侵蚀的可能性微乎其微。封堵治疗的禁忌是边缘不足，即边缘小于 5 mm[28]，缺损很大时则推荐外科修补治疗。

建议常规采用球囊测量法测量 ASD 大小。最好采用正交多平面（X-plane）成像技术进行监测，当过隔血流完全消失并确保无残余缺损的情况下，测量球囊的直径。所选封堵器大小比球囊直径大约 2 mm。然而，3D-TEE 可在无球囊辅助时准确测量缺损大小，且在封堵器植入过程中发挥重要作用，引导输送系统及确保房间隔两侧的伞盘位置稳定。手术结束时，过隔分流应消失。随后随访采用 TTE 检查即可，TTE 能清晰显示封堵器及其附着的稳定性[33]（图 13.12 和图 13.13）。

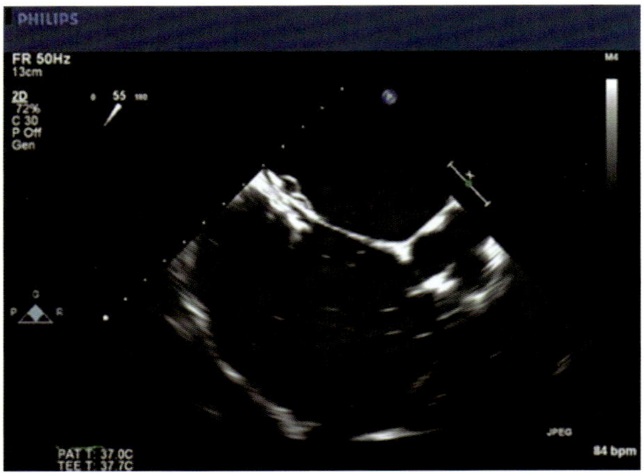

图 13.12　房间隔上房间隔封堵器位置稳定

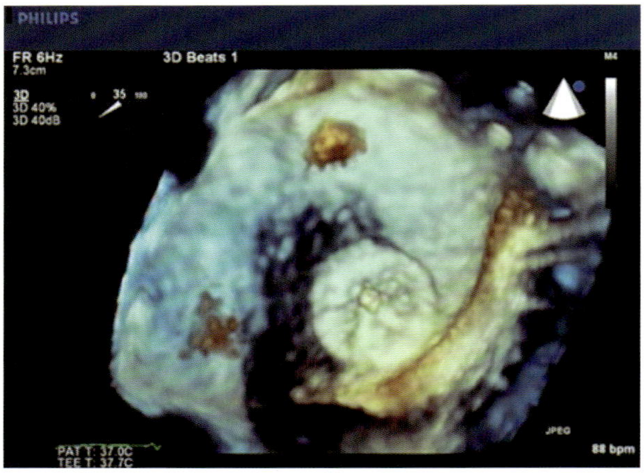

图 13.13　房间隔封堵器三维重建图示

参考文献

1. Dvir D, Barbash IM, Ben-Dor I, Okubagzi P, Satler LF, Waksman R, Pichard AD. The development of transcatheter aortic valve replacement in the USA. Arch Cardiovasc Dis. 2012;105:160–4.
2. Leon MB, Smith CR, Mack M, Miller DC, Moses JW, Svensson LG, Tuzcu EM, Webb JG, Fontana GP, Makkar RR, Brown DL, Block PC, Guyton RA, Pichard AD, Bavaria JE, Herrmann HC, Douglas PS, Petersen JL, Akin JJ, Anderson WN, Wang D, Pocock S, PARTNER Trial Investigators. Transcatheter aortic-valve implantation for aortic stenosis in patients who cannot undergo surgery. N Engl J Med. 2010;363(17):1597–607.
3. Leon MB, Smith CR, Mack MJ, Makkar RR, Svensson LG, Kodali SK, Thourani VH, Tuzcu EM, Miller DC, Herrmann HC, Doshi D, Cohen DJ, Pichard AD, Kapadia S, Dewey T, Babaliaros V, Szeto WY, Williams MR, Kereiakes D, Zajarias A, Greason KL, Whisenant BK, Hodson RW, Moses JW, Trento A, Brown DL, Fearon WF, Pibarot P, Hahn RT, Jaber WA, Anderson WN, Alu MC, Webb JG, PARTNER 2 Investigators. Transcatheter or surgical aortic-valve replacement in intermediate-risk patients. N Engl J Med. 2016;374(17):1609–20.

4. Nishimura RA, et al. AHA/ACC focused update of the 2014 AHA/ACC guideline for the management of patients with valvular heart disease. Circulation. 2017;135:e1159–95.
5. Hahn RT, Little SH, Monaghan MJ, Kodali SK, Williams M, Leon MB, Gillam LD. Recommendations for comprehensive intraprocedural echocardiographic imaging during TAVR. J Am Coll Cardiol Img. 2015;8:261–87.
6. Schulz E, Jabs A, Gori T, von Bardeleben S, Hink U, Kasper-König W, Vahl CF, Münzel T. Transcatheter aortic valve implantation with the new-generation Evolut R™: Comparison with CoreValve® in a single center cohort. Int J Cardiol Heart Vasc. 2016;12:52–6.
7. Baumgartner H, Hung J, Bermejo J, Chambers JB, Edvardsen T, Goldstein S, Lancellotti P, LeFevre M, Miller F Jr, Otto CM. Recommendations on the echocardiographic assessment of aortic valve stenosis: a focused update from the European Association of Cardiovascular Imaging and the American Society of Echocardiography. J Am Soc Echocardiogr. 2017;30:372–92.
8. Kasel AM, Cassese S, Bleiziffer S, Amaki M, Hahn RT, Kastrati A, Sengupta PP. Standardized imaging for aortic annular sizing implications for transcatheter valve selection. J Am Coll Cardiol Img. 2013;6:249–62.
9. Blanke P, Schoepf UJ, Leipsic JA. CT in transcatheter aortic valve replacement. Radiology. 2013;269(3):650–9.
10. Binder RK, Webb JG, Willson AB, et al. The impact of integration of a multidetector computed tomography annulus area sizing algorithm on outcomes of transcatheter aortic valve replacement: a prospective, multicenter, controlled trial. J Am Coll Cardiol. 2013;62(5):431–8. https://doi.org/10.1016/j.jacc.2013.04.036. Epub 2013 May 15.
11. Silvestry FE, Kerber RE, Brook MK, Carroll JD, Eberman KM, Goldstein SA, Herrmann HC, Homma S, Mehran R, Packer DL, Parisi AF, Pulerwitz T, Seward JB, Tsang TSM, Wood MA. Echocardiography-guided interventions. JASE. 2009;22:213–31. https://doi.org/10.1016/j.echo.2008.12.013.
12. Kronzon I, Jelnin V, Ruiz CE, Saric M, Williams MR, Kasel AM, Shivaraju A, Colombo A, Kastrati A. Optimal imaging for guiding TAVR: transesophageal or transthoracic echocardiography, or just fluoroscopy? JACC Cardiovasc Imaging. 2015;8(3):361–70.
13. Ribeiro HB, Sarmento-Leite R, Siqueira DAA, Carvalho LA, Mangione JA, Rodés-Cabau J, Perin MA, Sandoli de Brito F Jr. Coronary obstruction following transcatheter aortic valve implantation. Arq Bras Cardiol. 2014;102(1):93–6.
14. Young MN, Inglessis I. Transcatheter aortic valve replacement: outcomes, indications, complications, and innovations. Curr Treat Options Cardiovasc Med. 2017;19(10):81.
15. Takagi H, Umemoto T, ALICE (All-Literature Investigation of Cardiovascular Evidence) Group. Impact of paravalvular aortic regurgitation after transcatheter aortic valve implantation on survival. Int J Cardiol. 2016;221:46–51.
16. Feldman T, Foster E, Glower DD, Kar S, Rinaldi MJ, Fail PS, Smalling RW, Siegel R, Rose GA, Engeron E, Loghin C, Trento A, Skipper ER, Fudge T, Letsou GV, Massaro JM, Mauri L. Percutaneous repair or surgery for mitral regurgitation. N Engl J Med. 2011;364:15.
17. Glower DD, Kar S, Trento A, Lim DS, Bajwa T, Quesada R, Whitlow PL, Rinaldi MJ, Grayburn P, Mack MJ, Mauri L, McCarthy PM, Feldman T. Percutaneous mitral valve repair for mitral regurgitation in high-risk patients: results of the EVEREST II study. J Am Coll Cardiol. 2014;64(2):172–81.
18. Feldman T, Wasserman HS, Herrmann HC, Gray W, Block PC, Whitlow P, St Goar F, Rodriguez L, Silvestry F, Schwartz A, Sanborn TA, Condado JA, Foster E. Percutaneous mitral valve repair using the edge-to-edge technique: six-month results of the EVEREST Phase I Clinical Trial. J Am Coll Cardiol. 2005;46(11):2134–40.
19. Schueler R, Öztürk C, Wedekind JA, Werner N, Stöckigt F, Mellert F, Nickenig G, Hammerstingl C. Persistence of iatrogenic atrialseptal defect after interventional mitral valve repair with the MitraClip system: a note of caution. JACC Cardiovasc Interv. 2015;8(3):450–9.

20. Alkhouli M, Sarraf M, Holmes DR. Iatrogenic atrial septal defect. Circ Cardiovasc Interv. 2016;9(4):e003545.
21. Binder RK, Webb JG. Percutaneous mitral and aortic paravalvular leak repair: indications, current application, and future directions. Curr Cardiol Rep. 2013;15(3):342. https://doi.org/10.1007/s11886-012-0342-2.
22. Kumar D, Nareppa U, Shetty SP, Wali M. Transvalvular mitral regurgitation following mitral valve replacement a diagnostic dilemma. Ann Card Anaesth. 2015;18(4):584–6.
23. Rodríguez Muñoz D, Lázaro Rivera C, Zamorano Gómez JL. Guidance of treatment of perivalvular prosthetic leaks. Curr Cardiol Rep. 2014;16(1):430. https://doi.org/10.1007/s11886-013-0430-y.
24. Lancellotti P, Pibarot P, Chambers J, Edvardsen T, Delgado V, Dulgheru R, Pepi M, Cosyns B, Dweck MR, Garbi M, Magne J, Nieman K, Rosenhek R, Bernard A, Lowenstein J, Vieira ML, Rabischoffsky A, Vyhmeister RH, Zhou X, Zhang Y, Zamorano JL, Habib G. Recommendations for the imaging assessment of prostheticheart valves: a report from the European Association of Cardiovascular Imagingendorsed by the Chinese Society of Echocardiography, the Inter-American Societyof Echocardiography, and the Brazilian Department of Cardiovascular Imaging. Eur Heart J Cardiovasc Imaging. 2016;17(6):589–90.
25. Pate GE, Al Zubaidi A, Chandavimol M, Thompson CR, Munt BI, Webb JG. Percutaneous closure of prosthetic paravalvular leaks: case series and review. Catheter Cardiovasc Interv. 2006;68(4):528–33.
26. Di Biase L, Santangeli P, Anselmino M, Mohanty P, Salvetti I, Gili S, Horton R, Sanchez JE, Bai R, Mohanty S, Pump A, Cereceda Brantes M, Gallinghouse GJ, Burkhardt JD, Cesarani F, Scaglione M, Natale A, Gaita F. Does the left atrial appendage morphology correlate with the risk of stroke in patients with atrial fibrillation? Results from a multicenter study. J Am Coll Cardiol. 2012;60(6):531–8.
27. Kanderian AS, Gillinov AM, Pettersson GB, Blackstone E, Klein AL. Success of surgical left atrial appendage closure: assessment by transesophageal echocardiography. J Am Coll Cardiol. 2008;52(11):924–9.
28. Holmes DR, Reddy VY, Turi ZG, Doshi SK, Sievert H, Buchbinder M, Mullin CM, Sick P, Investigators PROTECTAF. Percutaneous closure of the left atrial appendage versus warfarin therapy for prevention of stroke in patients with atrial fibrillation: a randomised non-inferiority trial. Lancet. 2009;374(9689):534–42.
29. Viles-Gonzalez JF, Kar S, Douglas P, Dukkipati S, Feldman T, Horton R, Holmes D, Reddy VY. The clinical impact of incomplete left atrial appendage closure with the Watchman Device in patients with atrial fibrillation: a PROTECT AF (Percutaneous Closure of the Left Atrial Appendage Versus Warfarin Therapy for Prevention of Stroke in Patients With Atrial Fibrillation) substudy. J Am Coll Cardiol. 2012;59(10):923–9.
30. Meier B, Blaauw Y, Khattab AA, Lewalter T, Sievert H, Tondo C, Glikson M, Reviewers D. EHRA/EAPCI expert consensus statement on catheter-based left atrial appendage occlusion. Europace. 2014;16(10):1397–416.
31. Silvestry FE, Cohen MS, Armsby LB, Burkule NJ, Fleishman CE, Hijazi ZM, Lang RM, Rome JJ, Wang Y, American Society of Echocardiography, Society for Cardiac Angiography and Interventions. Guidelines for the echocardiographic assessment of atrial septal defect and patent foramen ovale: from the American Society of Echocardiography and Society for Cardiac Angiography and Interventions. J Am Soc Echocardiogr. 2015;28(8):910–58.
32. Cao Q, Radtke W, Berger F, Zhu W, Hijazi ZM. Transcatheter closure of multipleatrialseptaldefects. Initial results and value of two- and three-dimensionaltransoesophaglechocardiography. Eur Heart J. 2000;21(11):941–7.
33. Lodato JA, Cao QL, Weinert L, Sugeng L, Lopez J, Lang RM, Hijazi ZM. Feasibility of real-time three-dimensional transoesophageal echocardiography for guidance of percutaneousatrialseptal defect closure. Eur J Echocardiogr. 2009;10(4):543–8.